Stephan Kostrzewa

Lernbuch – Lebensende

Ein Lese-, Lern- und Arbeitsbuch
für Ausbildung und Selbststudium

Widmung:

Dieses Buch konnte nur entstehen, weil mir viel Hilfe beim Denken
zuteilwurde. Insbesondere halfen mir hierbei:

Alice, Leander, Tomek, Paulina, Barbara, Teddy, Paul, Erwin und Hugo.

Bibliografische Information der Deutschen Nationalbibliothek

Die Deutsche Bibliothek verzeichnet diese Publikation in der Deutschen Nationalbibliografie; detaillierte bibliografische Daten sind im Internet über http://dnb.d-nb.de abrufbar.

Sämtliche Angaben und Darstellungen in diesem Buch entsprechen dem aktuellen Stand des Wissens und sind bestmöglich aufbereitet.

Der Verlag und der Autor können jedoch trotzdem keine Haftung für Schäden übernehmen, die im Zusammenhang mit Inhalten dieses Buches entstehen.

© VINCENTZ NETWORK, Hannover 2013

Besuchen Sie uns im Internet: www.altenpflege.vincentz.net

Satz: Jürgen Rohrßen, Hannover
Druck: Mundschenk Druck- und Vertriebsgesellschaft mbH, Soltau

ISBN 978-3-86630-229-7

Stephan Kostrzewa

Lernbuch – Lebensende

Ein Lese-, Lern- und Arbeitsbuch
für Ausbildung und Selbststudium

VINCENTZ NETWORK

Inhalt

Anstelle eines Vorworts

„Ja wat denn nu - kurativ oder palliativ?"

Anstelle eines trockenen Vorwortes – was in der Regel sowieso keiner liest – möchte ich von einer Übung aus einer Schulung zur Palliativversorgung berichten. Hier stelle ich zu Beginn der Schulung den TeilnehmerInnen immer eine Frage:

Ab wann erhält bei Ihnen in der Einrichtung ein Patient/Bewohner eine Palliativversorgung?

Die Frage soll dann erst einmal als Paarübung (Methode: Murmelgruppe) oder in der Gruppe diskutiert werden. Nach ca. 10 Minuten werden dann die verschiedenen Antworten auf einen Flipchartbogen notiert. Folgende Punkte werden von den TeilnehmerInnen u. a. immer wieder genannt:

- Wenn der Arzt es festlegt.
- Wenn der Patient/Bewohner schulmedizinisch austherapiert ist.
- Wenn wir merken, dass der Patient/Bewohner nicht mehr leben möchte.
- Wenn der Betroffene immer schwächer wird.
- Wenn es absehbar ist, dass der zu Pflegende bald sterben wird.
- Wenn der Patient/Bewohner es sagt, dass er bald stirbt.
- Wenn die Angehörigen uns darauf hinweisen.
- Wenn der Patient/Bewohner eine eindeutige zum Tode führende Diagnose erhält.

Alle diese Antworten machen deutlich, dass die Palliativversorgung irgendetwas mit dem unmittelbaren Lebensende zu tun hat. Die lindernde Pflege (Palliative Pflege) scheint sich vom Ende des Lebens her zu definieren. Dabei scheint es einen Tag X zu geben, der den Mitarbeitern signalisiert: „Jetzt müssen wir umdenken und unsere Ziele neu formulieren."

Wenn man dann aber genau hinschaut, wann dieser Zeitpunkt ist, ab dem der „Hebel" von kurativ (heilend) auf palliativ (lindernd) umgelegt wird, ist anhand der Antworten eine relative Unsicherheit zu merken.

An dieser Stelle interveniere ich dann, indem ich den TeilnehmerInnen aufzeige, wie Palliativversorgung (eng. Palliative Care) durch die Weltgesundheitsorganisation (WHO) definiert wird:

Gemäß der Definitionen der WHO ist Palliative Care
das Lindern eines weit fortgeschrittenen, unheilbaren Leidens
mit begrenzter Lebenserwartung
durch ein multiprofessionelles Team,
mit dem Ziel einer hohen Lebensqualität
für den Patienten und seine Angehörigen

Was bei dieser Definition auffällt ist, dass hier nicht vom Sterben gesprochen wird. Zwar wird auf ein „weit fortgeschrittenes, unheilbares Leiden" verwiesen und auch eine „begrenzte Lebenserwartung" genannt, aber es geht nicht um ein unmittelbares Sterben. Aus diesem Grund kann Palliativversorgung oder Palliative Care nicht direkt mit Sterbebegleitung übersetzt werden.

Spätestens an dieser Stelle weisen Teilnehmer der stationären Altenpflege auf den Sachverhalt hin, dass dann ja, im Sinne der WHO-Definition, jeder Bewohner ein „Palliativbewohner" sei. Und das ist genau richtig!

Insbesondere in der stationären Altenpflege, aber auch häufig im ambulanten Pflegebereich, haben wir es mit Patienten und Bewohnern zu tun, die einen mehr oder weniger großen Palliativbedarf haben.

Das bedeutet, der palliative und der kurative Ansatz schließen sich nicht gegenseitig aus. Sie können beide nebeneinander bestehen und sich ergänzen, wie die nebenstehende Grafik zeigen soll:

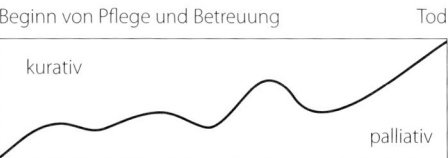

Die Linie zwischen der kurativen und palliativen Ausrichtung ist aus zwei Gründen gewellt:
1. Der letzte Lebensabschnitt verläuft nicht gradlinig und ist nicht deutlich absehbar.
2. Das begleitende Team muss immer wieder aushandeln, welcher Ansatz für den Betroffenen in der vorliegenden Situation der bessere ist. Oder anders formuliert: „Wie viel kurativ muss es sein und wie viel palliativ darf es sein?"

Wie Sie nun das „beste Programm" für Ihre zu Pflegenden mit Palliativbedarf und deren Angehörige „aushandeln" können, das zeigt Ihnen das vorliegende Lernbuch – Lebensende.

Im vorliegenden Buch wird es darum gehen:
■ Den Palliativbedarf bei Ihren zu Pflegenden zu erkennen
■ Ein passendes Angebot auszuhandeln
■ Die wesentlichen Akteure effektiv zusammenzubringen
■ Und dabei nicht die Helfer aus dem Blick zu verlieren

Für diese lohnenswerte Aufgabe wünsche ich Ihnen ein gutes Gelingen, einen langen Atem und viele interessierte Mitstreiter. Ihnen muss klar sein, dass Palliative Care nur in Teamarbeit funktionieren kann. Hierzu ist es dann aber auch wichtig, die eigenen Grenzen und Unsicherheiten zu erkennen und diese dann auch im Team auszusprechen. Nutzen Sie daher neben dem Lernbuch – Lebensende, auch die Erfahrungen Ihrer Kollegen und Vorgesetzten. Diskutieren Sie Inhalte, die Sie im Lernbuch – Lebensende finden, mit Ihrem Team. Auf diese Weise entsteht eine palliative Kommunikationskultur.

Stephan Kostrzewa

Warum dieses Lernbuch – Lebensende für Pflegeberufe?

In den letzten Jahrzehnten hat sich viel im Medizin- und Pflegesektor bewegt. Nach den Jahrzehnten der Hightech-Medizin wendet die moderne Gesellschaft sich zunehmend wieder den menschlichen Aspekten im Gesundheitswesen zu.

Nachdem der Mensch als Patient in früheren Jahrzehnten medizinisch in seine Einzelteile zerlegt wurde, bis er als Mensch unkenntlich war, setzen wir ihn nun endlich wieder zusammen und betrachten ihn zunehmend ganzheitlich. Zu dieser Ganzheit gehört auch, dass der mündige Patient/Bewohner zunehmend die Regie über seinen Betreuungs- und Pflegeprozess erhält. Diese Ausrichtung macht auch vor dem Lebensende nicht halt.

Eine wesentliche Einflussgröße bei dieser Entwicklung war und ist die Hospizbewegung und Palliative Care. Beide sehen den Betroffenen zusammen mit seinen Angehörigen als „Mitgestalter" eines umfangreichen Versorgungskonzepts. Genau hierin liegt die große Innovation für den Gesundheitsbereich.

Merke: Nicht Theorien und Modelle schreiben dem Betroffenen vor, wie er altern, krank sein und dann auch sterben soll, sondern die Betroffenen schreiben ihr Regiebuch für diese existenziellen Lebensabschnitte selbst.

Können Sie sich beim Tanzen führen lassen?

Sollten Sie es nicht wissen – probieren Sie es aus. Fällt es Ihnen leicht, jemand anderem die Führung beim Tanzen zu überlassen, sodass Sie sich in Richtungen bewegen müssen, die ein anderer für Sie mitgeplant hat? Gefallen Ihnen die Drehungen, die Rückwärtsbewegungen und die Figuren, die Sie in der gemeinsamen Bewegung ausführen? Wenn Sie das alles mit „Ja" beantworten können, sind Sie gut geeignet für die Palliativversorgung und Sterbebegleitung! Warum? Wenn Sie einem Patienten/Bewohner die Regie überlassen, begleiten Sie ihn auf seinem Weg. Dabei kann es auch einmal sein, dass Sie Wege gehen müssen, die Ihnen vielleicht nicht in den Kram passen – so ist das (nicht nur beim Tanzen).

Für wen ist das Lernbuch – Lebensende gemacht?

Zuerst einmal richtet sich das vorliegende Buch an Auszubildende der Altenpflege. Auch Auszubildende der Gesundheits- und Krankenpflege sowie auch Auszubildende der Heilerziehungspflege werden mit diesem Buch gut arbeiten können. Genau hierin liegt nämlich die Stärke des Palliativansatzes. Er ist sehr variabel, denn wir können fragen: Wer soll denn eine Palliativversorgung erhalten?

Antwort: Alle, die es brauchen!

Hierin liegt das verbindende Element zwischen den einzelnen Pflegebereichen. Nicht der Ort, an dem jemand seinen letzten Lebensabschnitt lebt, bestimmt das „Programm", sondern der Bedarf, den diese Person hat. Daher lässt sich Palliative Care im Krankenhaus, im Altenpflegeheim, Zuhause oder in einer Wohnstätte für Menschen mit Behinderung leben. Die Ausrichtung und Leitlinien einer guten Palliativversorgung sind dabei die gleichen.

Auszubildende können das Lernbuch – Lebensende im Selbststudium oder als Unterrichtsmaterial nutzen. Hier spricht es gleichzeitig Dozenten an, die an entsprechenden Fachschulen Inhalte der Palliativversorgung unterrichten möchten. Das vorliegende Material ist so aufbereitet, dass es für den Frontalunterricht, in Gruppenarbeit, für Planspiele oder auch für das Problemorientierte Lernen (POL) genutzt werden kann.

Ebenfalls sollen mit dem vorliegenden Buch Praxisanleiter angesprochen werden, die ihrerseits den Schüler/Praktikanten kompetent vorbereiten und begleiten möchten. Zudem soll das vorliegende Material ermutigen, dass Praxisanleiter klare Anforderungen an die Theorieausbildung an den Fachschulen formulieren können. Denn immerhin werden hier ihre zukünftigen Kollegen ausgebildet.

Alle Mitarbeiter der verschiedenen Pflegeberufe, die in ihrer Ausbildung keine oder nur unzureichende Inhalte zur Palliativversorgung erhalten haben (auch der Autor gehört dazu), sollen das Lernbuch-Lebensende als eine Einstiegsmöglichkeit zum Selbststudium sehen (deswegen Lernbuch, also ein Buch zum Lernen – kein Lehrbuch, was oberlehrerhaft klingt) und nutzen. Übungen, Fallbeispiele und konkrete Anleitungen zeigen Ihnen praxiserprobte Möglichkeiten, wie Sie sich selbst einen Grundstock an Wissen und Fertigkeiten für die Palliativversorgung aneignen können.

Wie ist das Buch zu nutzen?

Blättern Sie das Buch doch einfach mal durch. Schauen Sie in das Inhaltsverzeichnis. Betrachten Sie die Abbildungen und führen Sie doch einfach mal spontan eine der aufgeführten Übungen durch. Beginnen Sie mit dem Kapitel, das Sie am meisten anspricht. Die einzelnen Kapitel sind in sich abgeschlossen, und gleichzeitig verweisen sie aufeinander. Auf diese Weise können Sie sich nach Ihrem Interesse vorarbeiten. Selbstverständlich dürfen Sie auch vorne beginnen und mit dem Schluss enden (mache ich auch immer so – zumindest meistens).

Was bedeuten die einzelnen Level und was zum Teufel ist LF+ Zahlensalat?

Manche Leser möchten sich „nur" einen Grundstock an Wissen aneignen (Level 1). Andere möchten hingegen lieber tiefer mithilfe von Übungen einsteigen (Level 2) und wiederum andere wollen das Gelernte sogar umsetzen, vermitteln und anwenden (Level 3).

(Lassen Sie sich nicht durch das Kürzel LF + Zahlenkombination irritieren - es steht für Lernfeld. Dozenten von Fachschulen für Altenpflege müssen ihren Unterricht an einem Curriculum orientieren. Dieses ist in der Alten-, Gesundheits- und Krankenpflege nach sogenannten Lernfeldern (früher sagte man dazu Fächer) aufgebaut. Zu Beginn der jeweiligen Kapitel werde ich entsprechend immer wieder auf diese Lernfelder verweisen, was die Nicht-Dozenten-Leser einfach übersehen dürfen.)

Tipps für Leseratten

„Schocke deine Eltern – lies ein Buch!" Diesen Slogan einer großen Buchhandlungskette möchte ich gerne zum Anlass nehmen und an entsprechender Stelle auf interessante und lesenswerte Vertiefungsliteratur verweisen. Diese Literaturtipps sind für das Verständnis des vorliegenden Buches nicht notwendig, sie können aber „tierisch gute Horizonte" erweitern helfen.

Bei inhaltlichen Fragen zu diesem Buch können Sie sich gern per E-Mail direkt an den Autor wenden!

Kapitel 1

Sterben tun immer nur die Anderen – ist das so?
(Über den eigenen Umgang mit der Endlichkeit)

LF 1.3.11, LF 4.3, LF 4.4

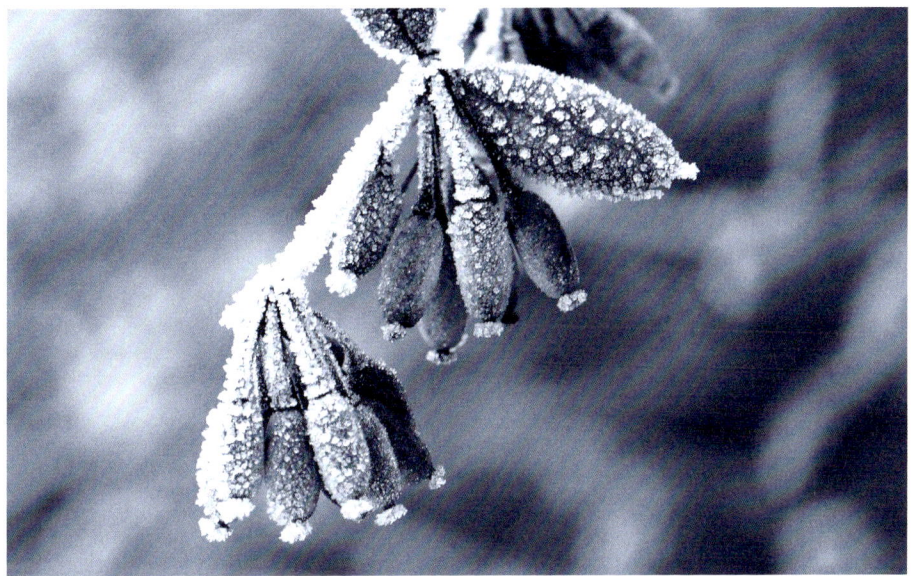

Ich beobachte vom Fenster aus mehrere Vorschulkinder, die bei uns in der Siedlung Cowboy und Indianer spielen. Ein wildes Schießen geht hin und her. Immer wieder fällt eines der Kinder theatralisch um und bleibt eine kurze Zeit liegen. Dann steht es wieder auf und spielt weiter. Das interessiert mich. Ich gehe zu den Kindern und frage sie, was sie da tun, nachdem sie erschossen wurden. Eines der Kinder schildert: „Wenn ich tot bin, muss ich bis zehn zählen, dann lebe ich wieder und kann weiter spielen". So einfach ist das.

Diese kleine Spielszene macht klar, dass ein Verständnis vom Sterben und vom Tod nicht von Anfang an vorhanden ist. Kinder lernen in einer bestimmten Altersphase, was diese Begriffe bedeuten. Das so genannte „reife Todeskonzept" entwickelt sich also. Da Kinder sehr unterschiedlich sind in ihrem Entwicklungsgrad, kann man davon ausgehen, dass ungefähr zwischen dem 6. und 10. Lebensjahr die Vorstellung wächst, was mit dem Sterben und dem Tod gemeint ist (vgl. Wittkowski 1990, 51 ff.).

Das reife Todeskonzept

Das reife Todeskonzept umfasst folgende Eckpunkte:

- **Kausalität:** Hiermit ist das Wissen um biologische Ursachen für den Tod, z. B. das Alter oder Krankheiten, gemeint.
- **Nonfunktionalität:** Dieses Merkmal bezeichnet die Tatsache, dass alle lebenswichtigen Funktionen des Körpers mit dem Tod enden. Anders allerdings, als im Western oder einem Krimi, geschieht dieses nicht in 2-3 Sekunden, sondern über mehrere Minuten.
- **Irreversibilität:** Diese Tatsache bezeichnet die Unumkehrbarkeit des Todes. Ausgenommen sind hier so genannte Nahtoderfahrungen, bei denen Menschen erfolgreich reanimiert worden sind.
- **Universalität:** Dieses Merkmal hat gewiss die größte Bedeutung für den denkenden Menschen, denn mit der Universalität weiß er, dass alle Lebewesen sterben müssen, also auch derjenige, der um diese Tatsache weiß.

Genau in diesen vier Merkmalen liegt die eigentlich „erschütternde" Erkenntnis des Menschen. Er weiß, dass er diesen Tatsachen nicht entfliehen kann. Jedes Leben ist dem Tod geschuldet, auch das eigene.

Zu fragen bleibt auch, ob nicht gar das ganze Leben eine Vorbereitung auf das Sterben ist? Und zu fragen bleibt auch, wie wir auf diese Tatsache durch Eltern, Schule und das gesamte Leben vorbereitet werden? Kann man so etwas überhaupt vorbereiten?

Vielleicht können Sie sich noch daran erinnern, dass ein Spielzeug, das Ihnen damals, als Sie noch Kind waren, sehr ans Herz gewachsen war, plötzlich kaputt war. Wissen Sie noch, was Sie in der Situation empfunden haben?
Wissen Sie noch, wie Ihre Eltern oder Geschwister sich verhalten haben?
Wie sind Sie mit dem Verlust umgegangen und was haben Ihre Eltern getan, um die Situation zu „retten"?
Suchen Sie sich eine Person Ihres Vertrauens und tauschen Sie sich über diese Erfahrung aus.

Die kleinen Tode im Alltag

Die vorhergehende kleine Übung soll Ihnen veranschaulichen, dass es schon zu Lebzeiten kleine „Tode" im Alltag gibt. Immer, wenn wir uns von etwas Unwiederbringlichem verabschieden müssen, erleben wir einen kleinen Tod. Damit nun Kinder die ganze Härte dieser Realität nicht erleben müssen, veranstalten wir Eltern im Alltag immer wieder „wundersame Wiedergeburten":

- Ist die Puppe kaputt, wird eine neue im Spielwarenladen gekauft.
- Verstirbt das liebgewonnene Haustier, wird im Zoogeschäft ein neues gekauft.

- Verstirbt die eigene Oma…?

Untersuchungen zum eigenen Umgang mit dem Sterben zeigen deutlich auf, dass, wenn es uns gelingt im Alltag gut mit Verlusten umzugehen, es uns auch gut gelingen wird, mit dem eigenen Sterben umzugehen. Oder anders formuliert: Sterben ist im Alltag lernbar!

Level 1

Denken Sie an die letzten Urlaubsbekanntschaften oder an Ihre letzte Abschlussklasse. Wie haben Sie sich verabschiedet? Was haben Sie sich nicht alles vorgenommen? Haben Sie das alles auch dann genau so umgesetzt? Warum gestalten wir diese Abschiede nicht als endgültige?

Auch Profis haben Ängste und Befürchtungen

Auf Seiten von professionellen Helfern in der Pflege und Betreuung liegen ebenfalls Ängste und Befürchtungen vor, wenn es um das weite Feld von Sterben und Tod geht. Erhebungen bei Pflegefachkräften bezüglich deren Ängste zu Sterben und Tod haben klar ergeben:

- Umso häufiger Sterbebegleitung praktiziert wird, umso routinierter werden Mitarbeiter, aber
- umso größer wird auch die Angst vor der privaten Erfahrung mit Sterben und Tod (z. B. bei den eigenen Eltern, dem Partner).

Auch können verschiedene Angstfelder aufgezeigt werden. Hiermit sind Themen gemeint, die dadurch aktiviert werden, dass Mitarbeiter z. B. in der Pflege Erfahrungen machen mit Sterbenden und Verstorbenen. Durch das Miterleben von Sterben und Tod, z. B. im Krankenhaus oder im Pflegeheim, werden Mitarbeiter immer wieder an diese „Leichen im Keller" erinnert. Diese Angstfelder können stark variieren und unterschiedlich ausgeprägt sein bei dem jeweiligen Mitarbeiter.

	Sterben	**Tod**
ICH	Angst: • Vor dem eigenen Sterben • Vor dem eigenen Leiden (z. B. Schmerzen) • Vor der Abhängigkeit • Vor Würdeverlust • Vor der Einsamkeit	Angst: • Vor der Auflösung des Körpers • Vor dem Danach • Strafe im Jenseits • Vor der Aufgabe wichtiger Ziele und Vorhaben • Vor den Folgen für die Angehörigen
DU	Angst: • Im Angesicht der Hilflosigkeit fremden Leidens	Angst: • Vor Toten, vor der Leiche • Vor dem Tod wichtiger Bezugspersonen (z. B. eigene Eltern, Partner, Kinder)

Level 1

Na, wo liegen Ihre „Angstpotenziale"?

Die direkte Begegnung mit dem Sterben

Insbesondere die direkte Konfrontation mit dem Sterben ist eine sehr prägende Begegnung. Noch Jahre später können sich Hinterbliebene an Einzelheiten erinnern, die im Zusammenhang mit dieser Situation standen. Auch Schüler und Praktikanten der jeweiligen Pflegeberufe können sich meist noch gut an „ihren" ersten Sterbenden oder Verstorbenen erinnern. Hier sind es besonders die Umstände und der Umgang mit dem Verstorbenen, die dem Neuling in Erinnerung geblieben sind. Eine Teilnehmerin aus einer Fortbildung hat diese Situation wie folgt beschrieben:

„Das war noch in der Ausbildung. Ich bin dann also in das Zimmer morgens rein – so wie jeden Morgen. Keiner hat mir vorher was gesagt. Ich dann so fröhlich rein, wie ich das immer mache – ein freundliches: Guten Morgen – aber keine Antwort. Ich hab schon gemerkt, dass da irgendetwas nicht stimmte. Irgendwie war das anders als sonst. Als ich dann am Bett stand, habe ich gemerkt, dass die Patientin tot war. Sofort habe ich aber auch gesehen, dass sie schon fertig gemacht war, da sie ein zusammengerolltes Handtuch unter dem Kinn liegen hatte. Alle persönlichen Dinge waren auch schon aus dem Zimmer geräumt. Noch gut kann ich mich daran erinnern, dass ich das geblümte Nachthemd total unpassend fand – sah irgendwie doof aus. Kurz nach mir kamen dann zwei meiner Kolleginnen rein. Die meinten dann: So, jetzt hast du deinen ersten Toten. Jetzt gehörst du mit zum Verein.

Das war alles. Im Nachhinein habe ich erfahren, dass die das immer mit Auszubildenden so machen. Es soll so eine Art Abschreckung oder Mutprobe sein. Ich fand es bescheuert. Hat mich auch noch lange verfolgt".

Die ersten Erlebnisse im Umgang mit Sterben und Tod haben häufig einen prägenden Charakter für den späteren Umgang mit diesen sensiblen Themen. Daher ist es besonders wichtig, dass Schülern und Praktikanten ein würdevoller Umgang mit Sterbenden und Verstorbenen vorgelebt wird. Hier hat insbesondere die Praxisanleitung eine wichtige Funktion für die berufliche Sozialisation des angehenden Mitarbeiters.

für Praxisanleiter   Level 2

Überlegen Sie, wie Ihr erster Kontakt mit einem Sterbenden bzw. einem Verstorbenen war. Was hat Ihnen besonders gut gefallen im Umgang mit dem Betroffenen? Was war weniger angenehm? Wie hätte Ihrer Meinung nach der Umgang mit dem Sterbenden bzw. Verstorbenen sein sollen? Wie hat die frühere Erfahrung Ihren heutigen Umgang mit dem Thema beeinflusst?
Suchen Sie sich einen Kollegen, der ebenfalls als Praxisanleitung tätig ist, und tauschen Sie sich mit ihm über die gemachten Erfahrungen aus.

Bereiten Sie Schüler und Praktikanten behutsam vor

Auch wenn Ihr Schüler oder Praktikant gerne cool oder belastungsfähig wirken möchte, lassen Sie sich als Dozent und als Praxisanleitung nicht davon abbringen, ihn einfühlsam und behutsam auf das sensible Themenfeld „Lebensende" vorzubereiten. Insbesondere vor dem ersten Praxiseinsatz sollten Sie daher umsichtig und vorsichtig vorgehen.

Nutzen Sie den hier aufgeführten Fragebogen, den Sie mit Ihrem Schüler oder Praktikanten besprechen. Als Praxisanleitung geben Sie diesen Fragebogen Ihrem Schüler mit nach Hause, damit er ihn ausfüllt und zu einem vorher vereinbarten Gesprächstermin mitbringt. Nehmen Sie sich genügend Zeit für dieses Gespräch.

Als Dozent sollten Sie mit Ihren Schülern bereits im ersten Theorieblock den Erfahrungsstand Ihrer Schüler mithilfe des Fragebogens erheben.

Primär geht es bei dem Fragebogen nicht darum, Daten zu ermitteln, sondern sich darin zu üben, über das Lebensende zu sprechen. Hier erleben wir die größten Schwierigkeiten in der modernen Gesellschaft. Zwar wird der Tod medial (z. B. Fernsehen und Kino) verarbeitet, jedoch kann diese Darstellungsform nicht die eigentliche und unmittelbare Erfahrung (Primärerfahrung) aufwiegen.

Fragebogen zur Vorbereitung von Schülern und Praktikanten (Level 3)

Sehr geehrter Schüler,
ich möchte Sie auf das Themenfeld der Palliativversorgung und Sterbebegleitung gut vorbereiten. Daher möchte ich, dass Sie den vorliegenden Fragebogen zu Hause ausfüllen. Bringen Sie diesen dann ausgefüllt mit, damit wir Ihre Antworten zusammen besprechen können. Fragen, die Sie nicht beantworten können, lassen Sie einfach unausgefüllt. Nehmen Sie sich entsprechend viel Zeit für die Beantwortung.

 Mit freundlichem Gruß
 Ihre Praxisanleitung

Haben Sie schon einmal einen sterbenden oder toten Menschen erlebt?
☐ Ja ☐ Nein

Wie war das für Sie?

_____

_____

Woran können Sie sich besonders gut erinnern?

_____

_____

Was hat Ihnen gefallen?

_____

_____

Was hat Ihnen nicht gefallen?

_____

_____

Wovor fürchten Sie sich im Umgang mit Sterbenden oder Verstorbenen?

_____

_____

Welche Unterstützung wünschen Sie sich durch Ihre Praxisanleitung?

_____

_____

Welche Inhalte haben Sie bisher im Unterricht bezogen auf Palliativversorgung und Sterbebegleitung thematisiert?

_____

_____

Welche Themen interessieren Sie besonders?

_____

_____

Sonstiges:

_____

_____

Bringen Sie bitte den ausgefüllten Fragebogen zum _____ mit in die Einrichtung.

Wenn Sie nun als Praxisanleitung mit Ihrem Schüler ein Gespräch zum Thema führen, werden Sie merken, dass die Ebenen dabei immer wieder wechseln werden. Mal geht es um das eigene Sterben, dann über das Miterleben des Sterbens bei einem Bewohner oder Patienten und, genauso wichtig, geht es um das Sterben wichtiger Bezugspersonen, erlebt in der Vergangenheit, der Gegenwart oder als vorweggenommenes mögliches Ereignis in der Zukunft. Lassen Sie diesen Wechsel der Ebenen ruhig zu, denn Ängste vor dem Thema können auf verschiedenen Ebenen vorhanden sein.

Darf man eigene Emotionen zeigen?

Ob im Unterricht, während der Praxisanleitung wie auch hinterher im Berufsleben gehören Emotionen mit zum Alltag. Diese nicht zu zeigen, kann bedeuten, sich selber nicht mehr wahrzunehmen. Durchhalteparolen oder Hart-mach-Slogans wie: „Wenn du Gefühle zeigst, bist du hier falsch am Platz" oder „Wer weinen muss, hat hier im Job nichts verloren" gehören sicherlich der Vergangenheit an.

Heute ist es mehr als sinnvoll, zu seinen Emotionen zu stehen und diese entsprechend auszudrücken. Für eine gute Palliativversorgung ist es absolut notwendig, dass Mitarbeiter sich und ihre Gefühle selbst reflektieren können. Genau aus diesem Grund ist die Fluktuation der Mitarbeiter in Hospizen niedriger als im Krankenhaus, Pflegeheim oder der ambulanten Pflege. Betriebswirtschaftlich gesehen ist es ebenfalls günstiger seine Gefühle zu kennen und sich zu ihnen zu bekennen, denn Kollegen, die das nicht können, fallen aus diesem Grund möglicherweise irgendwann mit einem Burn-out aus.

Durchleben Sie Ihr Leben in 10 Schritten (Level 3)

Die nachfolgende Meditation ist besonders gut für den Unterricht für Inhouse-Schulungen und für das Selbststudium geeignet. Mithilfe der 10-Schritt-Meditation durchschreiten Sie imaginär Ihr Leben. Dabei haben diese Lebensabschnitte wichtige Aufgaben. Die Meditation zeigt auch auf, wie schnelllebig das Leben ist. Gerade wenn es auf das Lebensende zugeht, wird dieser Sachverhalt überdeutlich. Leser, die diese Übung im Selbststudium durchführen möchten, sollten sich einen entsprechenden Gesprächspartner vorher organisieren. Möglich wäre aber auch, dass diese Meditation im Rahmen einer Inhouse-Schulung angeboten wird. Der Übungsleiter bzw. Dozent sollte damit umgehen können, dass möglicherweise Teilnehmer der Meditation emotional reagieren. Hier kann es wichtig sein, mit den Teilnehmern im Vorfeld abzusprechen, wie die Gruppe sich dann verhalten soll. Ermutigen Sie die Teilnehmer, sich mit ihren Emotionen der Gruppe „zuzumuten". Zeigen Sie auf, dass Scham und Peinlichkeitsreaktionen eine gelebte Kommunikationskultur verhindern. Personen, die Angst vor den eigenen Emotionen haben und sich vor so einer Übung fürchten, sollten selbstverständlich nicht genötigt werden, die Meditation durchzuführen. Nichtsdestotrotz können sie bei der anschließenden Reflexion teilnehmen.

Die 10-Schritt-Meditation durch das Leben

Vorbereitung

- Planen Sie für die gesamte Übung 60 Minuten ein.
- Organisieren Sie einen ruhigen und ungestörten Raum.
- Die Übung sollte mit nicht mehr als max. 24 Personen durchgeführt werden.
- Hierfür benötigen Sie einen Raum mit ca. 60 – 70 qm.
- Für die anschließende Reflexion sollten noch weitere Räume oder Außenflächen zur Verfügung stehen.
- Ratsam ist in der Fachschule für Pflegeberufe die Übung mit zwei Übungsleitern anzubieten.

Ausgangssituation

Bitten Sie die TN sich einen Platz im Raum frei zu wählen. Die gesamte Übung verläuft still, nur der Übungsleiter liest den jeweiligen Text. Achten Sie als Übungsleiter darauf, dass nach den jeweiligen Texten entsprechend viel Zeit zum „Nachwirken" des Textes angeboten wird. Hat nun jeder TN seinen Platz gefunden und ist entsprechend Stille eingekehrt, beginnt der Übungsleiter mit dem ersten Text. Lesen Sie diesen langsam und betont. Machen Sie kurze Pausen zwischen den einzelnen Sätzen:

Text lesen:
Das ist dein Platz im Leben. Du bist gerade auf diese Welt gekommen. Alles ist aufregend und neu. Schau dich um, wer alles in deiner Nähe ist. Schau auch, wer weiter weg steht. Das ganze Leben liegt noch vor dir.
Anweisung: Mache jetzt deinen ersten Schritt, egal ob nach vorne, zur Seite oder nach hinten.
Nach dem ersten Schritt (1 Minute Pause)

Text lesen:
Du hast deinen ersten Lebensschritt gemacht. Die Welt hat sich verändert. Es ist aufregend alles Neue zu erkunden. Schau einmal, wer jetzt näher bei dir steht – und wer sich entfernt hat. Schau dich auch im Raum um, wie die Perspektive sich verändert hat.
Anweisung: Mache jetzt deinen zweiten Schritt.
Nach dem zweiten Schritt (1 Minute Pause)

Text lesen:
Noch viele Schritte liegen vor dir. Doch hast du dich auch schon etwas im Leben bewegt. Menschen haben sich mit dir zusammen auf den Weg gemacht. Andere werden deinen Lebensweg

kreuzen. Da du noch ziemlich neu bist auf dieser Welt, denke einmal darüber nach, wer ein Vorbild für dich ist – an wem möchtest du dich orientieren? (Kurze Pause) Überlege aber auch, wen du dir nicht als Vorbild nehmen möchtest.
Anweisung: Mache jetzt zwei Schritte nacheinander.
Nach dem dritten und vierten Schritt (1 Minute Pause)

Text lesen:
Hui, das Leben ist aufregend und schnell. Veränderungen sind an der Tagesordnung. Du hast dich diesem schnellen Leben hingegeben und merkst plötzlich, dass du schon vier Schritte in deinem Leben gegangen bist. Wie im Flug sind andere Menschen durch dein Leben gehuscht. Na, kannst du dich noch an die Schulzeit erinnern – oder gar an den ersten Schultag? Und dann die Zeit der Pubertät? Mein Gott, was waren die Eltern nervig. Und wie aufregend war die erste Liebe.
Anweisung: Mache jetzt deinen fünften Schritt.
Nach dem fünften Schritt (1 Minute Pause)

Text lesen:
Wie im Flug vergeht die Zeit. Wo sind nur die ganzen Jahre geblieben. Du merkst plötzlich, dass du die Hälfte deines Lebens schon gelebt hast. Du stehst in der Mitte deines Lebens. Schau doch einmal kurz auf die erste Hälfte deines Lebens zurück. Na, würdest du alles wieder genauso machen? Oder merkst du langsam, dass da auch ein wenig Enttäuschung ist, über die vielen verpassten Situationen. Auf der anderen Seite kannst du aber auch auf viel Erreichtes schauen. Es macht dich Stolz, was du bis hierhin auf die Beine gestellt hast.
Anweisung: Mache jetzt deinen sechsten Schritt.
Nach dem sechsten Schritt (1 Minute Pause)

Text lesen:
Noch vier Schritte verbleiben dir in deinem Leben. Um noch einmal ganz von vorne zu beginnen, reicht die Zeit schon nicht mehr aus. Schau dich um und sieh den Weg, den du zurückgelegt hast. Na, kannst du dich noch erinnern mit wem du deinen Weg begonnen hast? Sind dir noch alle Personen bekannt, die deinen Weg gekreuzt haben? Überlege, welche Schritte dir die angenehmsten waren. Schau aber auch auf die unangenehmen Schritte in deinem Leben. Schau auf die Begegnungen in deinem Leben, die dir angenehm waren – aber auch auf die unangenehmen Momente. Kannst du dich noch an die Personen erinnern, die dir Steine in den Weg gelegt haben? Siehst du noch die Menschen, die dir auf deinem Lebensweg geholfen haben?
Anweisung: Mache jetzt deinen siebten Schritt.
Nach dem siebten Schritt (1 Minute Pause)

Text lesen:

Das Leben ist insgesamt ruhiger geworden. Die Aufregungen der Jugend und der Berufstätigkeit liegen hinter dir. Jetzt kannst du die Ernte einfahren. Unangenehm ist nur, dass der Körper schneller altert als dein inneres Bild von dir. Na, wie jung ist deine innere Persönlichkeit? Immer häufiger erwischst du dich dabei, über frühere Zeiten nachzudenken. Weißt du noch damals? Ach, wie war das denn noch einmal? (kurze Pause) Du merkst, dass du dich an bestimmte Ereignisse gar nicht mehr so gut erinnern kannst, weil sie soweit weg liegen. Wie ein Schleier legt sich die Zeit auf die früheren Ereignisse.
Anweisung: Mache jetzt deinen achten Schritt.
Nach dem achten Schritt (1 Minute Pause)

Text lesen:

Die Jahreszeiten fliegen an dir vorüber. Wie, ist es schon wieder Sommer? Kinder, wie die Zeit vergeht. Immer häufiger liest du Todesanzeigen von dir bekannten Personen. Immer häufiger musst du an Beerdigungen teilnehmen. Du merkst, dass auch du einmal im Mittelpunkt einer Beerdigung stehen wirst.
Anweisung: Mache jetzt deinen neunten Schritt.
Nach dem neunten Schritt (1 Minute Pause)

Text lesen:

Dir bleibt nur noch ein Schritt in deinem Leben. Aber ehrlich gesagt, du magst auch nicht mehr so richtig. Du bist satt von dem vielen Leben. Und irgendwie wiederholt sich auch vieles. Es ist schon in Ordnung, wenn es nun bald vorbei ist. Du bekommst langsam eine Ahnung davon, worum sich das Leben dreht. Es ist ein Kommen und Gehen – ein Werden und Vergehen.
Anweisung: Mache jetzt deinen zehnten Schritt.
Nach dem zehnten Schritt (1 Minute Pause)

Text lesen:

Fühle in dich hinein. Mache dir die verschiedenen Emotionen der Lebensreise bewusst. Versuche für dich zu benennen, was angenehm und was unangenehm war. Nimm dir noch etwas Zeit, die Übung an deinem inneren Auge vorbeilaufen zu lassen (kurze Pause).
Anweisung: Suche dir jetzt zwei Gesprächspartner deines Vertrauens. Setzt euch zusammen und tauscht Eure Erfahrungen mit der Übung aus.

Quelle: Palliativpflege heute, Heft 6/2011, PPM Verlag, Bonn 2011.

Tauschen Sie die gemachten Erfahrungen anschließend im Plenum aus. Bearbeiten Sie gemeinsam mit den Teilnehmern folgende Fragen:

- Wie habe ich die gesamte Übung empfunden?
- Welcher „Lebensschritt" hat bei mir besonders deutlich nachgewirkt?
- Haben Sie Befürchtungen oder gar Ängste empfunden?
- Was haben Sie aus der Übung für sich gelernt?
- Wie lassen sich die Erfahrungen auf das Berufsfeld der Pflege und Betreuung von Menschen in der Palliativbetreuung übertragen?
- Mit welchen Empfindungen gehe ich nun aus der gesamten Übung raus?
- Möchten Sie noch etwas mitteilen?

Üben Sie das Loslassen (Level 3)

Mit der folgenden Übung wird verdeutlicht, dass wir im Leben viele Dinge und Personen verabschieden müssen. Hierin liegen die kleinen Tode im Alltag. Verlusterlebnisse führen dabei zu Trauerreaktionen. Da der Mensch gedanklich zu dem Experiment „Was wäre wenn?" fähig ist, kann er sich auch verschiedene Verluste in seinem gegenwärtigen und zukünftigen Leben vorstellen. Hierzu lädt die nachfolgende Übung ein. Auch diese Übung sollte auf freiwilliger Basis erfolgen.

Level 3

Loslassübung

Vorbereitung

Planen Sie für die gesamte Übung 60 Minuten ein

- Organisieren Sie einen ruhigen und ungestörten Raum.
- Die Übung sollte mit nicht mehr als max. 24 Personen durchgeführt werden.
- Hierfür benötigen Sie einen Raum mit ca. 60 – 70 qm.
- Für die anschließende Reflexion sollten noch weitere Räume oder Außenflächen zur Verfügung stehen.
- Ratsam ist in der Fachschule für Pflegeberufe die Übung mit zwei Übungsleitern anzubieten.

Ausgangssituation

Bitten Sie die TN, sich einen Platz im Raum frei zu wählen. Die gesamte Übung verläuft still, nur der Übungsleiter liest den jeweiligen Text. Achten Sie als Übungsleiter darauf, dass nach den jeweiligen Texten entsprechend viel Zeit zum „Nachwirken" des Textes angeboten wird. Hat nun jeder TN seinen Platz gefunden und ist entsprechend Stille eingekehrt, beginnt der Übungsleiter mit dem Text. Lesen Sie diesen langsam und betont. Machen Sie kurze Pausen zwischen den einzelnen Sätzen:

Text:
Schließe bitte die Augen. Wähle einen sicheren Stand. Forme mit deinen Händen eine Schale, die du vor deinem Bauch hältst. In diese Schale legst du nun verschiedene Dinge und Personen, die dir wichtig sind.
Schaue auf dein momentanes Leben. Betrachte die Personen, die dir nahe stehen und die für dein Leben wichtig sind. Überlege dabei, welche Funktionen und Rollen die jeweiligen Personen für dich haben. Schaue auf die Menschen, die dir Kraft und Halt geben. Lege diese Personen vorsichtig in deine Schale.
Betrachte auch die Menschen, denen du Halt und Kraft vermittelst. Spüre nach, wie sich das für dich anfühlt, dass du gebraucht wirst. Lege auch diese Personen in deine Schale.
Betrachte nun deine Hobbys und deine Freizeitbeschäftigung. Schau auf die Dinge und Aktionen, die dir Freude, Spaß und Entspannung bieten. Lege Sie in die Schale.
Viele Dinge und Gegenstände hast du bisher in deinem Leben gekauft und erworben. Betrachte deine Wohnung, deine Zimmer und schaue auf die Dinge, die dich mit Stolz erfüllen. Nach manchen Dingen hast du lange gesucht – andere sind dir von vertrauten Menschen geschenkt worden. Manches ist aber auch dabei, was dir wie ein Klotz am Bein hängt – was du aber erst einmal nicht loswirst. Leg alles in deine Schale.
Hast du Haustiere? Sind sie für dich wichtige Vertraute geworden? Geben sie dir Kraft und Freude? Lege sie ebenfalls in deine Schale.

Nun ist deine Schale reichlich gefüllt. Spüre das Gewicht all dieser Personen und Dinge, die in deinem Leben eine so wichtige Rolle spielen.

Öffne nun deine Hände, sodass alles aus deiner Schale von dir abfällt.

Fühle in dich hinein. Mache dir die verschiedenen Emotionen im Moment des Loslassens bewusst. Versuche für dich zu benennen, was angenehm und was unangenehm war. Nimm dir noch etwas Zeit, die Übung an deinem inneren Auge vorbeilaufen zu lassen (kurze Pause).

Anweisung: Suche dir jetzt einen Gesprächspartner deines Vertrauens. Setzt euch zusammen und tauscht Eure Erfahrungen mit der Übung aus.

Tauschen Sie die gemachten Erfahrungen anschließend im Plenum aus. Bearbeiten Sie gemeinsam mit den Teilnehmern folgende Fragen:
■ Wie habe ich die gesamte Übung empfunden?

- Haben Sie Befürchtungen oder gar Ängste empfunden?
- Was haben Sie erlebt, als Sie Ihre Schale öffnen sollten?
- Was haben Sie aus der Übung für sich gelernt?
- Wie lassen sich die Erfahrungen auf das Berufsfeld der Pflege und Betreuung von Menschen in der Palliativbetreuung übertragen?
- Mit welchen Empfindungen gehe ich nun aus der gesamten Übung raus?
- Möchten Sie noch etwas mitteilen?

Lesetipp zum Weiterlesen

Carmen Thomas: Berührungsängste? Vom Umgang mit der Leiche, Verlagsgesellschaft Köln, 1994.

Die Journalistin Carmen Thomas hat ein interessantes und spannendes Buch für Laien und Fachpublikum geschrieben, was den gesellschaftlichen Umgang mit dem Tod thematisiert. Insbesondere der klare, einfache und verständliche Schreibstil macht dieses Buch zu einem wichtigen Wegbegleiter, um seine Berührungsängste mit dem Tod zu bearbeiten.

Für den Unterricht (Level 3) bietet sich ganz besonders der neunseitige Fragebogen („Meine Wünsche, wenn ich tot bin") am Ende des Buches an. Hier können Anwender ihre komplette Beerdigung und Bestattung planen und organisieren. Man weiß ja nie …

Kapitel 2

Sterbeorte = Orte zum Sterben?

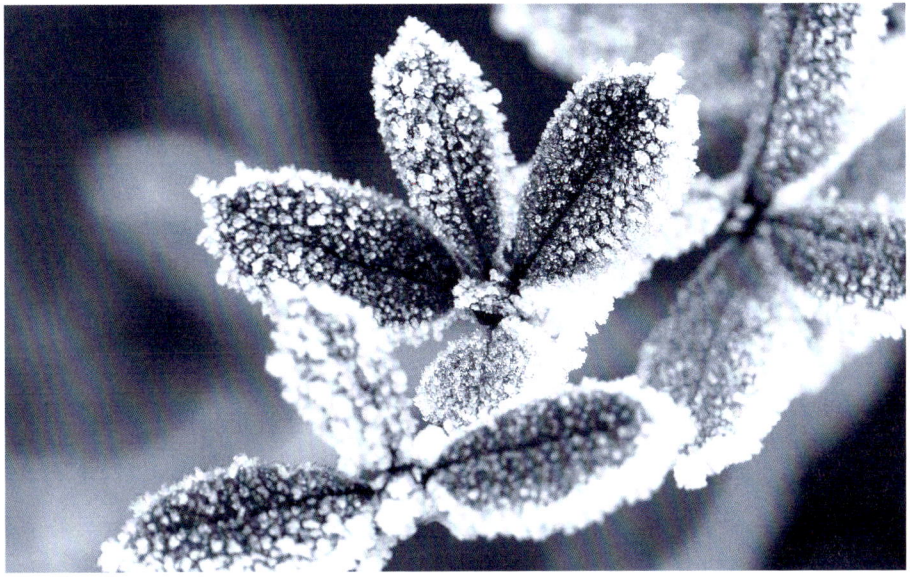

In der modernen Gesellschaft wird leider immer noch zu häufig „hinter den Kulissen der Gesellschaft" gestorben (N. Elias, 1983). Dieser Begriff von Norbert Elias meint, dass das Sterben in den Händen von Profis liegt, nämlich der Pflegemitarbeiter und Ärzte. Nur selten sind Familien, also Laien, umfassend integriert. Und wenn doch, liegt die Regie weiterhin in den Händen der „Weißkittel". Dadurch, dass das Sterben von Profis gemanagt wird, machen aber Alltagsmenschen kaum direkte Erfahrungen mit den Themen „Sterben, Lebensende, Siechtum und Tod". Dadurch bleibt für die meisten Bürger das Sterben etwas Unheimliches, Unberührbares und Befremdliches.

Anekdote: Im Studium hatte ich von einer skandinavischen Studie gehört. In dieser wurden Kindergartenkinder befragt, woran denn wohl ihre Großeltern später versterben werden. Die Antworten lautet wie folgt: erstochen, überfahren, explodiert oder erschossen.
Frage: Wie kommen Kindergartenkinder zu so einer Einschätzung?

Früher ging man mit dem Sterben offener um

Das war nicht immer so. Noch vor wenigen Jahrzehnten waren das Sterben und der Tod etwas klar gesellschaftlich Geregeltes. Alle Beteiligten wussten genau, wie man sich im Angesicht des Todes (als Sterbender oder als Angehöriger) zu verhalten hatte. Die „Regie" lag dabei in den Händen der Kirche respektive des Pfarrers. Wenn er z. B. dem Sterbenden die letzte Kommunion (Viatikum = Wegzehrung) brachte, wurde das Haus des Sterbenden mit diesem Ritual zu einem öffentlichen Haus. Jeder Wanderer und Reisende konnte sich nun vom Versterbenden verabschieden, ob er bekannt war oder nicht.

Auch war es üblich, dass die sogenannten Notnachbarn die eigentliche Bestattung durchführten. Sie wuschen den Leichnam, sie zogen ihn an und brachten ihn auf den Friedhof. Dabei zog der komplette Leichenzug durch die Gemeinde und alle Passanten blieben stehen, bis die gesamte Trauergesellschaft vorbeigezogen war. Ebenfalls war der Trauerprozess streng durch Traditionen und Kirche geregelt.

Noch heute können Sie in manchen ländlichen Gegenden Überbleibsel dieses traditionellen Umgangs mit dem Tod erleben. In den Großstädten ist diese Praxis aber fast gänzlich verschwunden.

Diesen unmittelbaren Umgang mit Sterbenden und Tod erlebten schon kleine Kinder. Sie wuchsen ganz selbstverständlich in die Traditionen im Umgang mit dem Tod hinein. Kein Gedanke wurde daran verschwendet, ob denn die Seelen kleiner Kinder diese unmittelbare Erfahrung aushalten können. Es gehörte zur täglichen Selbstverständlichkeit, mit diesen Themen unmittelbar konfrontiert zu werden.

Level 2

Kontaktieren Sie einen alten Menschen und befragen Sie ihn, wie er damals als Kind seine ersten Erfahrungen mit Sterben und Tod gemacht hat. Lassen Sie sich dabei genau schildern:

- Wer hat ihm erläutert, was da passiert?
- Hat er die Verhaltensweisen der Erwachsenen verstanden?
- Wie haben diese Erfahrungen seine eigene Einstellung zu Sterben und Tod beeinflusst?
- Wie steht er seinem eigenen Sterben gegenüber?
- Sammeln Sie die Ergebnisse in Ihrem Kurs und vergleichen Sie diese.

Lesetipp zum Weiterlesen

Sörries, Reiner: Ruhe sanft. Kulturgeschichte des Friedhofs, Butzon/Bercker, Kevelaer 2009. Möchten Sie sich etwas mehr mit den früheren Gebräuchen um das Bestattungswesen beschäftigen, kann ich Ihnen dieses absolut lesenswerte Büchlein empfehlen. 2000 Jahre menschliche Kulturgeschichte zeigen auf, wie der Mensch mit seinen Verstorbenen umzugehen pflegte.

In den Händen der Profis

Schaut man sich aber die Zahlen an, wo die meisten Menschen sterben, ist die eingangs gestellte Frage gar nicht so abwegig. Insbesondere das Krankenhaus und das Pflegeheim sind Einrichtungen, in denen „bevorzugt" gestorben wird.

Übersicht: Hier sterben Menschen

Krankenhaus	42 – 43 %
Zu Hause	25 – 30 %
Pflegeheim	15 – 25 %
Hospiz	1 – 2 %
Palliativstation	1 – 2 %
Andere Orte	2 – 5 %

Quelle: Borasion 2011, S. 29

Sicherlich sind die Zahlen dahingehend noch zu relativieren, ob es sich eher um ländliche oder urbane Gegenden handelt. Denn im ländlichen Raum ist das häusliche Sterben noch eher anzutreffen als in den Städten. Hingegen ist in den Ballungsgebieten sogar davon auszugehen, dass ca. 90 % aller Sterbenden in einer Institution ihren letzten Lebensabschnitt verbringen.

Würden Sie hingegen eine repräsentative Befragung nach dem gewünschten Sterbeort in der Bevölkerung durchführen, dann würden ca. 90 % der Befragten das eigene Zuhause angeben. Man kann also resümieren: Da wo wir sterben möchten, werden wir mit großer Wahrscheinlichkeit eben nicht versterben.

Level 1

Überlegen Sie doch einmal, an welchem Ort Sie sterben möchten. Beschreiben Sie dabei, wie die Situation gestaltet werden soll. Können Sie Personen benennen, die dann bei Ihnen sein sollen? Wissen Sie auch, wer ganz bestimmt nicht dabei sein soll? Und, wissen die entsprechenden Personen aus Ihrem Umfeld, zu welcher der beiden Gruppen sie gehören?

Das Krankenhaus als bevorzugter Sterbeort

Der häufigste Sterbeort ist das Krankenhaus. Lange Zeit gehörte aber das Sterben nicht zum Selbstverständnis dieser Einrichtung und in vielen Kliniken tut es das bis heute nicht.

Der Tod wirkt hier noch als Fremdkörper bzw. als Betriebsunfall. Das Krankenhaus hilft sich dahingehend, dass es eine spezialisierte Palliativstation oder einen palliativen Konsiliardienst einrichtet. Auf diese Weise muss sich nicht die gesamte Klinik mit dem unliebsamen Thema beschäftigen, sondern wenige Personen „neutralisieren" das Sterben und den Tod für die Gesamteinrichtung.

Auf der anderen Seite werden insbesondere über den palliativen Konsiliardienst die anderen Stationen mit der „Palliativen Haltung infiziert".

Nehmen Sie Kontakt auf zu Ihrer letzten Station, auf der Sie Ihren Praxiseinsatz durchgeführt haben. Erfragen Sie bei den Mitarbeitern, wie die Sterbebegleitung auf der Station organisiert wird. Woran orientieren sich die Mitarbeiter? Gibt es einen Standard? Welche Prinzipien oder Leitbilder gibt es dort für die Sterbebegleitung? Wie werden Angehörige integriert? Welche Unterstützung und Entlastungen gibt es für Mitarbeiter?

Zum Selbstverständnis eines Krankenhauses gehört die High-Tech-Medizin mit ihrem Anspruch der „Allmacht". Nur zögerlich kommt Palliative Care und Hospizarbeit in diese „Gesundmach-Maschinerie". Dabei bräuchte sich das Krankenhaus eigentlich nicht als Sterbeeinrichtung bezeichnen lassen, derweil nur ca. 3 % aller Patienten sterbende Menschen sind. Hingegen verlassen 97% das Krankenhaus geheilt – zumindest vorläufig.

Die hohe Zahl an Sterbefällen im Krankenhaus hängt aber auch damit zusammen, dass häufig Sterbende aus dem häuslichen Bereich, aus dem Pflegeheim oder aus einer Wohnstätte für Menschen mit Behinderung bei auftretenden Komplikationen ins Krankenhaus verlegt werden. Häufig aus dem Grund, dass in den genannten Einrichtungen nur unzureichend auf belastende Symptome, z. B. Luftnot, eingegangen werden kann. Hierin ist die Kehrseite der „Allmacht" des Krankenhauses zu sehen, denn „hier können die noch was tun". Patienten und Angehörige, aber auch Mitarbeiter anderer Gesundheitsorganisationen sehen im Krankenhaus den „letzten Strohhalm". Hier arbeiten die Experten, die den Tod vielleicht noch besiegen können.

Diskutieren Sie doch einfach mal in Ihrem Team auf der Station oder in Ihrem Kurs an der Fachschule die folgenden Fragen:

Diskussionsthema für den Unterricht an der Fachschule (Level 2)

- Sehen Sie im Krankenhaus eine Sterbeeinrichtung?
- Wie haben Sie den Umgang mit dem Sterben auf den Stationen erlebt?
- Haben Sie den Eindruck, dass das Sterben im Krankenhaus würdevoll ist?
- Was müsste Ihrer Meinung nach verändert werden?

Palliative Care in Ausbildung und Studium?

Erst seit 2010 wird erstmalig verpflichtend Palliativmedizin im deutschen Medizinstudium vermittelt. Hier sind es einige wenige Stunden, verteilt auf das lange Medizinstudium, die den angehenden Mediziner auf das weite Feld vorbereiten sollen. Erst seit 1993 wird Schmerztherapie im deutschen Medizinstudium verpflichtend unterrichtet. Medizinstudenten, die vorher mit dem Studium begonnen haben, haben mit großer Wahrscheinlichkeit kaum Inhalte über eine kunstgerechte Schmerztherapie erhalten. Unter anderem aus diesem Grund erleben wir häufig genug (Haus-)Ärzte, die sich wenig kooperativ zeigen, wenn es darum geht, zusammen mit der Pflegemitarbeiterin eine versuchsweise (probatorisch) Schmerztherapie bei Patienten und Bewohnern anzuwenden.

Der hohe Zustrom an Pflegefachkräften, die nach ihrer Ausbildung in die Weiterbildung Palliative Care strömen, machen deutlich, dass die Ausbildung in der Altenpflege und Gesundheits- und Krankenpflege ebenfalls nur unzureichend auf eine Palliativversorgung vorbereiten. Obwohl schon seit mehreren Jahren die vorliegenden Curricula an den Pflegefachschulen entsprechende Themen aufgegriffen haben, scheint das vermittelte Wissen nicht auszureichen. Zu allem „Überfluss" reagieren Medizinischer Dienst der Krankenkassen und Heimaufsichten auf den gesteigerten Bedarf an Palliativversorgung. Sie kontrollieren gezielt z.B. in der stationären Altenpflege, ob das Schmerzmanagement sich am Nationalen Expertenstandard orientiert. Aus dieser Diskrepanz, unzureichende Ausbildung und gesteigerter Anspruch durch den Gesetzgeber, erwächst die Notwendigkeit, die Pflegefachkräfte über Fort- und Weiterbildung nachschulen zu lassen.

für den Unterricht   Level 2

Führen Sie doch mal auf Ihrem Wohnbereich oder Ihrer (Sozial-)Station eine Befragung der Pflegefachkräfte durch. Erheben Sie, wie viele Inhalte zu Sterben, Tod, Trauer und Palliativversorgung vermittelt wurden. Entwerfen Sie hierzu im Unterricht einen Erhebungsbogen. Wenn möglich, sollten Sie auch Ärzte mit Ihrem Fragebogen befragen. Wenn Sie die erhobenen Daten auswerten, wird Ihnen manches klarer…

Der Palliativkonsiliardienst

Er setzt sich aus verschiedenen Berufsgruppen des Krankenhauses zusammen, dem Arzt, der Pflegekraft, dem Sozialarbeiter und dem Seelsorger. Dieser Dienst steht allen Krankenhausärzten und den Pflegeberufen beratend zur Seite. Mit seiner Hilfe können palliative Fallbesprechungen und Einschätzungen auf den unterschiedlichen Stationen vorgenommen werden. Auf diese Weise steht dem gesamten Krankenhaus eine palliative Kompetenz zur Verfügung.

Das Pflegeheim als „präfinales Servicezentrum"

Die stationäre Altenpflege hat sich in den letzten 20 Jahren stark verändert. Gab es bis Anfang der 1990er-Jahre noch Altenheime, in denen „fitte" alte Menschen Betreuung + Hotelleistungen in Anspruch nehmen konnten, ist diese Versorgungsform seit Einführung der Pflegeversicherung fast ganz verschwunden. Sie sind dem eigentlichen Pflegeheim gewichen, das sich wie folgt definiert: Pflege + Hotelleistungen.

Auf Homepages und in Hochglanzbroschüren präsentieren sich viele Einrichtungen der stationären Altenpflege als ein buntes Servicezentrum mit viel Spiel, Spaß und Spannung. Der Text liest sich meist wie ein Werbetext aus einem Kurbetrieb oder einer Ferienanlage mit „all inclusive". Die eingefügten Bilder zeigen spielende, fröhliche und agile Senioren, die auch in fortgeschrittener Demenz produktiv und rege dem Animationsprogramm Folge leisten. Vom Sterben, dem letzten Lebensabschnitt oder gar dem Tod können Sie nur in wenigen Werbeflyern lesen.

für den Unterricht   Level 2

Surfen Sie mit Ihren Klassenkameraden im Internet. Besuchen Sie dort die Pflegeheime Ihrer Stadt und Gemeinde. Tragen Sie die Informationen in Form einer Tabelle zusammen. Auf der linken Seite stehen Infos zu Spiel, Spaß, Aktivität und Mobilisation. Rechts stehen Infos zur Palliativversorgung, Sterben und Tod. Vergleichen Sie die einzelnen Ergebnisse. Hängen Sie die einzelnen Tabellen doch einfach mal nebeneinander. Was fällt Ihnen auf?

Zusatzaufgabe: Versetzen Sie sich in die Rolle eines Angehörigen. Wie nehmen diese die Werbetexte der Hauspräsentation wahr? Welche Hoffnungen bei Angehörigen weckt diese Form der Darstellung? Was glauben Sie, wünschen sich Angehörige von einer Pflegeeinrichtung bezogen auf den letzten Lebensabschnitt?

Experteneinschätzung zum Thema: Sind Pflegeheime Sterbeeinrichtungen?

„Es sind also mehr als 600.000 Menschen in Pflegeeinrichtungen untergebracht, davon sind schätzungsweise 400.000 demenziell erkrankt. Die Verweildauer in diesen Heimen wird immer kürzer, ungefähr 30 Prozent der Bewohner sterben innerhalb der ersten drei Monate, nachdem sie ins Pflegeheim gekommen sind."   (Gronemeyer 2008)

„Der Umgang mit dem Sterben Schwerstpflegebedürftiger wird daher von einem eher verschämten Randthema zu einem der zentralen künftigen Aufgabengebiete der Heime. Für diese Form des institutionalisierten Sterbens haben wir kaum Modelle, es muss hierzu erst noch eine neue Kultur entwickelt werden."   (Wilkening/Kunz 2003)

„Mit zunehmendem Sterbealter steigt der Anteil des Sterbeortes ‹Altenheim› beträchtlich, während der des Krankenhauses fällt. Die wenigen vorliegenden Arbeiten zum Umgang mit Sterben und in Pflegeheimen weisen darauf hin, dass es sich hierbei in den Einrichtungen um weitgehend ‹unorganisierte› Prozesse handelt.“ (Pleschberger 2005)

für den Unterricht Level 2

Besprechen Sie die hier aufgeführten Expertenmeinungen in der Kleingruppe (max. 6 Teilnehmer). Bearbeiten Sie folgende Fragen:
- Was ist die jeweilige Kernaussage?
- Wie kommen die jeweiligen Experten zu ihrer Einschätzung?
- Welche Konsequenzen erwachsen aus dieser Einschätzung für die stationäre Altenpflege?
- Machen Sie Vorschläge, wie das Pflegeheim sich als Sterbeeinrichtung präsentieren könnte.
- Entwerfen Sie einen alternativen Flyer für eine Pflegeeinrichtung, die mit dem Schwerpunkt Palliativversorgung und Sterbebegleitung wirbt.

Die stationäre Altenpflege hat schon viele Wandlungen vollzogen. Diese Wandlungen stehen in direktem Zusammenhang mit dem Menschenbild, das die jeweilige Gesellschaft vom alten Menschen hatte und hat.

a) **Das Siechenheim** (1. Generation bis zum Ende der 1940er-Jahre)
Hier lebten alte Menschen als Insassen. Die Einrichtung wurde streng geführt. Mitarbeit z. B. im einrichtungseigenen Garten oder Küche war Pflicht. Gestorben wurde hier eher beiläufig, beengt unter wenig emotionaler Anteilnahme (vgl. Kostrzewa/Gerhard 2010, 36).

b) **Das Altenkrankenhaus** (2. Generation, 1960er- bis 1970er-Jahre)
Alte Menschen wurden als Patienten gesehen und behandelt. Der rehabilitative Charakter wurde besonders betont. Mobilisierung, Aktivierung und Motivierung stehen ganz oben auf der inhaltlichen Ausrichtung. Da sich dieser Versorgungstyp eher am Krankenhaus orientierte, war das Sterben eher ein unzeitgemäßes Ereignis, was es tunlichst zu vertuschen galt.

c) **Das Pflegeheim** (3. Generation, 1980er bis heute)
Hier steht der Wohncharakter im Vordergrund, daher nennt man den alten Menschen auch Bewohner. Ebenfalls werden Sozialkontakte gefördert, damit niemand sozial tot ist. Langsam öffnen sich diese Einrichtungen dem Thema Sterben und Tod. Erste zaghafte Hospizkonzepte gelangen in die Pflegeeinrichtungen.

d) **Die Altenwohngemeinschaften** (4. Generation, 1990er bis heute)
Mieter, Bewohner oder Nachbarn werden die hier lebenden alten Menschen genannt. Das Sterben findet unter einer stärkeren Einbindung statt. Die kleinen Wohngruppen machen ein Miterleben wahrscheinlicher.

e) **Das Seniorenzentrum im Quartier** (5. Generation, 2010er bis heute)
Hier leben Kunden, die eng mit dem Stadtteil (Quartier) verwurzelt sind. Es findet weiterhin eine rege Durchmischung mit den früheren Nachbarn und den im Quartier stattfindenden Angeboten statt. Ist dem Quartier die Palliativversorgung zu eigen, wird dieses auch in der Pflegeeinrichtung so sein. Hier sehen wir eher die Zusammenarbeit mit der örtlichen Hospizbewegung, die ihre Begleitung auch in der Pflegeeinrichtung fortführt.

f) **Spezielle Ausrichtungen** (1990er bis heute)
Immer häufiger werden Senioreneinrichtungen entworfen, die einen speziellen Schwerpunkt repräsentieren. Insbesondere im Bereich der Demenz gibt es eine Vielzahl von Wohnformen (z. B. Die Pflegeoase). Aber auch andere Teilgruppen der Gesellschaft, wie z. B. Migranten (Multi-Kulti-Pflegeheim) oder Homosexuelle (Pflegayheim) haben eigene Einrichtungen.

Das Angebot der Palliativversorgung und der Umgang mit dem Tod ist in den einzelnen Einrichtungen der stationären Altenarbeit sehr unterschiedlich. Mittlerweile erkennen immer mehr Einrichtungen, dass potenzielle Kunden (in dem Fall sind die Angehörigen gemeint, da sie in der Regel den Pflegeheimplatz auswählen) Wert legen auf eine angemessene Palliativversorgung und Sterbebegleitung. Nichtsdestotrotz kann man in vielen Einrichtungen noch die Einschätzung gewinnen, dass das Sterben dort ein unzeitgemäßes Ereignis ist. Mitunter wird dann auch mit viel Aufwand versucht, den Tod und das Sterben soweit zu „vertuschen", dass es kein Mitbewohner, Angehöriger und Besucher mitbekommt.

Ein Schüler berichtet aus seinem Praxiseinsatz:

„Ich habe mein Praktikum im Rahmen der Altenpflegeausbildung in einer Einrichtung am Niederrhein absolviert. Es war mein erster Einsatz in der stationären Pflege. Als dort ein Bewohner verstorben war, fuhr der Bestatter an den Hintereingang. Er holte sich an der Pforte den Generalschlüssel für den Aufzug. Damit konnte er den Aufzug komplett für sich blockieren. Bevor er mit einer Sackkarre auf 2 Rädern auf den Wohnbereich kam, mussten wir Mitarbeiter alle mobilen Bewohner in die Zimmer bringen. Die immobilen Bewohner auf ihren Stühlen wurden einfach umgedreht, so dass sie vor die Wand schauen mussten. Erst als der Bestatter den Leichnam mithilfe der Sackkarre aus dem Wohnbereich geschafft hatte, wurden die Bewohner auf ihren Stühlen umgedreht bzw. wieder aus den Zimmern geholt. Es gab keine Mitteilung und keine öffentliche Verabschiedung. Spätestens in 24 Stunden hatte sich das Ereignis im kompletten Wohnbereich herumgesprochen. Die Bewohner nahmen es teilweise

mit Galgenhumor, wenn sie sich im Speisesaal miteinander unterhielten: «Na, hast du auch wieder vor die Wand geschaut? Wieder einer weniger!» "

für den Unterricht   Level 2

Diskutieren Sie die Erfahrung des Schülers. Was mag die Mitarbeiter dieser Einrichtung bewogen haben, auf diese Weise mit dem Tod zu verfahren?

Zu Hause sterben als Idealvorstellung

Folgende Szene beschreibt die bekannte Sterbeforscherin Elisabeth Kübler-Ross in ihrem Klassiker „Interviews mit Sterbenden":

„Ich erinnere mich an den Tod eines Bauern in meiner Kindheit. Er fiel vom Baum und wurde tödlich verletzt. Seine einzige Bitte, daheim sterben zu dürfen, erfüllte man sofort. Nacheinander rief er jede Tochter ans Bett, um ein paar Minuten mit ihr allein zu sprechen. Trotz großer Schmerzen ordnete er ruhig seine Angelegenheiten und verfügte über das Hab und Gut, das zu Lebzeiten seiner Witwe nicht aufgeteilt werden sollte; er bat jedes Kind, die Arbeiten und Pflichten auf sich zu nehmen, die er bis zu seinem Unfall selbst geleistet hatte. Seine Freunde wurden gebeten, ihn noch einmal zu besuchen, und obwohl ich damals noch klein war, nahm er mich und meine Geschwister von diesem Abschiedsbesuch nicht aus. Wir durften an den Vorbereitungen der Familie und an ihrer Trauer teilnehmen. Als der Bauer gestorben war, blieb er bis zur Beerdigung in dem Haus, das er selbst gebaut und sehr geliebt hatte, blieb unter Freunden und Nachbarn."
                                                                     (Kübler-Ross 1987, 11)

Wie weiter oben schon beschrieben, wünschen sich bei repräsentativen Befragungen die meisten Menschen zu Hause sterben zu dürfen. Dabei wird das häusliche Sterben sehr idealisiert. Nur wenige Menschen machen sich deutlich, dass eine Palliativversorgung im häuslichen Umfeld gut geplant und organisiert werden muss. Insbesondere ist vielen Betroffenen nicht klar, welche unterstützenden und begleitenden Angebote ihnen zur Verfügung stehen, und ob diese ihnen auch zustehen. Sicherlich ist das Beispiel von Kübler-Ross sehr idealtypisch und mit heutigen Wohn- und Familienverhältnissen nicht vergleichbar. Heutzutage existieren eher sogenannte Kernfamilien (Vater, Mutter und 1 – 2 Kinder). Es bestehen nur wenige Seitenlinien (Tanten, Onkel, Cousinen etc.). Dafür leben aber mehrere Generationen gleichzeitig. Das führt dazu, dass rechnerisch ca. alle 15 Jahre ein Todesfall in der Familie miterlebt werden „kann".

Neben dieser Entwicklung muss auch hervorgehoben werden, dass die Zahl an Singlehaushalten insbesondere in Ballungsgebieten zunimmt, vor allem bei den alten und hochaltrigen Menschen. Hier steht im Bedarfsfall kein Familienpflegepotenzial zur Verfügung, das dann gegebenenfalls auch Sterbebegleitung und Palliativversorgung durchführen könnte.

Erschwerte Rahmenbedingungen der häuslichen Pflege

Die häusliche Pflegesituation ist durch verschiedene Rahmenbedingungen geprägt, die hier nur beispielhaft genannt werden sollen:

- Häufig kommen Angehörige unvorbereitet in die Pflegerolle, das bedeutet, dass die häusliche Pflegesituation nicht geplant und abgestimmt ist.
- Nicht selten pflegt „das schwarze Schaf" in der Familie.
- Die häusliche Pflegesituation führt zu einer Isolation des Pflegenden und des Gepflegten.
- Es pflegen eher Frauen (Töchter, Schwiegertöchter, Ehefrauen und Lebensgefährtinnen).
- Begleitende Leistungen, wie Nachtpflege, Tagespflege, Verhinderungspflege oder Kurzzeitpflege, sind meist nicht bekannt.
- Auch kennen nur wenige Menschen die Möglichkeit der ambulanten Hospizbewegung, die eine Begleitung im häuslichen Umfeld anbietet.
- Das Pflegeversicherungsgesetz (SGB XI) und das Krankenkassengesetz (SGB V) sehen kaum Leistungen der Palliativversorgung (z.B. SAPV im SGB V, § 37b) oder Sterbebegleitung vor.
- Es gibt nur wenige Leistungen für pflegende Angehörige, die meistens außerhalb, also nicht in der Wohnung des pflegenden Angehörigen, angeboten werden.
- Angehörige wissen nur wenig über bestimmte Krankheitsbilder (z.B. Demenz) und können somit nicht adäquat auf den Erkrankten eingehen.
- Die Hälfte der häuslichen Pflegesituationen dauert zwischen 3 und 10 Jahren.
- Die pflegenden Frauen sind im Durchschnitt ca. 55 Jahre alt, die pflegenden Ehefrauen sogar 75 Jahre alt.
- Häusliche Pflege gelingt meist nur dann, wenn es pflegende Töchter gibt, die diese schwierige Aufgabe übernehmen können (vgl. Borasio 2011, 30 f.).
- Viele der pflegenden Angehörigen sind in ständiger Sorge um die eigene Gesundheit, denn was soll mit dem zu Pflegenden geschehen, wenn man selber nicht mehr pflegen kann.

Die hier nur bruchstückhaft angedeuteten Bedingungen im häuslichen Bereich zeigen auf, dass häusliche Pflege eine „knallharte Aufgabe" für pflegende Angehörige ist. Sterbebegleitung und Palliativversorgung sind unter diesen erschwerten Bedingungen nur unzureichend möglich.

Da nun viele Angehörige über Schuldgefühle, Mitleid, Versprechen und Pflichtbewusstsein an den zu Pflegenden gebunden sind, wird die Inanspruchnahme einer stationären Pflegeeinrichtung erst einmal abgelehnt. So traurig das klingen mag, aber „Erlösung" bringt hier nur der Tod des zu Pflegenden – was sich der Angehörige aber nicht wünschen „darf".

Im Modulkatalog des Pflegeversicherungsgesetzes kommen Palliativversorgung und Sterbebegleitung nicht vor. Ambulante Pflegedienste können daher Sterbebegleitung und Palliativversorgung nicht mit der Pflegekasse abrechnen. Über das SGB V wird zwar eine Spezialisierte Ambulante PalliativVersorgung (SAPV) allen gesetzlich Versicherten finanziert, dafür muss es aber erst einmal entsprechende Anbieter dieser Leistung (z.B. Palliative Care Teams) vor Ort geben (mehr zu SAPV in Kapitel 13).

Hospizarbeit und Hospizbewegung

Die moderne Hospizbewegung hat sich Ende der 1960er-Jahre in England begründet. Sie ist in ihrem Entstehen eng mit Cicely Saunders verbunden, die sich über Jahrzehnte für diese Versorgungsform stark gemacht hat. Nach Deutschland ist die Hospizbewegung erst spät gelangt, da sie zu Beginn sehr unkritisch „abgebügelt" wurde. Dabei hatte man sich mit den Inhalten und Prinzipien nicht wirklich auseinandergesetzt. Das erste Hospiz entstand in Aachen 1986. Mittlerweile können wir in Deutschland auf fast 170 stationäre Hospize blicken.

Ambulant, stationär und teil-stationär

Dadurch, dass die Hospizidee häufig mit den stationären Hospizen gleichgesetzt wird, werden die ambulanten Hospizinitiativen, von denen es weit über 1000 in Deutschland gibt, leicht übersehen. Sie sind eine wichtige Stütze für eine Sterbebegleitung zu Hause. Eine zusätzliche Form der Hospizarbeit sind die sogenannten Tageshospize. Hier können Menschen in der Palliativversorgung stundenweise am Leben im Hospiz teilnehmen. Neben diesen direkten Aufgaben im Rahmen der Sterbebegleitung, leisten Hospizinitiativen und stationäre Hospize einen wichtigen Beitrag für die Öffentlichkeitsarbeit.

Der Hospizbewegung ist es wichtig, ihren bürgerschaftlichen Anspruch zu betonen. Das bedeutet, dass Hospizarbeit eher eine Bewegung von „unten", quasi aus dem Volk heraus darstellt. Daher wird die eigentliche Hospizarbeit von Tausenden von ehrenamtlichen Helfern geleistet und getragen.

für den Unterricht   Level 2

Nehmen Sie Kontakt auf zur örtlichen Hospizinitiative. Erfragen Sie dort, wie die ehrenamtlichen Mitarbeiter vorbereitet werden. Erheben Sie auch das „Leistungsangebot". Überlegen Sie nun, wie das Angebot der Hospizinitiative in Ihre Einrichtung, in der Sie arbeiten, einbezogen werden könnte.

Eine zweite Entwicklungslinie der ursprünglichen Hospizarbeit finden wir in Palliative Care und Palliativmedizin. Hier hat der Hospizgedanke erstmalig in Universitätskliniken in Kanada „eingeschlagen". Daher bezeichnen Palliative Care und Palliativmedizin eher einen akademischen Weg, dem Sterbenden und seinen Angehörigen Linderung zu verschaffen. Der Begriff Palliative Care stammt dabei vom kanadischen Arzt Balfour Mount. Mehr zum Hospizkonzept und zu Palliative Care erfahren Sie im Kapitel 8 auf Seite 109.

Sterben in Wohnstätten für Menschen mit geistiger Behinderung

Nach den Gräueltaten der Nazis an Menschen mit Behinderung im sogenannten 3. Reich kommen erstmals Menschen mit Behinderung in Deutschland in ein Alter, in dem sie klassische Alterserkrankungen ausbilden, z. B. Demenz, und auch an den natürlichen Folgen des Alters sterben werden.

Zurzeit können aber nur wenige Wohnstätten ein eigenes Konzept zur Palliativversorgung und Sterbebegleitung für ihre Bewohner und deren Angehörige vorweisen. Das eigentliche Sterben findet dann im Krankenhaus statt. Dadurch wird allerdings für viele Bewohner einer Behindertenwohnstätte das Krankenhaus zum Ort „ohne Wiederkehr". Dass Menschen mit Behinderung sich sehr wohl über ihr eigenes Sterben Gedanken machen können, wird im Kapitel 5 (siehe Seite 73 f.) thematisiert.

Zurzeit sind die meisten Wohnstätten damit beschäftigt zu überlegen:
- Was tun wir mit unseren Bewohnern, die nun als Rentner nicht mehr in die Werkstätten gehen?
- Wie bereiten wir uns auf die Zunahme an Bewohnern mit geistiger Behinderung und Demenz vor?
- Wie werden wir den größer werdenden pflegerischen Aufgaben gerecht?
- Muss der Bewohner, wenn er denn gesteigert pflegebedürftig wird, in ein Pflegeheim umziehen? (Und sind die Mitarbeiter der stationären Altenpflege darauf vorbereitet?)

Palliative Care als neue Herausforderung für Wohnstätten für Menschen mit Behinderung
Sterbebegleitung und Palliativversorgung stehen als Themen erst einmal in der „2. Reihe". Die Dringlichkeit für diese konzeptionelle Neuausrichtung scheint noch nicht so groß zu sein. Nichtsdestotrotz gibt es erste interessante Projekte, die erfolgreich Palliative Care und Palliativmedizin implementiert haben. Die große Fragestellung hierzu lautet wie folgt:
- Was wissen Menschen mit geistiger Behinderung über die Themen Sterben und Tod?
- Inwieweit dürfen Mitarbeiter der Wohnstätten die Themen ihrerseits ansprechen?
- Sind Mitarbeiter der Wohnstätten darauf vorbereitet, mit ihren Bewohnern darüber zu sprechen?
- Wie können Mitarbeiter auf eine gute Palliativversorgung vorbereitet und geschult werden, da auch hier die entsprechenden Ausbildungen nicht auf dieses weite Feld angemessen vorbereiten?
- Wie können Angehörige der Bewohner der Wohnstätten angemessen mit in die Palliativversorgung und Sterbebegleitung einbezogen werden?
- Begreift sich eine Wohnstätte für Menschen mit geistiger Behinderung auch als Ort zum Sterben?
- Ist die Hospizbewegung als Kooperationspartner der Wohnstätten auf Menschen mit geistiger Behinderung vorbereitet?

Die große Herausforderung für Wohnstätten für Menschen mit Behinderung ist die Integration eines Palliativkonzepts in die schon bestehenden Konzepte, wie Inklusion (Einbeziehung) und Konzepte mit Förderansatz. Hier müssen Teams lernen zu erkennen, was schon im Vorwort thematisiert wurde, nämlich: Wie viel „palliativ" darf es sein und wann reduzieren wir entsprechend das Förderprogramm? Hier zeigt sich eine gute Palliativversorgung in zeitnahen „Aushandlungsprozessen" im Team mit dem Hausarzt und mit den Angehörigen.

Diskutieren Sie im Unterricht folgende Fragen:

- Können Wohnstätten für Menschen mit geistiger Behinderung auch Orte zum Sterben sein?
- Was müsste sich dahingehend nach Ihrer Meinung ändern?
- Wie könnte diese Veränderung vorgenommen werden?
- Wie könnten Sie Bewohner auf dieses neue Selbstverständnis vorbereiten?
- Welche Schwierigkeiten erwarten Sie für das Team?
- Werden Sie an der Fachschule hierzu ausreichend vorbereitet?
- Was beinhaltet das Curriculum, nach dem Sie ausgebildet werden, zu den Themen Palliativversorgung und Sterbebegleitung?

Liegt es nun in Ihrer Absicht, ein Palliativkonzept in Ihrer Einrichtung zu implementieren, macht es zuvor Sinn, den aktuellen Ist-Stand hierzu zu erheben. Nutzen Sie den hier aufgeführten Fragebogen für eine Ist-Stand-Erhebung (Level 3).

Ist-Stand-Erhebung der Palliativversorgung in einer Wohnstätte für Menschen mit geistiger oder (Mehrfach-)Behinderung (Level 3)

Kommunikation über Sterben und Tod

1. Sprechen Sie regelmäßig im Team über das mögliche Sterben Ihrer Bewohner?

   ☐ Ja   ☐ Nein   ☐ Weiß nicht

   Sonstiges: _____

2. Sprechen Sie bei Neueinzügen mit den neuen Bewohnern und deren Angehörigen auch über das Sterben?

   ☐ Ja   ☐ Nein   ☐ Weiß nicht

   Sonstiges: _____

3. Arbeiten Sie mit palliativer Fallarbeit?

   ☐ Ja   ☐ Nein   ☐ Weiß nicht

   Sonstiges: _____

---

4. Arbeiten Sie mit ethischer Fallarbeit?

☐ Ja ☐ Nein ☐ Weiß nicht

Sonstiges: _____

5. Wird den anderen Mitbewohnern mitgeteilt, wenn ein Bewohner im Sterben liegt?

☐ Ja ☐ Nein ☐ Weiß nicht

Sonstiges: _____

6. Erfassen Sie bei Heimeinzug die Wünsche zur Sterbebegleitung der neuen Bewohner und ihrer Angehörigen?

☐ Ja ☐ Nein ☐ Weiß nicht

Sonstiges: _____

Symptomkontrolle

1. Erheben Sie regelmäßig den Schmerzzustand Ihrer Bewohner?

☐ Ja ☐ Nein ☐ Weiß nicht

Sonstiges: _____

2. Mit welchem Instrument erheben Sie den Schmerz bei Bewohnern, die sich nicht verbal mitteilen können?

Name des Instruments: _____ ☐ Weiß nicht

3. Haben Sie ausformulierte Handreichungen/Standards/Verfahrensweisen zu:

Luftnot:

☐ Ja ☐ Nein ☐ Weiß nicht

Sonstiges: _____

Todesrasseln:

☐ Ja ☐ Nein ☐ Weiß nicht

Sonstiges: _____

Übelkeit/Erbrechen:

☐ Ja ☐ Nein ☐ Weiß nicht

Sonstiges: _____

Ablehnen von Essen und Trinken:

☐ Ja ☐ Nein ☐ Weiß nicht

Sonstiges: _____

Verwirrtheit:

☐ Ja ☐ Nein ☐ Weiß nicht

Sonstiges: _____

Obstipation:

☐ Ja ☐ Nein ☐ Weiß nicht

Sonstiges: _____

Abschiedskultur

1. Haben Sie einen Standard für die Verabschiedung eines verstorbenen Bewohners?

   ☐ Ja ☐ Nein ☐ Weiß nicht

   Sonstiges: _____

2. Haben Sie ein gemeinsames Ritual für Bewohner, Mitarbeiter und Angehörige für die Verabschiedung eines Verstorbenen?

   ☐ Ja ☐ Nein ☐ Weiß nicht

   Sonstiges: _____

3. Gibt es eine Todesanzeige, Gedenkbuch oder andere öffentliche Aushänge, die dem Gedenken an den Verstorbenen dienen?

   ☐ Ja ☐ Nein ☐ Weiß nicht

   Sonstiges: _____

Vernetzung

1. Arbeiten Sie regelmäßig mit einem Palliativmediziner zusammen?

   ☐ Ja ☐ Nein ☐ Weiß nicht

   Sonstiges: _____

2. Arbeiten Sie fest mit der Hospizbewegung zusammen?

   ☐ Ja ☐ Nein ☐ Weiß nicht

   Sonstiges: _____

3. Sind Sie Mitglied im Palliativnetzwerk?

   ☐ Ja ☐ Nein ☐ Weiß nicht

   Sonstiges: _____

4. Arbeiten Sie fest mit einem Seelsorger zusammen?

   ☐ Ja ☐ Nein ☐ Weiß nicht

   Sonstiges: _____

Sterben, Tod und Trauer als Ausbildungsthema

1. Waren die Themen Sterben, Tod und Trauer Inhalt Ihrer Ausbildung?

   ☐ Ja ☐ Nein ☐ Weiß nicht

   Sonstiges: _____

   (z. B.: 1x oberflächlich, rechtliche Grundlagen, Elementararbeitsbereich)

2. Haben Sie schon einmal eine oder mehrere Fortbildungen zu den Themen besucht?

   ☐ Ja ☐ Nein ☐ Weiß nicht

   Sonstiges: _____

3. Welche Themen interessieren Sie insbesondere bezogen auf Palliativversorgung, Sterbebegleitung und den Umgang mit dem Tod?

   _____

   _____

Teilen Sie den Fragebogen an alle Ihre Mitarbeiter, die teilnehmen möchten, aus. Lassen Sie diesen anonym ausfüllen. Auf diese Weise erhalten Sie offene und ehrliche Antworten. Werten Sie nun die ausgefüllten Bögen aus, indem Sie die Häufigkeit der einzelnen Antworten aufzeigen. Jetzt erkennen Sie die Stärken, aber auch die Baustellen Ihrer bisherigen Palliativversorgung.

Kapitel 3

Hilfen und Unterstützungen für professionelle Helfer

LF 1.3.11, LF 4.3, LF 4.4

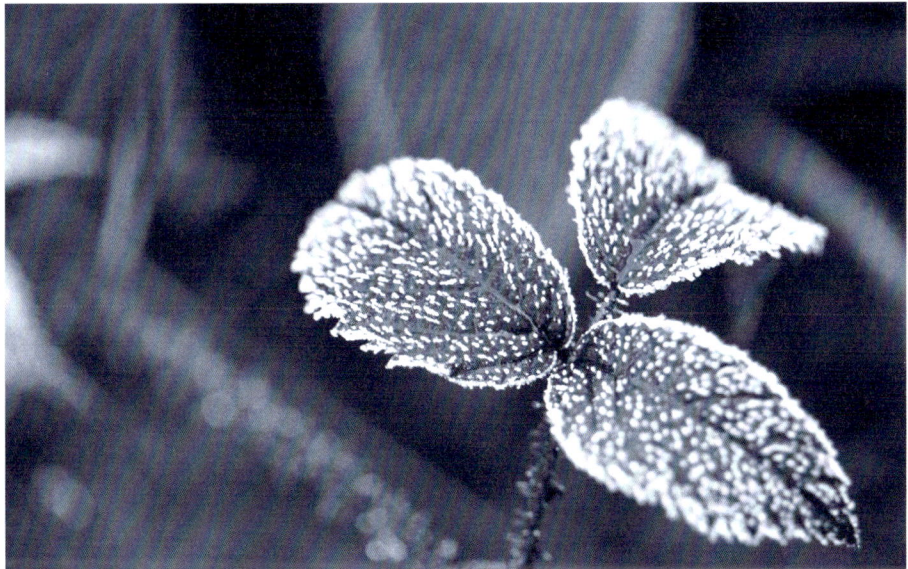

Palliative Care funktioniert dauerhaft nur, wenn entsprechende Entlastungen für Mitarbeiter angeboten werden. Sind Mitarbeiter entlastet, verbleiben sie länger im Job. Das belegt der folgende Zusammenhang. Im Vergleich der einzelnen Organisationen, wie Krankenhaus, Pflegeheim, ambulante Pflege und Hospiz, ist die Fluktuation (Ausscheiden von Mitarbeitern) im Hospiz besonders niedrig. Hierzu können verschiedene Ursachen aufgeführt werden:

- Mitarbeiter im Hospiz haben sich bewusst für das Aufgabenfeld der Sterbebegleitung entschieden.
- Im Hospiz gibt es eine ausgeprägte Gesprächskultur im Team.
- Mitarbeiter im Hospiz gehen achtsam mit ihren Kollegen um.
- Es gibt im Hospiz entsprechende Angebote zur Entlastung der Mitarbeiter, wie z. B. Supervision, Kollegiale Beratung, regelmäßige Teambesprechungen, regelmäßige Fortbildungen.

Wie viel Tod verträgt ein Team?

Bezogen auf das Jahr 2010 haben Arbeitnehmer in Deutschland 53 Millionen Krankentage wegen psychischer Belastungen am Arbeitsplatz genommen. Im Vergleich ist das eine Steigerung von 80% in den letzten 15 Jahren. Aus diesen Zahlen hat Bundesarbeitsministerin Ursula von der Leyen dem Thema Burn-out eine besondere Dringlichkeit beigemessen. Hierzu hat Sie für 2012 besondere Anstrengungen versprochen, das Thema mehr ins Bewusstsein der Gesellschaft zu rufen. Zudem hat sie versprochen Arbeitgeber, Gewerkschaften und Sozialversicherungsträger an einen Tisch zu bringen. Sie hat ebenfalls unter Burn-out gelitten, als sie noch als Ärztin tätig und junge Mutter war.

Mitarbeiter der Pflege leiden besonders

Schon seit den 1990er-Jahren wird beobachtet, dass insbesondere die Mitarbeiter der Pflege besonders stark psychisch belastet sind. Hier haben bereits die Pflegewissenschaftler Becker und Meifort herausgefunden, dass die durchschnittliche Verweildauer im Pflegeberuf ca. 5 Jahre beträgt. Der eigentliche Ausstieg geschieht dann in Etappen. Erst wird vom stationären Bereich ein Wechsel in den ambulanten Bereich vorgenommen, bis dann der Ausstieg aus dem Berufsfeld vollendet wird. Hierbei sind vor allem die hohe Belastung durch gerontopsychiatrisch veränderte Pflegekunden und der häufige Umgang mit Sterben und Tod zu nennen.

Palliativversorgung ist Burn-out-Prophylaxe

Viele Einrichtungen, die nur ein Konzept zur Sterbebegleitung vorhalten, stellen ausschließlich den zu Pflegenden und seine Angehörigen in den Mittelpunkt. Ein gutes Konzept für die Palliativversorgung thematisiert aber immer auch die Entlastung der Mitarbeiter. Denn nur wenn Mitarbeiter ausgeglichen, belastungsfähig und selber wertgeschätzt werden, kann ein Palliativkonzept dauerhaft überleben.

Ausgebrannt – wie geht das?

Burn-out kann mit „ausgebrannt sein" ins Deutsche übersetzt werden. Definiert ist dieser Zustand mit einer ausgesprochen starken psychischen Erschöpfung, die zu einer geminderten Leistungsfähigkeit führt.

Der Begriff Burn-out erlebt zurzeit eine regelrechte Inflation. Medizinisch gesehen gibt es allerdings auch weitere Bezeichnungen, die sehr wohl in dieses Problemfeld passen. Im medizinischen Bereich spricht man weniger von Burn-out, als von dem Chronic Fatigue Syndrom, kurz: CFS. Betroffene sind durch starke Erschöpfung wie gelähmt, haben häufig Kopf-, Hals-, Gelenk- oder Muskelschmerzen, fühlen sich nach dem Schlafen nicht erholt. Nach Anstrengungen geht es ihnen noch schlechter und, sie können sich kaum konzentrieren und haben Gedächtnisausfälle. Nach epidemiologischen Studien beträgt die Neuerkrankungsrate 0,4 Prozent. In Deutschland leben schätzungsweise 300 000 Menschen damit, zwei Drittel sind Frauen. Meist erkranken sie im Alter von 30 bis 45 Jahren, und bloß ein Zehntel erholt sich wieder. Nicht selten leiden diese Menschen am Anfang des CFS auch an einem Tinnitus. Dieses ist ein dauerhaftes Geräusch, das den Betroffenen permanent terrorisiert. Hierbei ist eine

Behandlung durch den Arzt absolut notwendig, da das Problem sich bis zu einem Hörsturz mit dauerhaften Hörschäden entwickeln kann.

Das sind mögliche Ursachen für Burn-out

Zum einen kann ein Ungleichgewicht aus Ressourcen und Anforderungen zu einem Burn-out führen. Das bedeutet, dass dauerhaft die Anforderungen an die Möglichkeiten eines Mitarbeiters zu hoch sind. Der Betroffene opfert sich regelrecht auf für die gestellte Aufgabe. Kommen jetzt auch noch Schwierigkeiten und Streitigkeiten im Team hinzu, sieht der Betroffene keine Möglichkeiten mehr, seine Situation zu verändern, da er auch nicht auf Hilfe von außen hoffen kann. Insbesondere die Ausweglosigkeit aufgrund eigener fehlender Veränderungsmöglichkeiten lassen den Betroffenen resignieren. Er erlebt, dass er die Situation nicht aus eigenen Stücken verändern kann.

Sehen Sie Burn-out als ein Syndrom

Beim Burn-out kann man von einem Syndrom sprechen, da hier viele verschiedene Symptome zusammenkommen können. Dabei sind es vor allem unspezifische Symptome, die der Betroffene an sich beobachten kann:

- Sie empfinden keine Freude mehr an der eigenen Arbeit.
- Es fehlen Ihnen zudem positive Gefühle den zu Pflegenden gegenüber.
- Es fällt Ihnen schwer, Entscheidungen zu fällen.
- Sie müssen sich regelrecht zur Arbeit zwingen.
- Es häufen sich bei Ihnen psychosomatische Krankheiten, z. B. Spannungskopfschmerz.
- Ihr Alkoholkonsum nimmt immer weiter zu.

Die Erschöpfung beim Burn-out kann dabei sehr vielfältig sein. Sie können körperliche, geistige und emotionale Erschöpfungszustände unterscheiden.

Der richtige Umgang mit Trauer und Abschied kann Burn-out verhindern

Gewiss kennen Sie auch Zeiten, in denen viele Ihrer Patienten/Bewohner hintereinander versterben. Ihr Team kommt dann gar nicht mehr mit seiner eigenen Trauerarbeit hinterher. Insbesondere hierin findet sich ein wesentlicher Grund für einen Burn-out.

Wenn von einer gelebten Abschiedskultur gesprochen wird, sind meistens die Mitbewohner und die Angehörigen Ihrer Pflegekunden gemeint. Dass aber auch Mitarbeiter Trauerarbeit leisten müssen, um einen Burn-out zu vermeiden, muss immer wieder betont werden. Hierbei ist es wichtig, sich seiner eigenen Trauer bewusst zu werden und diese dann auch auszudrücken. Findet das nicht statt, wird die eigene Arbeit als sinnlos gesehen und die Kraftreserven werden zunehmend aufgebraucht.

Finden Sie Entspannung über Selbstbehandlung mit Yoga

Alternative Behandlungsmöglichkeiten finden auf dem Markt immer mehr Interessenten. Unabhängig von psychotherapeutischen Angeboten können Sie hier für sich verschiedene Maßnahmen und Verfahren austesten, ohne Nebenwirkungen befürchten zu müssen.

Das Bewusstsein für fernöstliche ganzheitliche Medizin verbreitet sich zunehmend in der Bevölkerung. Unzählige Publikationen füllen hierzu die Buchhandlungen. Selbst die klassische Schulmedizin bestätigt manchen Ansätzen eine Wirksamkeit, z. B. der Akupunktur. Nichtsdestotrotz können Sie quasi auch im Selbstversuch ausprobieren, was Ihnen am besten hilft.

Testen Sie Yoga für Ihre Entspannung

Schon einfache Atemübungen können Ihnen Entspannung verschaffen. Bei regelmäßiger Anwendung finden Sie dann immer schneller in den Zustand der Entspannung. Führen Sie die hier aufgeführte Atemübung einmal durch und erleben Sie ihre angenehme Wirkung.

für den Unterricht   Level 1, 2 und 3

Organisieren Sie sich 15 Minuten ungestörte Zeit. Setzen Sie sich bequem auf einen Stuhl und legen Sie Ihre Hände auf die Oberschenkel. Schließen Sie nun die Augen. Achten Sie genau auf Ihren Atem. Ein Atemvorgang besteht aus: Einatmen – Ausatmen – Atempause. Lassen Sie nun Ihren Atem ganz ruhig fließen.

Sprechen Sie im Geiste bei jedem Einatmen die Silbe „Ohh", beim Ausatmen „Ahh" und in der Atempause „Hum". Auf diese Weise entsteht die Folge: Ohh – Ahh – Hum. Sollten sich während der Übung immer wieder störende Gedanken einschleichen, schieben Sie diese sanft beiseite und denken Sie immer wieder an die Silbenfolge: Ohh – Ahh – Hum. Wichtig ist, dass Sie in einen Zustand des Nicht-Denkens gelangen.

Gelingt Ihnen diese Übung bis hierhin, können Sie beginnen, einzelne Extremitäten gezielt zu „beatmen". Das bedeutet, gedanklich atmen Sie z. B. in den linken Fuß. Weiterhin denken Sie die drei Silben: Ohh – Ahh – Hum.
Jetzt wechseln Sie zu dem rechten Fuß.

Anschließend „beatmen" Sie Ihre Hände, die Unter- und Oberarme und dann die Schultern. Erst auf der einen und dann auf der anderen Seite. Verweilen Sie noch einige Minuten in dieser entspannten Haltung und beenden Sie dann die Übung, indem Sie sich gründlich Räkeln.

Sollten Sie nicht sofort die gewünschte Entspannung finden, wiederholen Sie die Übung täglich.

Gehen Sie richtig um mit ausgebrannten Mitarbeitern

Unter unzureichenden Arbeitsbedingungen leiden alle Mitarbeiter eines Teams. Kommen nun noch private Probleme bei einzelnen Kollegen hinzu, kann es zu Erschöpfungssituationen und Burn-out kommen. Hier ist es wichtig, dass andere Kollegen ihre Hilfe anbieten.

Ein Burn-out kündigt sich schleichend an. Hier kann es sein, dass einer Ihrer Kollegen zunehmend ungehalten reagiert, sich zunehmend über Kleinigkeiten aufregt und zunehmend erschöpfter aussieht. Leider kommt es dann dazu, dass Betroffene den Eindruck haben, selbstständig aus dieser Situation nicht herauszukommen. Auf der anderen Seite traut sich der Kollege dann aber auch nicht um Hilfe zu bitten, denn schnell könnte der Eindruck im Raum stehen, er sei für die Arbeit nicht geeignet.

Verharmlosen Sie Burn-out nicht

Burn-out ist eine ernste Sache. Sollten Sie daher bei einem Ihrer Kollegen merken, dass dieser nicht mehr kann, sollten Sie unbedingt intervenieren. Wichtig ist auch, dass Sie Ihren Kollegen vor Sprüchen wie: „Stell dich nicht so an", „Das hat jeder einmal" oder „Da muss man durch" schützen. Zum einen verharmlosen diese Sprüche das eigentliche Problem, sie relativieren das Problem und suggerieren, dass das Problem sich schon wieder von allein auflösen wird.

Sprechen Sie einen Ihrer Kollegen auf seinen Erschöpfungszustand an, kann es sein, dass ihm das peinlich ist. Hier ist es absolut notwendig, einfühlsam vorzugehen.

Schaffen Sie ein Klima des Verständnisses

Besprechen Sie in Ihrem Team das Thema Burn-out. Machen Sie Ihren Kollegen deutlich, dass es potenziell jeden treffen kann. Zeigen Sie Ihren Mitarbeitern auf, wie wichtig ein Klima des Verständnisses für die Betroffenen ist. Setzen Sie sich im Team mit dem Berufsrisiko „Burn-out" auseinander und überlegen Sie, wie sie Verantwortung für den Kollegen übernehmen können. Entwickeln Sie im Team eine Achtsamkeit für den anderen, denn nur auf diesem Weg kann eine „Ich-Sorge" und „Du-Sorge" entstehen.

Kennen Sie Ihren Lebenssinn?

Sicherlich wundern Sie sich über so eine merkwürdige Frage. Aber da Sie ja nun nicht in einer Fischmehlfabrik arbeiten, haben Sie häufig mit den Themen „Leid, Lebensende, Schicksal, Trauer, Sterben und Tod" zu tun. Da kann es schon einmal Sinn machen, sich mit dem eigenen Leben und dessen Sinn zu beschäftigen.

Genau das hat der Psychologe Martin Fegg am Interdisziplinären Zentrum für Palliativmedizin, Klinikum der Universität München, getan. Ihn und seine Mitarbeiter hat interessiert, ob und wie sich der Lebenssinn von Palliativ- und onkologischen Patienten verändert, im Vergleich mit der nicht betroffenen Bevölkerung. Man kann die Frage auch anders formulieren: Ändert sich der Lebenssinn wesentlich, wenn ich in der Palliativversorgung bin oder krebserkrankt bin?

Überlegen Sie, was Ihnen aktuell Sinn gibt in Ihrem Leben. Was ist der „rote Faden" oder die „Leitlinie" in Ihrem Leben? Können Sie eine bestimmte Kraftquelle benennen?
Stellen Sie sich jetzt in einem zweiten Schritt vor, Sie wären unheilbar erkrankt und hätten nur noch wenige Monate zu leben. Würde sich Ihr „roter Faden" oder Ihre „Leitlinie" verändern?
Besprechen Sie Ihre Überlegungen mit einer Person Ihres Vertrauens.

Dieser Frage ist auch Martin Fegg nachgegangen. Er hat zuerst mit Studenten in Deutschland und Irland erhoben, was Sinn gibt in deren Leben. Hierzu hat er eine Methode entwickelt, mit der er den aktuellen Sinn dieser Menschen erheben kann: Shedule for meaning in Life Evaluation (kurz: SMiLE).

Wenn Sie jetzt meinen, Ihre sinnstiftenden Bereiche seien so einzigartig und exklusiv, dann schauen Sie doch einmal, was die meisten Menschen an sinngebenden Bereichen nennen:

- Familie
- Arbeit/Beruf
- Freizeit (z.B. Fußball, Hobbys etc.)
- Freunde/Bekannte
- Gesundheit
- Partnerschaft
- Finanzielle Sicherheit
- Haus/Garten
- Spiritualität/Religion
- Tiere/Natur
- Hedonismus („Party machen")
- Altruismus (z.B. sich ehrenamtlich zu engagieren)
- Seelisches Wohlbefinden

Bei der Auswertung der genannten Sinnbereiche und der aktuellen Zufriedenheit mit diesen Bereichen ergab sich folgendes Bild:

- Absinken der Zufriedenheit im Alter von 40 – 49 Jahren (Midlife crisis),
- Frauen sind zufriedener als Männer,
- hoher Schulabschluss macht zufriedener,
- höheres Einkommen korreliert mit mehr Zufriedenheit,
- Menschen in ländlichen Gebieten sind zufriedener als Menschen in Ballungsgebieten,
- Menschen aus dem Südwesten der BRD sind zufriedener als jene aus Ostdeutschland.

Diese eher allgemeinen Ergebnisse begründen jetzt noch nicht eine individuelle Aussage über den aktuellen Lebenssinn. Aber spannend ist schon zu erfahren, wie sich der Lebenssinn bei den Menschen verändert bzw. entwickelt, wenn diese wissen, dass sie bald sterben müssen:

- Klar kann gesagt werden, dass die Befragung mit SMiLE von keiner Gruppe als Belastung angesehen wurde.
- Auch gab es kaum Abweichungen in den einzelnen Gruppen bezüglich der genannten Kategorien.
- Lebenssinn bei Krebs- und Palliativpatienten kann erhalten bleiben.
- Spiritualität wird bei Krebs- und Palliativpatienten häufiger genannt – Arbeit hingegen seltener.

Die Frage nach dem Sinn des Lebens bewegt viele Menschen. In den verschiedensten Lebenssituationen stellen sich Menschen diese Fragen. Dies können besondere Glücksmomente sein, aber auch leidvolle Erfahrungen.

Im Folgenden interessiert uns, was Ihrem Leben Sinn gibt. Darunter verstehen wir Bereiche, die einem wichtig sind, Halt geben und dem Leben Bedeutung verleihen.

Diese Bereiche sind für jede Person unterschiedlich, es gibt daher keine „richtigen" oder „falschen" Antworten. Bitte beantworten Sie die Fragen einfach so offen und ehrlich wie möglich. Beziehen Sie sich auf Ihre gegenwärtige Lebenssituation.

Bitte nennen Sie drei bis sieben Bereiche, die Ihrem Leben Sinn geben, unabhängig davon, wie zufrieden Sie momentan mit diesen Bereichen sind.
(Die Reihenfolge der Nennung spielt keine Rolle)

Bereich 1: _____

Bereich 2: _____

Bereich 3: _____

Bereich 4: _____

Bereich 5: _____

Bereich 6: _____

Bereich 7: _____

Bitte achten Sie bei den folgenden Antworten darauf, dass die Nummerierung der Bereiche mit der Reihenfolge auf der vorherigen Seite übereinstimmt. Bitte bewerten Sie jeden der von Ihnen genannten Bereiche! Beziehen Sie sich in Ihrer Einschätzung auf Ihre gegenwärtige Situation.

Bitte kreuzen Sie an, wie zufrieden bzw. unzufrieden Sie in den einzelnen Bereichen sind, d.h. wie sich der jeweilige Bereich positiv wie negativ auf Ihren Lebenssinn auswirkt.

Wie zufrieden Sind Sie mit …	sehr unzufrieden		weder noch			sehr zufrieden	
Bereich 1:	(-3)	(-2)	(-1)	(0)	(+1)	(+2)	(+3)
Bereich 2:	(-3)	(-2)	(-1)	(0)	(+1)	(+2)	(+3)
Bereich 3:	(-3)	(-2)	(-1)	(0)	(+1)	(+2)	(+3)
Bereich 4:	(-3)	(-2)	(-1)	(0)	(+1)	(+2)	(+3)
Bereich 5:	(-3)	(-2)	(-1)	(0)	(+1)	(+2)	(+3)
Bereich 6:	(-3)	(-2)	(-1)	(0)	(+1)	(+2)	(+3)
Bereich 7:	(-3)	(-2)	(-1)	(0)	(+1)	(+2)	(+3)

Bitte kreuzen Sie an, wie wichtig jeder einzelne Bereich für Ihren Lebenssinn insgesamt ist. Versuchen Sie, so deutlich wie möglich zwischen den Bereichen zu unterscheiden, indem Sie alle Ziffern erwägen.

Wie wichtig ist für Sie …	nicht wichtig		wichtig			sehr wichtig		äußerst wichtig
Bereich 1:	0	1	2	3	4	5	6	7
Bereich 2:	0	1	2	3	4	5	6	7
Bereich 3:	0	1	2	3	4	5	6	7
Bereich 4:	0	1	2	3	4	5	6	7
Bereich 5:	0	1	2	3	4	5	6	7
Bereich 6:	0	1	2	3	4	5	6	7
Bereich 7:	0	1	2	3	4	5	6	7

Quelle: http://www.psychologie-muenchen.de/downloads/SMiLE_Manual.pdf

Üben Sie den Umgang mit SMiLE

SMiLE kann in unterschiedlichen Bereichen der Palliativversorgung eingesetzt werden. Sie können es

- für die eigene Reflexion der aktuellen Situation einsetzen,
- Sie können es bei Ihren Patienten bzw. Bewohnern einsetzen und
- es eignet sich hervorragend bei der Angehörigenarbeit.

Am besten, Sie testen es erst einmal selbst. Füllen Sie für sich den SMiLE-Bogen aus und besprechen Sie Ihre Antworten und Angaben mit einer Person Ihres Vertrauens (Level 2). Sie werden schnell merken, dass ein sehr intensives Gespräch zustande kommt. Dabei entscheiden Sie selbst, wie viel Sie Ihrem Gegenüber mitteilen möchten.

Tipp: Sie können Ihre Angaben auch direkt in eine Maske bei Martin Fegg eingeben und nach wenigen Minuten erhalten Sie eine Auswertung von ihm über Ihren aktuellen Lebenssinn. Gehen Sie hierzu über eine Suchmaschine im Internet auf die Seite: http://www.psychologie-muenchen.de/lebenssinn.html und dann weiter über den Link: ONLINETEST ZUM LEBENS-SINN. Jetzt folgen Sie einfach den Anweisungen – fertig.

Kapitel 4

Warum sterben wir?

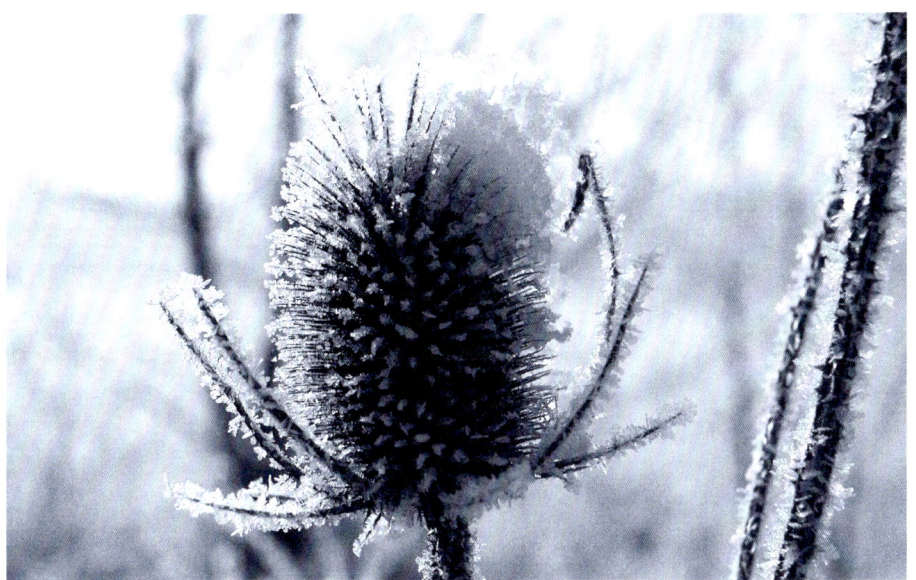

Dem Philosophen Sartre wird folgender Sachverhalt nachgesagt:

Er findet es höchst unsinnig, dass man vor dem Leben tot war und danach wieder tot ist. Dazwischen mühen wir uns fürchterlich ab auf diesem Erdenball. Der Tod ist eigentlich irrational – Ich protestiere!

Haben Sie sich nicht auch schon einmal gefragt, was das hier alles soll? Und dann auch noch Sterben, welchen Sinn soll das haben? Sammeln Sie doch einfach mal im Team oder in Ihrer Klasse Meinungen/Ansichten/Erwartungen Ihrer Kollegen, wie sie über diese Fragen denken (Level 2). Schnell werden Sie merken, dass entweder peinliches Schweigen sich breit macht, denn darüber spricht man hier nicht öffentlich, oder es entwickelt sich eine hitzige Debatte. Dabei gibt es eigentlich nichts zu debattieren – denn es fehlt uns schlicht und einfach der

„empirische" Zugang (Erfahrbarkeit). Denn die, die gestorben sind können nicht mehr befragt werden, da sie tot sind und bleiben, oder die, die man wieder reanimiert hat, waren noch nicht so richtig tot. Hier spricht man dann von sogenannten „Nahtoderfahrungen".

Warum wir sterben ist gar nicht so einfach zu erklären. Es gibt verschiedene Möglichkeiten der Begründung:

1. Weil es ansonsten hier auf der Erde zu voll werden würde.
2. Das Leben auf der Erde ist nur die Vorbereitung auf das, was danach kommt. Hierzu habe ich letztens einen netten Spruch gelesen: *Was die Raupe das Ende nennt, nennt der Rest: Schmetterling.*
3. Weil das Leben nicht auf Unendlichkeit eingestellt ist, und das Alter naturgemäß zum Tod der Zellen, Organe und des Gesamtorganismus führt.
4. Es gibt keine plausible Begründung, da es schon vollkommen irrational ist, dass aus unbelebter Materie Leben entstehen konnte. Eigentlich – mal ganz logisch betrachtet – dürfte es bezogen auf dieses Argument gar kein Leben geben. Aber wenn das Leben schon unlogisch ist, wieso soll dann das Sterben und der Tod einer Logik unterliegen?
5. Damit sich Leben weiterentwickeln kann. Denn mit dem Sterben wird Platz geschaffen für neues Leben, was sich dann besser anpassen kann an veränderte Bedingungen.
6. Weil es eben so ist (würde meine Oma sagen)!

Das vorliegende Buch ist nicht der Philosophie, nicht der Hermeneutik, nicht der Metaphysik aber auch nicht der Religionswissenschaft gewidmet. Daher möchte ich mich mit der Erklärung Nr. 3 auseinandersetzen.

Den natürlichen Tod gibt es nicht

Haben Sie gewusst, dass Sie offiziell nicht einen natürlichen Tod sterben können? Dann schauen Sie doch einmal in das ICD-10 (das ist die internationale Klassifizierung der Diagnosen). Sie werden hier nicht den natürlichen Tod finden. Die Schlussfolgerung daraus ist (so die medizinische Logik), Sie versterben immer an einer Krankheit. Ist das nicht durchgeknallt? „Der Tod aus Altersschwäche, wie es früher hieß, ist in der modernen Medizin gar nicht mehr vorgesehen" (Borasio 2011: 25).

Da nun aber Medizin häufig die Haltung vertritt, jede Krankheit irgendwann einmal behandeln zu können, wird somit die Hoffnung genährt, irgendwann sind wir unsterblich. Bis es so weit ist, können Sie sich in diversen amerikanischen Firmen einfrieren lassen. Dort sind Sie dann in guter Gesellschaft, denn auch Walt Disney liegt dort schon schockgefroren (das ist kein Witz – die meinen das wirklich ernst!).

Es gibt wirklich Wissenschaftler, die an einfachen Lebensformen erforscht haben, wie der Alterungsprozess gestoppt werden kann. Somit kann im Labor unendlich lang das Leben dieser einfachen Organismen verlängert werden. Übertragen wir diese Erkenntnisse auf andere Lebewesen, dann muss es zukünftig darum gehen zu verhindern, dass nach jeder Zellteilung die

Enden unserer Chromosomen (Telomere) immer kürzer werden, denn das führt dann schließlich irgendwann zum Zelltod. Findet dieses dann in Massen statt, geht also Gewebe zugrunde, und so können dann ganze Organe nicht mehr funktionieren…

Bei manchen Organen ist das nicht ganz so „schlimm" (z. B. Milz), bei anderen ist das tödlich (z. B. Herz).

Nach Borasio gibt es fünf physiologische Haupttodesarten (Borasio 2011: 17 ff.):

1. Der Herz-Kreislauf-Tod

Fragen Sie Passanten auf der Straße, werden Ihnen viele sagen, dass sie schnell und plötzlich sterben möchten. Quasi der Sekundentod im Schlaf. Diese Todesursache liegt aber nur bei den wenigsten Toten durch Herz-Kreislauf-Versagen vor. Die meisten sterben an einer progredient (zunehmend sich verschlechternden) verlaufenden Herzinsuffizienz. Insbesondere liegen hier die belastenden Symptome bei der Luftnot, bei Schmerzen und der ausgeprägten Abgeschlagenheit.

Die Herzinsuffizienz wird bedingt durch eine ungesunde (aber mitunter lustvolle) Lebensweise (z. B. durch Rauchen).

2. Der Lungentod

Er kündigt sich durch eine sehr belastende Atemnot mit starken Angstzuständen an. Beide Symptome verstärken sich gegenseitig und führen zu einem Teufelskreis: Atemnot macht Angst – Angst macht noch mehr Atemnot usw.

Der Tod tritt dann meist unter einer CO_2-Narkose ein, was bedeutet, die Betroffenen bekommen von ihrem Sterben nichts mit.

3. Der Lebertod

Die Funktion der Leber ist, das Blut zu entgiften. Kommt die Leber dieser Funktion nicht mehr nach, trüben wir ein, da wir in ein Leberkoma fallen. Zuvor kann es aber noch Verwirrtheits- und Unruhezustände geben.

4. Der Nierentod

Kommen die Nieren ihrer Funktion nicht mehr nach, „vergiftet" der Körper ebenfalls. Hier ist dann die Ionenkonzentration gestört, was hier bis zu Krampfanfällen oder gar bis zum Herzstillstand führen kann. Ähnlich wie bei dem Lebertod fallen die Betroffenen zuvor in ein finales Koma (ebd. 19).

5. Der Gehirntod

Hier unterscheidet Borasio zwei verschiedene Formen. Zum einen die Schädigung des Gehirns durch z. B. Schlaganfälle oder Hirnmetastasen. Der Druck im Gehirn steigt hierbei, sodass Hirnmasse gequetscht wird. Diese Todesursache führt rasch zu Bewusstlosigkeit und einem schnellen Tod. Die andere Gruppe sind Menschen mit Demenz oder anderen neurodegenerativen Erkrankungen, deren Hirn zunehmend die Informationen über elementare

Funktionen verliert. Da auch der Schluckreflex über kurz oder lang beeinträchtigt ist, ist die Aspirationspneumonie (Lungenentzündung durch Verschlucken) die häufigste Todesursache z. B. bei Menschen mit Demenz.

„Spielt" jetzt eines dieser Organe nicht mehr mit, müssen zwangsläufig die anderen Organe das Spiel des Lebens ebenfalls beenden – früher oder später. Heutzutage kann mit Organverpflanzung diese Zwangsläufigkeit umgangen bzw. um Jahre hinausgezögert werden. Doch mit Zunahme des Alters, altern auch die Organe, sodass es zu dieser Kaskade des Organversagens kommen wird.

Todesursachen im Spiegel der Zeit

Gehen wir in die Kindheit unserer Urgroßeltern zurück, werden wir ganz andere Todesursachen in der damaligen Gesellschaft vorfinden. Hier waren es vor allem die Infektionskrankheiten, die viele Menschen in allen Altersgruppen umbrachten.

Level 2

Recherchieren Sie im Internet den Begriff der „Galoppierenden Schwindsucht", die „Fallsucht" oder die „Schüttellähmung". Tragen Sie Ihre Ergebnisse zusammen. Versuchen Sie herauszubekommen, wie die damalige Behandlung aussah.

Zu dieser Zeit lag in manchen Bereichen die Kindersterblichkeit bei 50 %. Kinder, die in dieser Zeit noch nicht das 2. Lebensjahr erreicht hatten, wurden nicht als vollwertige Menschen angesehen. Das war eine reine Schutzreaktion für die Eltern, um diesen Verlust besser bewältigen zu können.

Neben den Infektionskrankheiten, die durch ein beengtes Zusammenleben gefördert wurden, rangierten Arbeitsunfälle mit tödlichem Ausgang ebenfalls ganz hoch in der Todesursachenskala. Die hier aufgeführten Todesursachen in früheren Gesellschaften führten meist zu einem schnellen Versterben. Zum einen gab es nur begrenzte Therapiemöglichkeiten, und viele Menschen konnten aufgrund von Armut sich keine „teure Medizin" leisten.

Rätsel: Welche Krankheit nannte man im Mittelalter „die Gnädige"? Und warum wurde sie so genannt? (Die Lösung finden Sie am Ende des Kapitels.)

Heutige Todesursachen führen eher zu einem langen Sterben. Ein Sterben über Wochen, Monate, ja, manchmal über Jahre, ist nicht selten. Hier sind es die chronisch progredient verlaufenden Herz-Kreislauf-Erkrankungen und der Krebs, welche die Haupttodesursachen ausmachen. Auch haben wir eine gewisse „Sicherheit" (keine Garantie!) im Alter zu versterben, da die Medizin, die Hygiene und die Ernährung sich wesentlich verbessert haben. Auch kann man der Bevölkerung ein ausgeprägtes Gesundheitsbewusstsein unterstellen. Insbesondere im Bereich der Prävention und Gesundheitsaufklärung hat es hier große Anstrengungen in den letzten Jahrzehnten gegeben.

Im Gegensatz zu früher spielen die Infektionskrankheiten heutzutage keine so große Rolle mehr. Auch Arbeits- oder Verkehrsunfälle und Suizide sind statistisch gesehen eher selten.

Neurologische Erkrankungen treten vermehrt in den palliativen Fokus

Im Zusammenhang mit der steigenden Lebenserwartung nehmen neurologische Erkrankungen zu. Da Palliative Care in den ersten Jahrzehnten sich fast nur mit den Tumorerkrankten beschäftigte, gibt es zurzeit noch wenig Literatur hierzu. Die größer werdende Gruppe von Patienten mit neurologischen Erkrankungen muss aber anders gesehen und behandelt werden, als die der Tumorpatienten. Gerhard stellt dazu fest:

> *„Die für Tumorpatienten entworfenen Prinzipien der Palliativbetreuung gehen davon aus, dass der Betroffene über seine Symptome sehr genau berichten und sie auf einer Symptomskala selbst einschätzen kann. Sie setzen außerdem in der Regel voraus, dass zusammen mit dem Betroffenen auf einer intellektuell mitunter anspruchsvollen sprachlichen Ebene seine psychosozialen und spirituellen Dimensionen bearbeitet werden können. Fortgeschritten neurologisch Erkrankte leiden häufig an kognitiven, sprachlichen und/oder neuropsychologischen Einschränkungen, die sie in ihrer Kommunikation verändern. Außerdem haben sie meist ein hohes Maß an körperlichen Einschränkungen, Lähmungen, Koordinations- und Sehstörungen, die in diesem Ausmaß bei Tumorpatienten allenfalls im Endstadium ihrer Erkrankung auftreten."*
> (Gerhard 2011: 13)

Und weiter führt Gerhard die häufigsten Symptome bei sterbenden Menschen mit neurologischen Erkrankungen auf (ebd.: 215):

- Somnolenz (55 %) (=Bewusstseinsstörung, Schläfrigkeit)
- Rasselatmung (45 %)
- Unruhe (43 %)
- Schmerzen (26 %)
- Atemnot (25 %)
- Übelkeit/Erbrechen (14 %)

Insbesondere die Gruppe der Menschen mit Demenz wird in den nächsten Jahren die Palliativversorgung vor große Aufgaben stellen, da ihre Zahl sich in den nächsten 30 Jahren verdoppeln wird.

Lösung des Rätsels: Im Mittelalter nannte man die Lungenentzündung (Pneumonie) „die Gnädige", da ein Versterben an einer Lungenentzündung schnell und im Vergleich zu anderen Todesursachen relativ sanft verläuft.

Kapitel 5

Die Bedürfnisse sterbender Menschen

(LF 1.3.4, LF 1.3.8, LF 1.3.10, LF 1.3.12, LF 2.1.2, LF 2.2, LF 2.3)

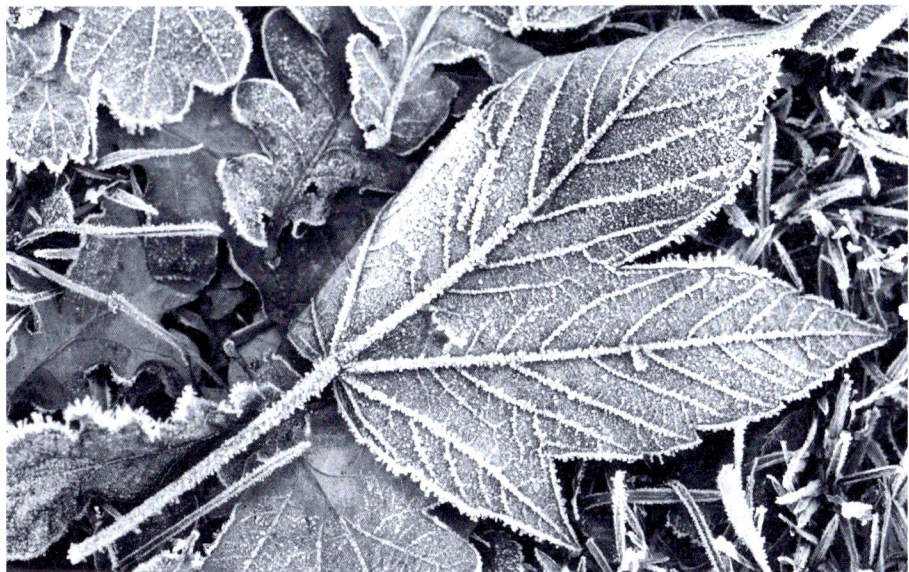

Woody Allen wird das folgende Zitat zugesprochen:

„Ich habe keine Angst vor dem Sterben – ich will nur nicht dabei sein!".

Bei Befragungen von Auszubildenden der Pflegeberufe und Fortbildungsteilnehmern, wie diese sich ihr Sterben wünschen, werden häufig die folgenden Antworten gegeben:
- Es soll schnell gehen.
- Ich will nicht lange leiden.
- Schmerzfrei.
- Es sollen nur vertraute Menschen dabei sein.
- Am liebsten zu Hause.

Lernbuch – Lebensende • Stephan Kostrzewa
© Vincentz Network GmbH & Co. KG Hannover 2013 • ISBN 978-3-86630-229-7

- Ich möchte keine traurigen Menschen sehen.
- Am liebsten im Schlaf.

Besonders die letzte Antwort kommt dem Zitat von Woody Allen schon recht nah. Oftmals wird eben keine direkte Auseinandersetzung mit dem Thema „Sterben" gewünscht. Es soll schnell gehen und keine Leiden verursachen.

- Aber was kann man nun über die Bedürfnisse sterbender Menschen aussagen?
- Was wünschen sich Sterbende für ihr Lebensende?
- Kann man überhaupt pauschale Aussagen machen zu den Bedürfnissen Sterbender?
- Wie können die Bedürfnisse Sterbender erhoben werden?

Level 2

Erheben Sie in Ihrem Kurs bzw. Ihrem Team die Bedürfnisse zum eigenen Sterben.
Nutzen Sie hierfür die nachfolgenden Fragen.

1. Was wünschen Sie sich für Ihr eigenes sterben?
2. Wo möchten Sie am liebsten sterben?
3. Wer soll dabei sein?
4. Wie stellen Sie sich die Atmosphäre dabei vor?
5. Was sollen die anwesenden Personen tun?
6. Mit wem könnten Sie Ihre Wünsche zum Sterben absprechen?
7. Wie könnten Sie Ihre Wünsche schriftlich festhalten?

Wenn Sie alle Fragen beantwortet haben, suchen Sie sich eine Person Ihres Vertrauens. Tauschen Sie sich nun über Ihre Antworten aus. Schauen Sie, wo Sie Ähnlichkeiten haben und wo Sie verschieden sind. Finden Sie Parallelen zu Ihrer Art, Ihr Leben zu leben?

So reanimieren Sie fleißig ein Sterbephasenmodell (E. Kübler-Ross)

In den 1960er- und 1970er-Jahren hat die schweizerische Ärztin Elisabeth Kübler-Ross sich mit der Frage beschäftigt, wie Menschen reagieren, die genau wissen, dass sie bald sterben werden. Zu diesem Zweck hat sie Patienten mit einer infausten (zum Tode führend – ungünstig) Prognose interviewt. Für die damalige Zeit war das Vorgehen revolutionär. Es hatte schon etwas Unmoralisches, einen sterbenden Menschen zu fragen, wie es ihm aktuell geht. Es kam einem Tabubruch gleich, mit einem Sterbenden solche Fragen zu besprechen.

Aus den Antworten der Interviewten hat Kübler-Ross ihr erstes Buch geschrieben: Interviews mit Sterbenden (1969). In dieser Arbeit finden Sie viele Interviewbeispiele, die das Buch zu einer kurzweiligen Lektüre machen.

Mithilfe der Daten aus den Interviews hat Kübler-Ross dann im Anschluss ein Phasenmodell entwickelt, das den typischen Sterbeverlauf aufzeigen soll. Dieses so genannte „5-Phasen-Modell" ist so bekannt geworden, dass es in keinem Pflegefachbuch fehlen darf.

5-Phasen-Modell nach Elisabeth Kübler-Ross (1969)

Phase 1: Nicht-wahr-haben-Wollen

Phase 2: Zorn, Wut, Auflehnung

Phase 3: Verhandeln

Phase 4: Depression

Phase 5: Zustimmung, Annahme des nahen Todes

Problematisch ist nur: Keine Folgeuntersuchung hat jemals dieses 5-Phasen-Modell bestätigen können.

Da es aber so herrlich „griffig" und übersichtlich ist, hält es sich eisern in der (Fach-)Literatur. Auf diese Weise wird ein Phantom-Modell, das es eigentlich gar nicht auf der Praxisebene gibt, fleißig „reanimiert".

Aber worin besteht das Problem?

1. Kübler-Ross hat methodisch unsauber gearbeitet. Sie hat die Daten selber erhoben, selber analysiert, selber interpretiert und selber aufgearbeitet. Wissenschaftlich korrekt sollte man sich dann spätestens bei der Aufarbeitung der Daten weitere Forschende hinzuziehen, damit die subjektive Sichtweise möglichst klein bleibt. Bei Kübler-Ross ist es wohl geschehen, dass sie Ergebnisse sehen wollte, die es so in der Erhebung nicht gab.
2. Ihre einzelnen Phasen belegt Kübler-Ross durch Interviewbeispiele (die der Leser in ihrem Buch nachlesen kann). Schon anhand einzelner dieser Beispiele kann man aber erkennen, dass hier ganz viel Interpretationsspielraum nötig ist, um das durch den Sterbenden geäußerte, einer bestimmten Phase zuordnen zu können.
3. Kübler-Ross zeigt mit Ihrem Phasen-Modell auf, dass die meisten Sterbenden mit großer Wahrscheinlichkeit alle fünf Phasen ihres Modells durchlaufen werden. Dieses kann dann auch in Brüchen und Sprüngen geschehen. Leider dokumentiert die Autorin an keinem einzigen ihrer Patienten diesen phasenhaften Verlauf durch alle fünf Phasen. Sie belegt die jeweilige Phase zwar mit konkreten Patientenbeispielen, aber diese Beispiele tauchen dann in den Beschreibungen späterer Phasen nicht mehr auf.
4. Obwohl Kübler-Ross einen Sterbeverlauf beschreibt, hat sie jeden sterbenden Patienten nur einmal interviewt. Daher hat sie eine Querschnittserhebung gemacht. Aus dieser lässt sich aber kein Verlauf ableiten. Das wäre so, als wenn Sie aus einem Stück Kuchen das Rezept zu seiner Herstellung ablesen könnten.

Schon in den 1970er-Jahren haben erste Anwender des Modells an Kübler-Ross Rückmeldung gegeben: „Entweder an dem Modell stimmt etwas nicht oder unsere Patienten sterben nicht richtig!". Leider wird das Phasen-Modell von Kübler-Ross immer noch fleißig in vielen Fachschulen für Pflegeberufe an Auszubildende vermittelt.

Nachdenkliches: Ach ja, haben Sie schon einmal gehört, dass in Pflegeheimen und Krankenhäusern immer drei Patienten/Bewohner versterben? Ja, wirklich, ganz sicher. Ein Freund, einer Bekannten meines Schwagers hatte einen Nachbarn, und der hat das genau so erlebt… (das zur Mythenbildung in der Pflege)

Literaturtipp
Rolf W. Brednic: Die Spinne in der Yucca-Palme. Sagenhafte Geschichten von heute. Hier zeigt Brednic auf, welche Funktion Mythen in der modernen Gesellschaft haben. Der Pflegesektor macht hier keine Ausnahme. Sammeln Sie doch einfach mal die Mythen und Legenden aus Ihrem Pflegeumfeld. Gerne dürfen Sie diese dann dem Autor zuschicken – der sammelt so etwas nämlich.

So erleben alte Menschen ihr Sterben
In den 1990er-Jahren hat der Gerontologe Andreas Kruse eine Untersuchung mit alten Menschen, die wussten, dass sie bald sterben werden, eine Längsschnittuntersuchung durchgeführt. Im Rahmen dieser Untersuchung sind die sterbenden alten Menschen (60 – 85 Jahre alt) zwischen drei und sechs Mal besucht und befragt worden. Aus dem Antwortverhalten der befragten Menschen hat Kruse fünf verschiedene Verarbeitungstypen, sogenannte Verlaufsformen, herausgearbeitet. Anhand dieser Verlaufsform kann nun aufgezeigt werden, wie Ihre alten Patienten bzw. Pflegeheimbewohner mit dem Wissen um den nahen Tod umgehen.

Fünf Verlaufsformen im Umgang mit dem Sterben bei alten Menschen (nach A. Kruse, Das letzte Lebensjahr, Kohlhammer, Stuttgart 2007, S. 114 ff.)

Verlaufsform 1
Die befragten Personen konnten das nahe Sterben gut akzeptieren. Sie haben aber gleichzeitig auch geschaut, welche Möglichkeiten sich noch ergeben in der verbleibenden Zeit.

Verlaufsform 2
Umso näher die befragten Personen an das Sterben kamen, desto verbitterter und resignierter wurden sie. Das restliche Leben wurde nur noch als Last empfunden und der nahe Tod bestimmte zunehmend das tägliche Erleben.

Verlaufsform 3
Diese Personengruppe linderte ihre Todesängste dadurch, dass sie sich noch einen verbliebenen Lebenssinn suchten. Hier überwog die Einstellung, mit Aufgaben das noch verbleibende Leben erfüllen zu können.

Verlaufsform 4

Das Verhalten dieser Personengruppe war dadurch gekennzeichnet, dass sie versuchten, mit Ablenken und Verdrängen das Sterben nicht ins Bewusstsein treten zu lassen.

Verlaufsform 5

Phasen von tiefer Depression zeichnete diese Personengruppe aus. Der nahe Tod wurde nicht akzeptiert, sondern eher hingenommen.

Schon an diesen Ergebnissen können Sie erkennen, dass das Sterben bei alten Menschen eine andere Dynamik annimmt, als es Kübler-Ross bei ihren Interviewten erhoben hat.

Level 2

Überlegen Sie, welche Verlaufsform zu Ihnen passen würde, wenn Sie erfahren würden, dass Sie eine Krankheit hätten mit infauster Prognose? Kennen Sie ähnliche Verhaltensweisen bei sich, die Sie in Krisensituationen gezeigt haben? Suchen Sie sich eine Person Ihres Vertrauens und besprechen Sie Ihre Überlegungen.

Neben den einzelnen Verlaufsformen hat Kruse in seiner Untersuchung auch noch Rahmenbedingungen formuliert, die das Sterben wesentlich beeinflussen können. Anhand eben dieser Rahmenbedingungen gilt es nun zu überlegen, wie Sie Ihren Patienten bzw. Bewohnern das Sterben erleichtern können.

Übersicht: Rahmenbedingungen, die den Sterbeprozess beeinflussen (nach A. Kruse)

Die soziale Integration

Im Sterben nicht isoliert zu sein, wünschen sich alte Menschen. Das soll bedeuten, dass der Soziale Tod nicht vor dem körperlichen Versterben stattfinden soll.

Aufgaben und Interessen zu haben

Alltäglichen Interessen und Aufgaben nachkommen zu können, kann die Auseinandersetzung mit dem nahen Sterben erleichtern. Hier haben Themen wie z. B. Fußball, Politik oder Klatsch die Funktion, dem Sterbenden Entlastung der Psyche zu verschaffen.

Schmerzfreiheit

Erst wenn Ihr zu Pflegender nicht mehr unter starken Symptomen leiden muss, kann er sich um die „inhaltlichen" Dinge des Sterbens kümmern. Insbesondere der Schmerz hindert viele Sterbende daran, sich mit sozialen und spirituellen Fragen auseinanderzusetzen.

Gute materielle Ressourcen und Wohnverhältnisse

Zu Hause zu sterben ist der Wunsch der meisten Menschen. Denn das eigene Zuhause ist gekennzeichnet durch Vertrautes, Sicherheit und Intimität. Hier gilt es nun ein entsprechendes Ambiente zu schaffen, dass diesen Ansprüchen genügt.

Eine positive Bewertung der Biografie

Steht ein positives Vorzeichen vor der Lebensbilanz, stirbt es sich leichter. Daher ist es wichtig, mit den neuen Bewohnern nicht nur eine Biografie anzulegen, sondern dabei behilflich zu sein, das gelebte Leben zu bilanzieren.

Level 2

Schauen Sie sich die Rahmenbedingungen aus der Kruse-Untersuchung an. Überlegen Sie nun mit Ihrem Team, wie Sie die aufgeführten Bedingungen für Ihre zu Pflegenden ganz praktisch umsetzen können.

Die Kruse-Untersuchung hat aber noch ein weiteres wesentliches Ergebnis zutage gebracht. Denn so, wie die befragten Personen bisher in ihrem Leben mit Krisen umgegangen sind, so gehen sie mit ihrem Sterben um. Das bedeutet, wir haben nur einen begrenzten Umfang an Krisenbewältigungsmechanismen. Diese rufen wir ab, wenn es schwierig wird. Genau diese Mechanismen müssen uns dann aber auch helfen, wenn es ans Sterben geht.

Überlegung: Wie war das denn mit den letzten Krisen in Ihrem Leben? Wie sind Sie durch die Krise gekommen?

Das wünschen sich Pflegeheimbewohner im Sterben

Ebenfalls in den 1990er-Jahren ist eine Befragung (Heller/Pleschberger) bei Pflegeheimbewohnern in Düsseldorf durchgeführt worden, in der sie gefragt wurden, was sie sich für das Sterben wünschen. Neben konkreten Wünschen und Bedürfnissen (siehe unten) hat die Befragung deutlich gemacht, dass Bewohner über das Thema „Sterben" sprechen können und wollen.

Übersicht: Bedürfnisse von Bewohnern für die Sterbebegleitung

Bewohner wünschen sich eine gute Symptomkontrolle. Insbesondere ein langes Leiden wird gefürchtet.

Familiäre und professionelle Kontakte sollen auf Abruf bereitstehen. Der Bewohner möchte selber entscheiden, wer ihn in der jeweiligen Situation unterstützen und begleiten soll.

Gutes Wohnen wird auch in dieser Befragung mit dem Wunsch nach Intimsphäre verbunden.

Eine gute soziale, pflegerische, medizinische und wenn gewünscht auch religiöse Betreuung wird von Ihren Bewohnern erwartet.

Wichtig ist es Ihren Bewohnern, dass sie im Sterben nicht von „irgendjemand" begleitet werden. Ganz klar ist hier der Wunsch geäußert, dass im Sterben vertraute Personen anwesend sein sollen.

Trotz des Sterbens möchte Ihr Bewohner die Regie behalten. Seine Bedürfnisse und sein z. B. im Voraus verfügter Wille sollen beachtet werden.

Die eigentliche Sterbebegleitung muss nicht unbedingt kontinuierlich erfolgen. Es geht nicht darum, eine 24-stündige Betreuung zu organisieren. Sterbende benötigen immer wieder auch Freiräume, in denen sie sich allein mit dem Sterben beschäftigen können.

Eine Folgeuntersuchung aus 2011 hat im Wesentlichen die hier aufgeführten Ergebnisse wieder bestätigt. So, dass wir für die Sterbebegleitung und Palliativversorgung alter Menschen auf die hier erhobenen Ergebnisse zurückgreifen können.

Level 2

Überlegen Sie, wie die Ergebnisse von Kruse und Heller/Pleschberger in die tägliche Praxis überführt werden könnten. Bilden Sie hierfür Gruppen zu 3 – 5 Personen, die sich mit den folgenden Fragen beschäftigen:

Gruppe 1: Wie kann für eine gute Symptomlinderung in einer Pflegeeinrichtung gesorgt werden? Wie kann der Expertenstandard „Schmerzmanagement in der Pflege" so umgesetzt werden, dass jeder Patient/Bewohner von ihm profitieren kann? Haben Sie den Eindruck, dass alle Ihre Mitarbeiter den Expertenstandard umsetzen können? Wenn nicht, wie kann die Umsetzung unterstützt werden? Mit welchen „Instrumenten" (Assessments) können Sie den Schmerz bei orientierten und bewusstseinseingeschränkten Menschen erheben?

Gruppe 2: Wie wird eine gute Wohnsituation mit viel Intimsphäre für den zu Pflegenden geschaffen? Insbesondere in einer stationären Einrichtung? Überlegen Sie auch, warum eine Intimsphäre für das Sterben wichtig ist? Vergleichen Sie die Intimsphäre im Sterben mit der Intimsphäre bei Sexualität? Wo gibt es Ähnlichkeiten?

Gruppe 3: Wie können Sie Angehörige in die Sterbebegleitung und Palliativversorgung integrieren? Wie bereiten Sie diese vor? Welche Formen der Angehörigenarbeit in der Sterbebegleitung haben Sie schon erlebt?

Gruppe 4: Wie gestalten Sie die eigentliche Sterbebegleitung? Wer übernimmt die eigentliche Begleitung des Sterbenden? Wie verhindern Sie, dass am Sterbebett „irgendjemand" sitzt? Wie kann die Zusammenarbeit mit einer Hospizinitiative gelingen?

Gruppe 5: Wie beziehen Sie die Wünsche des Betroffenen mit in die Sterbebegleitung und Palliativversorgung? Wie können Sie die Lebensbilanz eines Sterbenden unterstützen? Wer könnte für diese Aufgaben zuständig sein?

Die Ergebnisse dieser Übung sind die Grundpfeiler für ein gelebtes Sterbebegleitungs- und Palliativkonzept. Sollten Sie allerdings keine Ambitionen verspürt haben, diese Übung zu bearbeiten, müssen Sie sich nicht ärgern, denn die Ergebnisse werden Ihnen ebenfalls peu à peu im weiteren Verlauf dieses Lernbuches dargeboten.

Was wissen Menschen mit Demenz vom Sterben?

In den letzten Jahren richtet die Hospizarbeit und die Palliativversorgung vermehrt den Blick auch auf Menschen mit Demenz. Dabei ist auffällig, dass bei fortgeschrittener Demenz eine angemessene Begleitung für viele Begleiter sehr schwierig ist, da diese Personengruppe immer weniger ihre Bedürfnisse und Wünsche verbal mitteilen kann. Hier stellt sich dann den professionellen und familiären Begleitern die Aufgabe, gemeinsam über Beobachtungen, Mutmaßungen, über eine suchende und achtsame Haltung, für eine möglichst hohe Lebensqualität für den Betroffenen zu sorgen.

Grundsätzlich findet das Sterben auf verschiedenen Ebenen statt. Geläufig ist uns das körperliche Sterben, da hier die Parameter gut zu erkennen sind. Eine andere Ebene ist die mentale Auseinandersetzung mit dem Sterben. Gehe ich z. B. zu meinem Hausarzt, der in der letzten Woche bei mir eine Gewebeprobe entnommen hat, und er sagt zu mir: „Es tut mir leid – wir haben bei Ihnen einen kleinzelligen Lungentumor entdeckt, den wir nicht operieren können – Sie werden an diesem Tumor in ca. 3 Monaten versterben" – fühle ich mich schlagartig sterbenskrank. Hier haben also die Inhalte der Botschaft dafür gesorgt, dass ich mich mit meinem Sterben auseinandersetze. Auch werde ich über diese Wortbedeutungsebene den Status „Sterbender zu sein" annehmen. Ich bin also ein Sterbender, weil ich annehme, dass der Hausarzt mit seiner Diagnose und der damit verbundenen Prognose Recht haben wird (der Zweifler holt sich zusätzlich eine 2. Meinung ein).

Was ist nun, wenn diese inhaltliche Ebene nicht mehr funktioniert, z. B. aufgrund einer fortgeschrittenen Demenz? Können wir bei Menschen, die ihren Status „Sterbender zu sein" nicht begreifen können, überhaupt eine Sterbebegleitung anbieten? Oder anders ausgedrückt: Stell dir vor, du machst Sterbebegleitung, aber der Sterbende weiß es nicht.

Geht das überhaupt?

Was weiß ein Mensch mit Demenz vom Sterben?

Den Menschen mit Demenz gibt es nicht. Zum einen, weil wir bei den Demenzen ca. 100 verschiedene Formen unterscheiden müssen und weil zum anderen die Auseinandersetzung mit Demenz von Person zu Person verschieden ist.

Übersicht: Demenzformen

Primäre Demenzen ca. 90 %

Demenz vom Alzheimer Typ (DAT)
Multi-Infarkt-Demenz (MID)
Lewy-Körperchen-Demenz (LKD)
Mischformen

Sekundäre Demenzen ca. 10 %

HIV, (gutartiger) Hirntumor, Vitamin-B12-Mangel, Normaldruck Hydrozephalus, Hypothyreose, Verschluss der Karotis, Herzinsuffizienz, Nieren- oder Lebererkrankungen, Exsikkose, primärer Parkinson, Chorea Huntington, Creutzfeldt-Jakob-Syndrom, Depression, Korsakow-Syndrom, Delir etc.

Verlegenheitsdiagnosen

Hirnorganisches Psychosyndrom (HOPS)
Senile Demenz
Altersdemenz

nach Sachweh, 2010

Zudem muss beachtet werden, wieweit der Betroffene im demenziellen Prozess steht.

Zu Beginn können Menschen mit Demenz sich gut mit ihrer Erkrankung aber auch mit dem Thema Sterben auseinandersetzen. Die Reflexionsmöglichkeit ist gegeben. Im Verlauf eines demenziellen Prozesses zerfällt aber zunehmend die Sprache.

Erst leidet das Sprachvermögen (die Möglichkeit zu sprechen), dann folgt in einem späteren Stadium das Sprachverständnis (die Fähigkeit, gesprochene Sprache zu verstehen). Die Sprache nicht mehr richtig nutzen zu können, bedeutet dabei nicht, dass der Betroffene nicht mehr richtig verstehen kann. Hier kann es dann geschehen, dass Betroffene verwirrter wirken, als sie wirklich sind (Sachweh).

Erst mit fortgeschrittener Demenz ist davon auszugehen, dass die Betroffenen sich nicht mehr kognitiv mit dem Sterben auseinandersetzen können. Zusätzlich stellt sich bei den Betroffenen ein Phänomen ein, dass als „Leben im permanenten Augenblick" (Jan Wojnar) zu beschreiben ist. Dieses Phänomen ist dadurch gekennzeichnet, dass die Vergangenheit in Form des Langzeitgedächtnisses sich chronologisch rückwärts auflöst. Der Betroffene wird daher von seiner Selbsteinschätzung her immer jünger. Zudem planen Menschen mit fortgeschrittener Demenz keine Zukunft mehr – ja, die Zukunftsdimension löst sich sogar auf. Übrig bleibt daher nur noch die Gegenwart, die wiederum nur wenige Minuten umfasst.

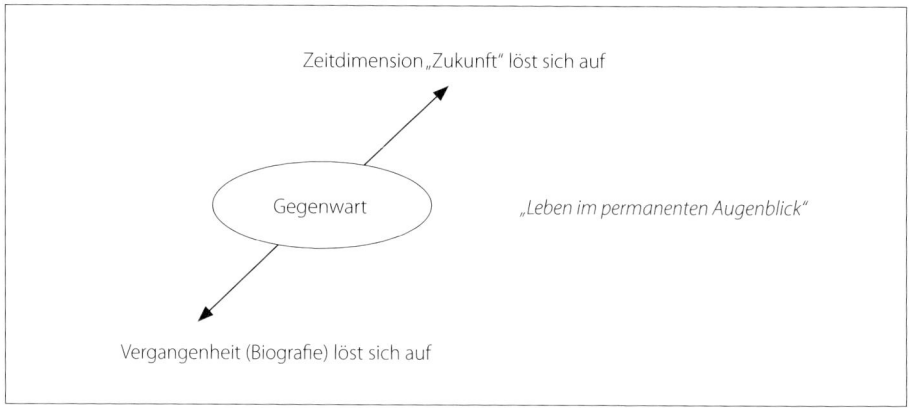

Der Betroffene erlebt sich daher in einem Augenblick, der aber nach wenigen Minuten (gleich einer Seifenblase) zerplatzt. Da aber sofort der nächste Augenblick da ist, erlebt ein Betroffener sich nie ohne Augenblick. Er kann sich halt nur nicht mehr an die vorhergehenden Augenblicke erinnern. Dieser Zustand muss nicht mit Leiden für den Betroffenen verbunden sein. Hier steht eher das Leiden der Angehörigen im Fokus, da sie sich immer weniger mit dem Betroffenen und seinem Erleben identifizieren können.

Was bekommt ein Betroffener vom Sterben mit?

Alles das, was in den Augenblick hineinspielt. Das können Symptome, wie Schmerzen, Luftnot, Durst, Angst, Juckreiz oder Übelkeit sein. Zum anderen ist bekannt, dass Menschen mit Demenz sehr „empfänglich" sind für die emotionale Stimmung der Begleiter. Menschen mit Demenz haben ein ausgeprägtes Empfinden dafür, wie es um die Gefühlslage des Begleiters aussieht. Leider ist er aber hierüber auch „ansteckbar". Soll bedeuten, er kann sich nicht gegen die Gefühlslage seines Begleiters wehren. Sitzt nun die verzweifelte Tochter am Bett der sterbenden Mutter, wird nun diese durch die emotionale Lage der Tochter „angesteckt". Jetzt weiß zwar die sterbende Mutter in ihrer fortgeschrittenen Demenz nicht, dass sie eine Sterbende ist, sie wird dennoch durch das Gefühl der begleitenden Tochter „angesteckt". Fataler Weise kann es jetzt auch noch aufgrund einer fortgeschrittenen Demenz dazu kommen, dass die hier beschriebene Mutter ihre eigene Tochter nicht mehr als solche erkennt. Dieses Phänomen nennt man Agnosie. Hierbei handelt es sich um eine Erkennensstörung.

Was ist zu tun?

Aufgrund des Phänomens des permanenten Augenblicks sollten wir nicht von einer Sterbebegleitung sprechen, sondern von einer „Lebensbegleitung im permanenten Augenblick". Daher werden wir unser Begleitungsangebot nicht wesentlich zum vorhergehenden verändern, denn vertraute Abläufe und Angebote schaffen Sicherheit. Wichtig ist, dass wir uns zuvor schon am Wohlbefinden des zu Pflegenden mit Demenz orientiert haben. Dieses tun wir suchend und achtsam. Soll heißen, wir machen Angebote und schauen unmittelbar, ob diese Angebote seinen Zuspruch finden. Das Ziel Wohlbefinden erheben wir dann an einer entspannten ruhigen Atmung, einem weichen Muskeltonus und an einer entspannten Mimik.

Anders verhält es sich mit der Symptomlinderung. Je weiter eine Demenz fortschreitet, desto schwieriger ist zu erkennen, was den Menschen mit Demenz quält. Hier können ansatzweise sogenannte Fremdbeobachtungsinstrumente hilfreich sein. Selbstverständlich können wir z. B. keinen Schmerz messen. Wir können aber ein bestimmtes Verhalten beschreiben, das positiv über ein Schmerzmittel zu beeinflussen ist. Hieraus entsteht jetzt eine objektive Aussage (mehr zur Schmerzerfassung bei Demenz finden Sie in Kapitel 9). Das nachfolgende reale Beispiel soll diesen Zusammenhang beschreiben helfen.

Frau S. hat eine Alzheimer-Demenz im fortgeschrittenen Stadium. Sie lebt erst seit einigen Tagen in der Pflegeeinrichtung. Aufgrund der Demenz kann sie ihre Bedürfnisse nicht mehr verbal mitteilen. Jeden Morgen, wenn die Pflegekraft sie auf die Bettkante setzen möchte, schlägt Frau S. nach der Pflegekraft. Um den Schlägen von Frau S. zu entgehen, bittet die Pflegekraft eine Kollegin, ihr zu helfen, indem diese die Hände von Frau S. festhält. Auf diese Weise wird Frau S. jeden Morgen von zwei Pflegekräften gewaschen und angezogen.

Im Rahmen einer Fallbesprechung wird auch Frau S. thematisiert. Schnell wird deutlich, dass Frau S. mit ihrem Verhalten etwas ausdrücken möchte. Die Kollegen machen sich auf die Suche und finden in den Nebendiagnosen bei Frau S. eine Osteoporose und zwei Bandscheibenvorfälle. Da Frau S. aber nie über Schmerzen geklagt hat, hat sie auch kein Schmerzmittel erhalten. Die Mitarbeiter besprechen den Zusammenhang mit dem Hausarzt. Dieser willigt ein und verschreibt versuchsweise ein Schmerzmittel, das Frau S. eine Stunde vor dem Aufstehen verabreicht werden soll.

Am nächsten Morgen nachdem das Medikament verabreicht worden ist, sind die Mitarbeiter erstaunt, dass Frau S. sich bereitwillig auf die Bettkante setzen und anschließend versorgen lässt.

Das reale Beispiel soll verdeutlichen, wie schwierig es sein kann, das nicht befriedigte Bedürfnis bei einem Menschen mit fortgeschrittener Demenz zu erkennen, wenn wir die gezeigten Verhaltensweisen ausschließlich der Demenz zusprechen.

Level 2

Schauen Sie auf einen Ihrer Patienten/Bewohner mit fortgeschrittener Demenz, der womöglich herausfordernde Verhaltensweisen zeigt (z. B.: ständiges Rufen, Schlagen, Unruhe, auf und ab laufen, nächtliche Unruhe etc.). Wie sehen Sie und Ihr Team auf diesen Menschen? Wie werden diese Verhaltensweisen bewertet? Welche Ursachen werden im Team diskutiert? Haben Sie als Team die Einschätzung, dass diese Verhaltensweisen veränderbar sind? Diskutieren Sie diese Fragen mit Ihrem Team.

Schauen Sie gemeinsam auf den Menschen mit Demenz

Zeigen Menschen mit Demenz ein herausforderndes Verhalten (z. B. Schlagen, ständiges Rufen, nervös hin und her Laufen, Schlafstörungen etc.) so sollten Mitarbeiter der Pflegeeinrichtung gemeinsam mit den Angehörigen und dem Hausarzt eine Fallbesprechung durchführen. Dabei sollten die Beteiligten das gezeigte Verhalten wie folgt „lesen":

- *„Mir geht es nicht gut."*
- *„Helft mir!"*
- *„Macht Euch auf den Weg herauszufinden, was mit mir nicht stimmt."*
- *„Gebt mich nicht zu früh auf!"*
- *„Stempelt mein Verhalten nicht zu schnell als dementes Verhalten ab."*

Wichtig ist hierbei auch, die Sichtweise der Angehörigen miteinzubeziehen. Untersuchungen zeigen, dass sie mitunter eher einen Schmerz bei dem Betroffenen erkennen, als so manche Pflegefachkraft oder der Hausarzt. Erläutern Sie daher auch den Angehörigen, wie sie mit sogenannten Fremdbeobachtungsinstrumenten (z. B. ECPA, BESD, ZOPA) umgehen können, um einem möglichen Schmerz auf die Spur zu kommen (mehr dazu in Kapitel 9). Auf diese Weise findet eine gute Kooperation zwischen den Mitarbeitern und den Angehörigen statt.

Begegnen Sie Angst und Unruhe durch Nähe

In gleicher Weise sollten die Symptome „Angst und Unruhe" gelesen werden. Auch hier können wesentliche Ursachen im Betroffenen wirken. Neben dem Schmerz erleben wir immer wieder bei alten Menschen, dass sie unter einem starken Juckreiz, einer Übelkeit oder auch unruhigen Beinen leiden. Können die Betroffenen die Ursachen nicht verbal benennen, wird die Unruhe schnell der Demenz zugesprochen. Leider zeigt die Praxis, dass dann nicht selten auch Psychopharmaka zum Einsatz kommen.

Versuchen Sie die Ursache für Angst und Unruhe herauszufinden und zu behandeln. Begegnen Sie zusätzlich der Unruhe und der Angst mit körperlicher Nähe. Im Extremfall kann es dann auch sinnvoll sein, dass ein Angehöriger oder auch ein Mitarbeiter sich zu dem Betroffenen mit weit fortgeschrittener Demenz mit ins Bett legt, um diesen dann ganz fest zu halten. Oftmals ist dann zu beobachten, dass der zu Pflegende mit fortgeschrittener Demenz sich beruhigt und die Angst schwindet.

Woran sterben Menschen mit Demenz?

Die häufigste Todesursache bei Menschen mit Demenz ist die Lungenentzündung bzw. die Aspirationspneumonie. Der Betroffene bekommt aufgrund seiner Schluckstörung Nahrung oder Flüssigkeit in die Lunge. Nun ist er häufig zu schwach, diese Fremdkörper abzuhusten, sodass sich jetzt eine Lungenentzündung bilden kann. Bei einem geschwächten Allgemeinzustand führt eine Lungenentzündung in wenigen Tagen zum Tod.

Im Mittelalter wurde die Lungenentzündung als „die Gnädige" bezeichnet, da sie ein relativ sanftes Versterben nach sich zog. Wie sieht Ihr Team auf die Lungenentzündung heute? Was unternehmen Sie, wenn einer Ihrer Patienten/Bewohner eine Lungenentzündung hat? Wie gehen Sie mit der Lungenentzündung um, wenn der Bewohner/Patient am Lebensende ist?

Ab wann hat ein Mensch mit Demenz einen Palliativbedarf?

Primäre Demenzen begrenzen die Lebenserwartung. Im Durchschnitt verbleiben einem Menschen mit einer Alzheimer-Demenz nach Diagnosestellung ca. 8 Jahre. Rein theoretisch greift jetzt schon die WHO-Definition für Palliative Care. Das bedeutet, dass der Palliativbedarf schon mit der Übermittlung der Diagnose beginnt. Hier entsteht schon Angst bei den Betroffenen und deren Angehörigen, der es nun gilt mit einem guten Betreuungsprogramm zu begegnen. Für alle Beteiligten sind Informationen zum Verlauf notwendig. Auch sollten frühzeitig mögliche Symptome und Verhaltensweisen auf eben diese Symptome besprochen werden. Hier sollte es dann auch kein Tabu sein, alle möglichen Versorgungsoptionen (z. B. Betreutes Wohnen, Demenz-Wohngemeinschaften, spezielle Pflegeeinrichtungen) im Vorfeld zu besprechen. Zu Beginn einer Demenz können Betroffene sehr gut diese Vorabsprachen mitgestalten.

Was wissen Menschen mit geistiger Behinderung von Sterben und Tod?

Diese Fragestellung ist erst wenig in den letzten Jahren erforscht worden. Auf der anderen Seite werden heute Menschen mit geistiger Behinderung so alt, dass sie entsprechende Alterserkrankungen ausbilden und an ihnen auch versterben. Nicht selten ist hier allerdings das Krankenhaus bzw. das Pflegeheim der letzte Lebensort. Daher sollten auch Mitarbeiter der Kranken- und Altenpflege über entsprechende Informationen verfügen.

Sicherlich hängt die Vorstellung von einem „Todeskonzept" wesentlich vom Grad der geistigen Behinderung ab. Nichtsdestotrotz hat sich eine kleine Einrichtung in Oberhausen (Rheinland) dieser Aufgabe gestellt. Den Mitarbeitern ging es darum herauszufinden, was ihre Bewohner zum eigenen Sterben und Tod denken und empfinden. In diesem Zusammenhang haben sie im Rahmen eines Palliativprojekts in der eigenen Einrichtung einen Gesprächsleitfaden entworfen, mit dessen Hilfe sie ihre eigenen Bewohner befragt haben. Die Mitarbeiter waren dabei selbst überrascht, welche klaren Vorstellungen und Wünsche die interviewten Bewohner geäußert haben.

Zu dieser Erhebung sind die Mitarbeiter in der Wohnstätte Alsbachtal in Oberhausen ermutigt worden durch die Studienergebnisse der Diplom Rehapädagogin Evelyn Franke. Sie hat sich in ihrer Studie mit der Frage beschäftigt: Sollen Menschen mit geistiger Behinderung mit dem Tod konfrontiert werden? Sie beantwortet diese Frage wie folgt: „Die Angst, Menschen mit geistiger Behinderung mit einem neuen, schwierigen Thema zu konfrontieren, ist unbegründet. Sie sind längst mit diesem Thema vertraut. Die Frage sollte sein, wie sie mit diesem Thema vertraut sind: was sie denken, was sie fühlen, worauf sie hoffen" (Franke, E. 2010). Die von Franke befragten Menschen mit geistiger Behinderung haben eine klare Vorstellung von Sterben und Tod entwickelt. Sie können sehr gut darüber und über ihre Beobachtungen und Erfahrungen sprechen.

Bevor nun die eigentliche Befragung der eigenen Bewohner der Wohnstätte durchgeführt wurde, haben sich die Mitarbeiter zuvor in einem Workshop mit dieser grundsätzlichen Fragestellung beschäftigt. Mithilfe des nachfolgenden Fragebogens wurde das Thema reflektiert. Nutzen Sie diesen Fragebogen für Ihre eigene Einrichtung oder als Diskussionsgrundlage für den Unterricht.

Level 2 und 3

Macht es aus Ihrer Sicht Sinn, Ihre Bewohner zu Tod und Sterben zu befragen/erheben? Wenn ja, warum?

Wie könnte eine Befragung/Erhebung Ihrer Bewohner erfolgen?

Wie dokumentieren Sie die Ergebnisse Ihrer Befragung/Erhebung?

Wer sollte die Befragung/Erhebung vornehmen?

Wann sollte die Befragung/Erhebung erfolgen?

Sollten Sie sich in Ihrer Einrichtung dazu entschieden haben, ebenfalls das Todeskonzept Ihrer Bewohner mit geistiger Behinderung erheben zu wollen, können Sie hierzu den nachfolgenden Gesprächsleitfaden einsetzen. Bedenken Sie, dass hierbei nicht die Reihenfolge der Fragen wichtig ist, sondern überhaupt mit den Bewohnern hierüber ins Gespräch zu kommen. Selbstverständlich gibt es auch Bewohner, die partout nicht über das Thema sprechen wollen – das ist dann auch vollkommen in Ordnung.

Gesprächsleitfaden zum Lebensende für die Arbeit mit Menschen mit geistiger Behinderung (Level 3)

Dieser Gesprächsleitfaden dient der Erfassung des Todeskonzepts von Menschen mit geistiger Behinderung. Nutzen Sie ihn nicht als Checkliste, sondern versuchen Sie, mit seiner Hilfe ein Gespräch entstehen zu lassen. Gerne können Sie die Fragen noch erweitern. Die Antworten können Sie stichpunktartig hier auf diesem Blatt festhalten. Sollte Ihnen der Platz nicht reichen, nutzen Sie weitere Seiten.

1. Hast du schon einmal einen sterbenden Menschen gesehen?

☐ Ja ☐ Nein

2. Wenn ja, was hast du dabei gefühlt?

_____

_____

3. Was glaubst du, wünschen sich sterbende Menschen?

_____

_____

4. Hast du schon einmal einen toten Menschen gesehen?

☐ Ja ☐ Nein

5. Wenn ja, was ist dir besonders aufgefallen?

_____

_____

6. Wenn nein, wie stellst du dir einen toten Menschen vor?

_____

_____

7. Wie mag es wohl sein, wenn man tot ist?

_____

_____

8. Was empfindest du, wenn du an den Tod denkst?

_____

_____

9. Was interessiert dich am Thema Sterben und Tod?

_____

_____

Notizen:

Erhoben am: durch Mitarbeiter:

Quelle: Mit freundlicher Genehmigung wurde dieser Gesprächsleitfaden zur Verfügung gestellt durch die Wohnstätte Alsbachtal, Oberhausen (Rheinland).

Lesetipp

Der Förderverein für Menschen mit geistiger Behinderung e.V. hat eine „Zukunftsplanung zum Lebensende: Was ich will" erstellt und herausgegeben. Mit dieser Arbeitshilfe können Sie sehr gut den „letzten Willen" Ihrer Bewohner mit geistiger Behinderung erheben und festlegen. Zu beziehen ist diese Planungshilfe unter: www.foerderverein-bonn-beuel.de.

Die besondere Herausforderung: „Menschen mit geistiger Behinderung und Demenz"

Da Menschen mit geistiger Behinderung in Deutschland immer älter werden, bilden sie ebenfalls, wie die gleichaltrige Vergleichsbevölkerung, zunehmend mit dem Alter immer häufiger eine Demenz aus. Hier liegt eine neue Herausforderung für die Heilerziehungspflege. Denn die bestehenden Konzepte zur Förderung werden abgelöst werden müssen zugunsten eines „beschützen" Wohnens. Auch Konzepte der Segregation (Menschen mit Demenz und geistiger Behinderung leben unter sich) dürfen dann kein Tabu darstellen.

Die Palliativversorgung muss sich darauf einstellen, dass Menschen mit geistiger Behinderung, wenn sie zudem noch eine Demenz ausbilden, sich immer weniger mit ihrem eigenen Sterben beschäftigen können. Können wir bei vielen Menschen mit geistiger Behinderung ein mehr oder weniger reifes Todeskonzept erwarten, wird dieses im Verlauf einer Demenz zunehmend schwinden. Das führt dann dazu, dass die Betroffenen nicht mehr wissen werden, was mit den Begriffen „Sterben und Tod" gemeint sein wird. Auch Begriffe, die Symptome beschreiben, gehen zunehmend verloren. Hier wird insbesondere die Schmerztherapie vor eine besondere Herausforderung gestellt (siehe hierzu auch Kapitel 9). Zum Schluss bleiben dann nur noch Fremdbeobachtungsinstrumente (z. B. EDAAP – siehe auch hierzu Kapitel 9), die hier behilflich sein können.

Kapitel 6

Die Bedarfslage der Zugehörigen/Angehörigen · LF 1.4.2, LF 2.1.1

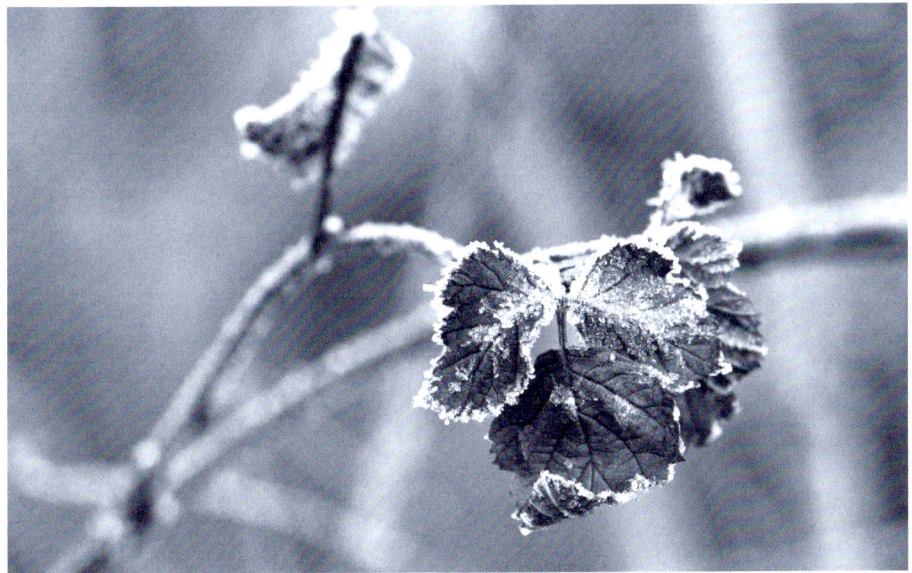

Um das Verhalten Angehöriger in der Situation des Sterbens verstehen und ihnen entsprechend begegnen zu können, werden im Folgenden Zusammenhänge aufgezeigt, die die Rolle der Angehörigen und ihre Belastungssituationen zum Inhalt haben. Die Angehörigen Ihrer Patienten/Bewohner leiden unter verschiedenen Belastungen. Die Belastungen variieren in Abhängigkeit davon, wie viel die Angehörigen selber die Pflege und Betreuung des zu Pflegenden übernehmen. Das bedeutet, dass das Maß der Belastungssituation davon abhängt, wie viel Unterstützung der pflegende Angehörige von professioneller (z. B. Pflegedienst) und von privater Seite (z. B. weitere Familienangehörige oder Nachbarn) erhält. Auf die Belastung angesprochen, ergibt sich häufig eine paradoxe Haltung bei pflegenden Angehörigen: Ich bin zwar belastet, brauche aber keine Hilfe. Hier zeigt sich oftmals die verzweifelte Haltung der Angehörigen: Gebt mir doch endlich Anerkennung!

Übersicht: Belastungen der pflegenden Angehörigen

Körperliche Belastungen

- Schwere körperliche Pflegearbeit, bei unzureichenden technischen Hilfsmitteln
- 24-Stunden-Pflege
- Mangelnder Schlaf
- Ständige Verfügbarkeit
- Keine pflegeerleichternden Handgriffe und Tricks

Psychisch-soziale Belastungen

- Zunehmende Isolation
- Keine Möglichkeit sich über die Situation auszutauschen
- Allgegenwart des Kranken (selbst wenn man mal kurzfristig aus dem Haus kann, denkt man ständig an den zu Pflegenden)
- Mehrfachbelastung durch Haushalt, Familie, Pflege und Beruf
- Keine Lösung in Sicht
- Befreiung aus der schweren Situation kann das Sterben des zu Pflegenden bringen – allerdings darf der pflegende Angehörige sich das nicht wünschen
- Sorge davor, was sein wird, wenn der pflegende Angehörige selbst mal krank wird
- Das aktuelle Leben wird als sinnlos erlebt.
- Keine Anerkennung durch Familie und Freunde

Möchten Sie nun Angehörige als Kooperationspartner für Ihre Palliativversorgung gewinnen, müssen Sie sich erst einmal um die Belange des Angehörigen kümmern. Anders ist er nicht bereit, sich auf die inhaltliche Ebene der Sterbebegleitung und Palliative Care einzulassen. Hierzu kann es sinnvoll sein, das Belastungspotenzial der Angehörigen zu erheben und mit ihnen zum Thema zu machen.

Erheben Sie das Belastungspotenzial der Angehörigen

Das nachfolgende Muster ist Ihnen dabei behilflich, die Belastungssituation der Angehörigen zu erheben (Level 3). Organisieren Sie ein Gespräch mit dem Angehörigen. Einige Tage vor dem Gespräch geben Sie ihm den Fragebogen, den er ausgefüllt zum Gesprächstermin mitbringen soll. Setzen Sie sich jetzt in einen ruhigen Raum zusammen mit dem Angehörigen. Führen Sie das Gespräch außerhalb der Kernarbeitszeit und planen Sie mindestens 1,5 Stunden Zeit ein. Das mag Ihnen viel vorkommen – es lohnt sich aber, da Sie nun die Chance haben, den Angehörigen von einer ganz anderen Seite kennenzulernen.

Muster: Angehörigenbefragung zur Belastungssituation

Sehr geehrter Angehöriger,
die Situation als Angehöriger eines zu Pflegenden ist mit vielen Belastungen verbunden. Zu unserem Selbstverständnis gehört es, dass Sie diese Belastungen mit uns besprechen und wir gemeinsame Lösungen erarbeiten können. Bevor wir diesbezüglich in ein Gespräch gehen, bitten wir Sie, den nachfolgenden Fragebogen zu beantworten. Bitte nehmen Sie sich etwas Zeit dafür. Den ausgefüllten Fragebogen bringen Sie dann mit zu dem vereinbarten Gesprächstermin.

Vielen Dank für Ihre Unterstützung, Ihre
Martha Maier, Pflegedienstleitung

	☺	☺	☹
Sie haben Angst vor der Zukunft, da sich der Zustand Ihres zu Pflegenden immer weiter verschlechtert.	☺	☺	☹
Die ständige gedankliche Gebundenheit an den Erkrankten belastet Sie.	☺	☺	☹
Sie erleben die Hinfälligkeit des Erkrankten und die eigene Hilflosigkeit, diesen Prozess aufzuhalten.	☺	☺	☹
Die Gesamtsituation erleben Sie als unbeweglich und unveränderlich.	☺	☺	☹
Unter der Wesens- und Persönlichkeitsveränderung des Erkrankten leiden Sie.	☺	☺	☹
Sie belasten die unangemessenen Verhaltensweisen des zu Pflegenden (z. B. Aggressionen).	☺	☺	☹
Eigene Aggressionen müssen Sie unterdrücken.	☺	☺	☹
Es ist für Sie schwer auszuhalten, dass Sie dem zu Pflegenden versprochen haben, ihn niemals in ein Pflegeheim zu geben.	☺	☺	☹
Die Krankheitsentwicklung (z. B. bei Demenz) ist für Sie unverständlich.	☺	☺	☹
Sie sind dadurch belastet, dass Sie keine eigenen „Freiräume" für sich haben.	☺	☺	☹
Sie erleben bei sich Ekel bei teilpflegerischen Versorgungen (z. B. Essen anreichen).	☺	☺	☹
Um eigene Sorgen und Ängste mitteilen zu können, haben Sie keine Möglichkeiten.	☺	☺	☹
Sie leiden an Schuldgefühlen dem zu Pflegenden gegenüber.	☺	☺	☹
Unter der Einschätzung, dass Erlösung aus der Pflegerolle nur der Tod des zu Pflegenden bringt, leiden Sie.	☺	☺	☹
Sie leiden unter den Konflikten mit weiteren Familienmitgliedern.	☺	☺	☹
Dass Sie keine Anerkennung durch den Erkrankten und durch das soziale Umfeld bekommen, belastet Sie.	☺	☺	☹

Erläuterung der Smileys: ☺ trifft zu   ☺ trifft manchmal zu   ☹ trifft nicht zu

Seien Sie vorsichtig, wenn Angehörige Konflikte in Ihr Team tragen

Nicht selten projizieren Angehörige ihre negativen Gefühle dem zu Pflegenden gegenüber (z. B. Ekel oder eigene Aggressionen) auf Ihre Pflegemitarbeiter. Daraus entstehen dann Unterstellungen, Sie würden den zu Pflegenden nicht angemessen versorgen. Schnell entsteht dann eine Konfliktsituation zwischen den Mitarbeitern und Angehörigen. Immer wieder ist es zu erleben, dass Angehörige aus nichtigen Anlässen (z. B. Kaffeefleck auf dem Kopfkissen) heraus den Beschwerdeweg zu den Vorgesetzten suchen. Diese „Beschwerdehaltung" kann sich dahingehend auswachsen, dass Angehörige z. B. Buch führen über alle Unzulänglichkeiten, die ihnen auffallen. Im Extremfall wird dann sogar im stationären Bereich die Heimaufsicht eingeschaltet oder im ambulanten Bereich die Pflegekasse eingeschaltet.

Ein anderer Konfliktfall kann dann entstehen, wenn Angehörige einzelne Mitarbeiter gegeneinander ausspielen. Wenn nun das Teamklima selber durch wenig Kommunikation und Verständnis füreinander geprägt ist, können hier handfeste Auseinandersetzungen entstehen.

Achtung: Vagabundierende Schuld!

Der Begriff „vagabundierende Schuld" stammt von Chris Paul (2010: 48 f.). Sie beschreibt hiermit die Tatsache, dass Schuldgefühle ein Eigenleben entwickeln können. Zum einen kann der Bewohner/Patient selber beschuldigt werden, aber nicht selten werden Mitarbeiter zur Projektionsfläche. Ein Beispiel soll das verdeutlichen:

Stellen Sie sich vor, dass Ihnen im Vorübergehen eine Angehörige im stationären Bereich mitteilt: „Zu Hause war meine Mutter aber besser gepflegt". Na, wie reagieren Sie?
a) Sie schlucken Ihren Ärger einfach runter und lächeln freundlich.
b) Sie motzen zurück: „Wir haben hier nicht nur Ihre Mutter, sondern 30 weitere pflegebedürftige Menschen zu versorgen!"
c) Sie antworten: „Ja, dann nehmen Sie doch besser Ihre Mutter wieder mit nach Hause." (... anschließend holen Sie sich Ihre Papiere im Personalbüro ab.)
d) Sie sehen in der Äußerung das versteckte Schulderleben des Angehörigen.

Auflösung: Der Bauch würde c) antworten, aber gesellschaftlich gefordert wäre d).

e) Sie fragen bei der Übergabe, welcher Mitarbeiter die bezeichnete Bewohnerin versorgt hat und tragen auf diese Weise die Schuld weiter in das Team.

Selbstverständlich haben viele Angehörige (insbesondere Töchter und Ehefrauen) ein schlechtes Gewissen, wenn sie zusätzlich professionelle Pflege miteinbeziehen müssen. Ganz schlimm wird es, wenn sie dann sogar auf stationäre Pflege zurückgreifen müssen. Da sich hierdurch das Schulderleben verstärkt, suchen sich diese Angehörigen einen Weg, einen Teil ihrer Schuld loszuwerden. Sie verteilen ihre Schuld „freigiebig" im Wohnbereich (siehe Beispiel oben) und lassen sich auf Nebenschauplätzen auf Konflikte mit den Mitarbeitern ein (z. B.: fehlende Wäsche, Kaffeefleck auf dem Kopfkissen etc.). Hierin einen Hilferuf zu sehen bedarf einer guten Kommunikation im Team und einer eigenen inneren Stärke, sich nicht sofort auf den Konflikt einzulassen.

Der Angehörige mit seinen vielen verschiedenen Rollen

Ein Angehöriger hat viele verschiedene Rollen. Es ist schwer mit dem Angehörigen ein Versorgungsprogramm für den zu Pflegenden zu besprechen, wenn nicht ganz klar ist, auf welcher Rollenebene mir der Angehörige begegnet. Sehen Sie hier einige der Rollen, die von Angehörigen eingenommen werden können.

1. Angehöriger als Kunde

In der Regel sucht der Angehörige den Pflegedienst bzw. die stationäre Einrichtung aus. Auch im Krankenhaus sind es die Angehörigen, die sich zum Anwalt des Kranken machen. Sie sind potenzielle Beschwerdeführer, sie kennen den Dienstweg und wissen, wo man sich beschweren kann. Ebenfalls holen sie sich im Vorfeld notwendige Informationen ein und vergleichen die Angebotspalette. Im Konfliktfall drohen sie mit Kündigung und Beschwerdeführung bei der zuständigen Kranken- bzw. Pflegekasse. Sie kennen aber auch den Weg zur Heimaufsicht und zum MDK. Angehörige kennen aber auch die Preise und wissen, was der Anbieter im Vorfeld versprochen hat.

Level 1

Haben Sie sich schon einmal im Krankenhaus oder in einem Pflegeheim für ein Familienmitglied eingesetzt? Wie sind Sie dort aufgetreten? Haben Sie sich über falsch verabreichte Medikamente oder über unsaubere Bettwäsche aufgeregt? Wie mögen Sie die Mitarbeiter dort gesehen haben?
Besprechen Sie Ihre Antworten mit einem Kollegen.

2. Angehöriger als Patient 2. Ordnung

Der lange Pflegeprozess geht an Angehörigen nicht spurlos vorüber. Sie möchten ebenfalls mit ihren Sorgen und Nöten gesehen werden. Auch wünschen sie sich Anerkennung für ihre großen Opfer. Da der Allgemeinzustand des zu Pflegenden sich zunehmend verschlechtert, sind Angehörige auch Trauernde. Sie benötigen Trost und Beistand, sodass wir in ihnen auch einen Patienten 2. Ordnung sehen müssen. Oftmals ist es notwendig, erst den Patienten 2. Ordnung im Angehörigen zu begegnen, bevor wir ihn als Kooperationspartner gewinnen können.

3. Angehöriger als Kooperationspartner

Gerne sehen wir, wenn Angehörige sich in der Pflege und Betreuung engagieren. Ob es das Essenreichen ist, die spezielle Mundpflege bei Sterbenden oder die Sitzwache im Sterbeprozess. Es gibt mannigfaltige Aufgaben, die übernommen werden können. Ebenfalls benötigen wir Angehörige für die Biografiearbeit, wenn wir von dem zu Pflegenden selber keine Antworten mehr erhalten. Insbesondere am Lebensende, wenn weitreichende Entscheidungen gefällt werden müssen, z. B. Krankenhauseinweisung oder das Legen einer PEG-Anlage, wenden sich häufig Angehörige an uns Mitarbeiter. Hier ergibt sich jetzt eine Situation, in der ein Angehöriger zum Kooperationspartner wird. Da wir als Team selber nichts zu entscheiden haben, bedeutet das aber nicht, dass wir gar keinen Einfluss haben. Wir lenken durch Beratung und durch Begleitung von Entscheidungsfindungsprozessen.

In der täglichen Auseinandersetzung ist es jetzt wichtig zu wissen, in welcher Rolle der jeweilige Angehörige vor Ihnen steht. Denn hieraus ergibt sich wiederum Ihre Rolle. Sind Sie Berater, Tröster, Dienstleister oder ein Kooperationspartner.

Das wünschen sich Angehörige zum Thema Sterben und Sterbebegleitung

Wenn der zu Pflegende sich auf seinen Weg gemacht hat und das Sterben deutlich im Raum steht, entsteht noch einmal eine ganz eigene Dynamik. Alte und aktuelle Konflikte können aufbrechen. Rollenmuster werden überdeutlich ausgelebt. Ebenfalls kann es sein, dass plötzlich Angehörige in frühere Rollenmuster zurückfallen („meine Mutti darf nicht sterben") und sich von einer ganz neuen Seite zeigen. Befragungen von Angehörigen, was sie sich für die Sterbebegleitungssituation wünschen, werden wie folgt beantwortet:

1. Sie wollen über das Sterben sprechen

Wichtig ist zu wissen, dass Angehörige häufig den Wunsch äußern, über das Sterben sprechen zu wollen. Leider wissen sie nicht, wie das geht. Auch merken sie dann, dass es Mitarbeitern ebenfalls schwer fällt, das Thema „Sterbebegleitung" auszusprechen. Nicht selten entsteht dadurch eine Situation, in der beide Personengruppen (Mitarbeiter und Angehörige) darauf warten, dass der jeweils andere den ersten Schritt macht. Man selber tut dieses aus folgenden Gründen nicht:

Position Mitarbeiter

„Ich kann doch nicht die Tochter auf das Sterben der Mutter ansprechen, das würde doch nur ihr schlechtes Gewissen verstärken. Sie hat doch Mutter in dem guten Glauben in unsere Obhut gegeben, dass es ihr hier gut geht und Mutter noch lange zu leben hat. Da kann ich doch nicht mit dem Sterben kommen. Das wäre ja wie – schön, dass Sie hier sind, wie möchten Sie sterben. Das geht gar nicht."

Position Angehörige:

„Ich würde mich schämen, wenn ich von mir aus die Mitarbeiter auf das Sterben meiner Mutter ansprechen würde. Das klingt ja fast wie ein Auftrag – Können wir bitte einmal über das Sterben meiner Mutter sprechen, hier haben Sie auch 10 EURO für die Schwesternkasse."

Diese Einstellungen führen allerdings dazu, dass keiner den ersten Schritt macht. Wenn allerdings der zu Pflegende dann wirklich im Sterbeprozess ist, ist die Situation häufig so emotional „aufgeheizt", dass keine „klaren" Gedanken mehr geführt werden können.

Bieten Sie frühzeitig ein Gespräch über Sterbebegleitung und Palliativversorgung an

Für eine strukturierte Angehörigenarbeit für die Palliativversorgung ist es wichtig, dass Angehörige frühzeitig auf das Thema angesprochen werden. Hier sollte eine gewisse Eingewöhnungszeit abgewartet werden. Die Praxis zeigt, dass im ambulanten Pflegebereich und in der stationären Altenpflege ein Zeitraum von ca. 4 Wochen abgewartet werden sollte. Danach sollte ein Gesprächsangebot von Seiten der Bezugspflegekraft erfolgen. Sie ist in der Regel die vertraute Person für den zu Pflegenden und seine Angehörigen. Für das eigentliche Gespräch sollten nicht weniger als 1,5 Stunden eingeplant werden. Ebenfalls ist es ratsam, einen Gesprächsleitfaden vorzubereiten, der aber nicht als Fragebogen bzw. als Checkliste verstanden werden sollte. Sehen Sie auch in dem eigentlichen Gespräch keine „Datenerhebung". Es geht vielmehr darum, auf der Beziehungsebene zu signalisieren: Sie können mit uns auch über das sehr intime Thema „Sterben" sprechen. Nutzen Sie für das Gespräch mit dem Angehörigen den nachfolgenden „Gesprächsleitfaden Palliativversorgung", der aus zahlreichen Projektbegleitungen in der stationären Altenarbeit entstanden ist.

Muster: Gesprächsleitfaden für die Palliativversorgung

a) Darf ich Ihnen unser Konzept zur Palliativversorgung vorstellen?

_____

b) Haben Sie sich schon einmal mit dem Thema „Sterbebegleitung" beschäftigt?

_____

c) Welche Informationen benötigen Sie von uns zur Palliativversorgung?

_____

d) Welche Unterstützung wünschen Sie sich von unserer Seite?

_____

---

e) Wissen Sie, ob sich der zu Pflegende eine Sterbebegleitung wünscht?

_____

f) Darf ich Ihnen unser Schmerzmanagement vorstellen?

_____

g) Im Sterbeprozess kann es dazu kommen, dass der Sterbende nicht mehr isst und trinkt. Darf ich Ihnen erläutern, was dann physiologisch mit dem Betroffenen geschieht und wie wir darauf reagieren können?

_____

h) Wie stehen Sie zu einer künstlichen Ernährung z. B. über PEG-Anlage?

_____

i) Darf ich Ihnen palliative Maßnahmen aufzeigen, die Sie als Angehöriger ebenfalls übernehmen können?

_____

j) Wie sehen Sie die Zusammenarbeit mit der ambulanten Hospizinitiative?

_____

k) Wenn Sie gleichzeitig auch gesetzlicher Betreuer des zu Pflegenden sind, möchten Sie, dass wir zusammen die Patientenverfügung durchlesen?

_____

l) Benötigen Sie noch weitere Informationen?

_____

m) Möchten Sie, dass wir zu einem späteren Zeitpunkt das Gespräch weiterführen?

_____

Gebrauchsanweisung: Legen Sie den Gesprächsleitfaden während des Gesprächs neben sich. Tragen Sie während des Gesprächs keine Daten in den Bogen. Konzentrieren Sie sich ausschließlich auf Ihren Gesprächspartner. Erst nach dem Gespräch übertragen Sie die erhaltenen Informationen in den Bogen. Diesen fügen Sie dann in die Dokumentation des zu Pflegenden ein.

2. Trotz Überforderung möchten sie beim Sterben anwesend sein

Angehörige möchten anwesend sein beim Sterbenden – sie wissen nur nicht, was sie tun sollen. Die alleinige Frage: „Möchten Sie teilnehmen an der Sterbebegleitung?" kann dazu führen, dass Angehörige eher auf Distanz gehen. Viele Angehörige haben in ihrem Leben noch nie einen sterbenden Menschen begleitet. Sie wissen nicht, was sie tun sollen, und sie wissen auch nicht, wie Sterbebegleitung geht.

Das ist die Kehrseite davon, dass seit Jahrzehnten Sterbebegleitung eine Aufgabe von „Profis" geworden ist. Heutzutage wird in den Händen von Pflegefachkräften gestorben. Meistens im Krankenhaus oder im Altenpflegeheim. Nur selten wurden Angehörige aktiv eingebunden. Erst der Hospizgedanke hat Angehörige mehr in den Begleitungsprozess einbezogen. Hier entsteht dann heute eine kuriose Situation: Es stirbt die 85 Jahre alte Mutter – der 65-jährige Sohn steht an ihrem Sterbebett und wird von der 25-jährigen Pflegekraft darin angeleitet.

Level 1

Haben Sie in Ihrer Familie schon einmal eine Sterbebegleitung miterlebt? Wie haben sich die weiteren Angehörigen verhalten? Können Sie beschreiben, wer welche Aufgabe für den Sterbenden übernommen hat? Wie haben sich die einzelnen Familienmitglieder untereinander gestützt? Welche Rolle hatten Sie in der gesamten Begleitungssituation? Wer hatte die „Regie" für die Gesamtsituation?
Suchen Sie sich eine Kollegin Ihres Vertrauens und erzählen Sie ihr von der Situation.

Wichtig ist, dass Sie Angehörigen frühzeitig aufzeigen, wie Ihre Einrichtung Sterbebegleitung anbietet und welche Aufgaben durch Angehörige übernommen werden können. Auch bei kleinsten Handgriffen sollten Sie Angehörige gründlich anleiten. Häufig haben Angehörige Sorge, dass sie etwas Falsches tun und den zu Pflegenden womöglich zusätzlich belasten. Versuchen Sie, durch engmaschige Anleitung diese Bedenken zu zerstreuen. Zeigen Sie Angehörigen aber auch auf, dass deren Bemühungen einen positiven Effekt auf den Betroffenen haben. Helfen Sie Angehörigen insbesondere von Menschen mit Demenz, dass sie bei dem zu Pflegenden an einer ruhigen Atmung, einem niedrigen Muskeltonus und einer entspannten Mimik erkennen können, dass es dem Betroffenen gut geht.

3. Angehörige wünschen sich, dass ihre Erfahrungen mehr von Ärzten und Pflegekräften genutzt werden

Auch Angehörige sind Experten! Eine Tochter kennt schließlich ihre Mutter mehrere Jahrzehnte. Daher ist sie mit den Eigenarten, Ticks, Macken und Gewohnheiten gut vertraut. Gehen Sie nicht in Konkurrenz zu diesem Erfahrungswissen („Schließlich habe ich doch das Examen gemacht"), denn beide Wissensebenen können sich sehr gut ergänzen. Sie werden auch merken, wenn Sie Angehörigen den Expertenstatus einräumen, werden diese zugänglicher, da sie endlich eine entsprechende Wertschätzung erfahren. Lassen Sie Angehörige an Ihrem Wissen teilhaben – aber nicht oberlehrerhaft! Ein Beispiel aus einer Pflegeeinrichtung aus Oberhausen (Rheinland) soll Ihnen verdeutlichen, inwieweit Sie auf die Kooperation mit Angehörigen bauen können.

Praxisbeispiel

In dieser Einrichtung sind vor mehreren Jahren erstmalig mehrere Instrumente zur Erfassung von Schmerzen bei Menschen mit fortgeschrittener Demenz eingeführt worden. Die meisten Hausärzte zeigten sich neugierig und offen für diese Assessments. Bei zwei Hausärzten war dahingehend die Zusammenarbeit sehr schwierig. Einer hat sogar den Pflegekräften die Assessmentbögen zerrissen und vor die Füße geworfen.

Daraufhin sind die Angehörigen der Bewohner mit Demenz im Umgang mit bezeichneten Assessments von den Mitarbeitern geschult worden. Als die Angehörigen nun den Eindruck hatten, dass der zu Pflegende nicht ausreichend mit Schmerzmitteln versorgt war, haben sie die Hausarztpraxis „aufgemischt". Schon am nächsten Tag bekam der jeweilige Bewohner eine angemessene Schmerztherapie.

Ebenfalls zeigen Studien, dass häufig Angehörige von Menschen mit Demenz eher einen Schmerzzustand erkennen, als dieses von Mitarbeitern erkannt wird. Hierzu sollten Sie unbedingt Angehörige ermutigen, Ihnen ihre Beobachtungen mitzuteilen.

4. Sie möchten auch Infos über das Ableben anderer Bewohner/innen

Für den stationären Altenpflegebereich kann gesagt werden, dass Angehörige sehr wohl auch die anderen Mitbewohner registrieren. Nicht selten werden Mitarbeiter gefragt, wo denn bestimmte Bewohner geblieben sind, die ansonsten im Wohnbereich oder im Eingangsbereich ihren angestammten Platz hatten. Sind diese verstorben, reagieren Angehörige meistens schockiert auf diese Mitteilung. Vor diesem Hintergrund empfiehlt es sich, zumindest im stationären Altenpflegebereich, das Versterben eines Bewohners durch Aushänge bekannt zu geben. Hier gibt es verschiedene Formen der Bekanntgabe (siehe mehr dazu in Kapitel 11).

Legen Sie ein Genogramm für den zu Pflegenden an

Sicherlich fragen Sie sich auch immer wieder mal, ob das, was Sie an biografischen Daten erheben, wirklich für die Pflege relevant ist. Drastischer können so etwas Schüler und Praktikanten formulieren, wenn sie feststellen: „Das kommt doch sowieso nicht am Waschlappen an!". Hier formuliert sich die berechtigte Skepsis, ob der ganze Aufwand lohnt und ob der zu Pflegende wirklich etwas von der Sammelleidenschaft hat. Ich halte diese Vorbehalte für gerechtfertigt.

Angehörige reagieren häufig mit Vorsicht, wenn Mitarbeiter vor ihnen sitzen, bewaffnet mit einem zehnseitigen Biografiebogen, um dann Lebensdetails des zu Pflegenden zu erheben. Oftmals wird dann noch nicht einmal genau erläutert, für was diese ganzen Informationen wichtig sind und genutzt werden. Auch Mitarbeitern wird dieser Aufwand nicht immer deutlich. Folgende Argumente werden von fachlicher Seite dagegen gehalten:

- Der zu Pflegende wird besser verstanden.
- Sein Verhalten ist erklärbarer.
- Antriebe und Motivationen insbesondere bei Menschen mit Demenz sind besser nachzuvollziehen.
- Es können Konfliktthemen besser erkannt und vermieden werden.
- Familienkonstellationen werden transparenter.
- Das Freizeitangebot und die individuelle Versorgung können besser auf den zu Pflegenden zugeschnitten werden.

Ist es dem zu Pflegenden ein Anliegen, sein Leben vor einer anderen Person auszubreiten, so kann hier vielleicht das Bedürfnis einer Lebensbilanz gesehen werden. Sehr häufig können Sie aber erleben, dass in Biografiearbeit eine Form der Beschreibung einer früheren Person gesehen wird. Die meisten Biografien im stationären Pflegebereich enden z. B. mit dem Heimeinzug. Das bedeutet, dass der neue Pflegeheimbewohner sich nicht weiterentwickelt bzw. sich verändert. Wenn jetzt der neue Bewohner z. B. aufgrund einer fortgeschrittenen Demenz selber keine Auskunft geben kann, tun dieses in der Regel seine Angehörigen.

Level 1

Sollte Ihre Einrichtung mit einem Biografiebogen arbeiten, so lassen Sie doch einmal Ihren Partner, Ihre Kinder oder Ihre Eltern diesen Bogen ausfüllen – nein, nicht für sich selbst, sondern für Sie. Schauen Sie, wie diese Personen Sie einschätzen. Jetzt überlegen Sie, wie es Ihnen ergehen mag, wenn diese Informationen in den täglichen Pflege- und Betreuungsprozess einfließen würden. Gut, dass nur so wenig von den vielen Daten „am Waschlappen" ankommen.

Eine Möglichkeit, knapp und übersichtlich relevante biografische Daten darzustellen, ist das Genogramm. Hierbei handelt es sich um einen „Stammbaum", der allerdings Verbindungslinien enthält, die etwas über die Qualität der Beziehung zwischen den dargestellten Personen aussagen. Optimal ist es, wenn Sie das Genogramm mit dem zu Pflegenden zusammen anlegen. Hier erfahren Sie dann aus erster Hand, welche Personen im Leben des Patienten/

Bewohners eine wesentliche Rolle spielten und wie er „inhaltlich" zu diesen Menschen steht/ stand.

Spannend sind die kleinen Anekdoten die zwangsläufig beim Erstellen des Genogramms erzählt werden. Hier bekommen Sie nämlich genau die Informationen, die eine Bedeutung haben für den zu Pflegenden.

Eine zusätzliche Möglichkeit ergibt sich für Ihre Angehörigenarbeit dahingehend, wenn Sie in deren Rahmen ein Genogramm erstellen. Zum einen können Sie zusammen z. B. mit der Tochter das Genogramm für die Mutter erstellen (falls diese es aufgrund einer fortgeschrittenen Demenz nicht mehr selber kann). Auf der anderen Seite können Sie aber auch ein Genogramm erstellen aus der Perspektive der Tochter – soll bedeuten: Die Tochter steht im Mittelpunkt der Betrachtung und erfährt auf diese Weise Wertschätzung, Aufmerksamkeit und Zuwendung.

Mit dieser Schritt-für-Schritt-Anleitung erstellen Sie ein Genogramm

Schritt 1: Organisieren Sie sich Zeit und Raum

Haben Sie das O.K. des zu Pflegenden für das Erstellen eines Genogramms, dann planen Sie mindestens eine halbe Stunde Zeit ein. Organisieren Sie sich hierzu einen ruhigen und ungestörten Platz. Bereiten Sie einen Papierbogen von mindestens DIN A4 (besser DIN A3) vor und einen Stift.

Schritt 2: Platzieren Sie den zu Pflegenden in die Mitte des Blattes

Ist der Betroffene ein Mann, so wird er in der Mitte des Blattes, was Sie quer gelegt haben, mit einem Quadrat aus Doppellinien eingezeichnet (siehe Beispiel). Frauen werden mit einem Kreis symbolisiert - ebenfalls in Doppellinie.

Schritt 3: Erstellen Sie jetzt einen Stammbaum

Jetzt tragen Sie die nächsten Angehörigen in das Genogramm ein. Erst die Geschwister, dann die Eltern, die Kinder und den Partner. Beachten Sie, dass die Elterngeneration über der betreffenden Person steht. Hingegen stehen die Geschwister und der Partner auf gleicher Ebene. Die Kinder stehen unter der betreffenden Person. Gibt es mehrere Partner, so stehen sie alle auf einer Ebene (bei Liz Taylor müssten Sie das Blatt zur Seite erweitern, da sieben Ehemänner). Jetzt tragen Sie noch die Großeltern ein und, wenn vorhanden, die Urenkel.

Wichtig ist, dass Sie nur die Personen eintragen, die eine Bedeutung haben/hatten für den Betreffenden (im positiven, wie negativen Sinne).

Versehen Sie die Männer wieder mit Quadraten und die Frauen mit Kreisen. Setzen Sie die Vornamen zu dem jeweiligen Symbol, das Geburtsjahr und gegebenenfalls das Todesjahr.

Schritt 4: Ziehen Sie Verbindungslinien zwischen den dargestellten Personen

Jetzt wird es interessant, denn nun ziehen Sie mit dem zu Pflegenden zusammen Verbindungslinien zwischen den aufgezeichneten Personen. Hier haben die Linien verschiedene

Bedeutungen (siehe Legende). Eine einfach Linie bedeutet: loser Kontakt. Eine Doppellinie bedeutet: Enger positiver Kontakt. Hingegen eine Doppellinie mit mittiger gezackter Linie: Problematischer Kontakt. Diese Linien werden auch zwischen den Personen gezogen, die schon längst tot sind.

Schritt 5: Lassen Sie den Betroffenen seine Anekdoten erzählen

Während das Genogramm erstellt wird, erzählt der Betroffene seine Lebensgeschichten und Anekdoten. Hierbei erfahren Sie spannende Dinge aus seinem Leben. Auch stellt er sich in Beziehung zu seinen Familienangehörigen, sodass Sie hier schon einmal erkennen können, wo möglicherweise Schwierigkeiten für die Pflege- und Betreuungssituation entstehen können.

Schritt 6: Überführen Sie das Genogramm in Ihre Dokumentation

Wenn der Betroffene Ihnen sein O.K. Dazu gibt, überführen Sie das Genogramm in die Patienten- bzw. Bewohnerdokumentation. Überlegen Sie mit Ihrem Team zusammen, wer alles in diese (manchmal intimen) Informationen schauen darf. Hier kann es ratsam sein, neben Ihrer allgemeinen Biografie vielleicht eine Geheimnisbiografie anzulegen, in welche dann nur die Bereichsleitung und die Bezugspflegekraft schauen dürfen.

Nutzen Sie das Genogramm, um Ihre Biografiearbeit zu ergänzen.

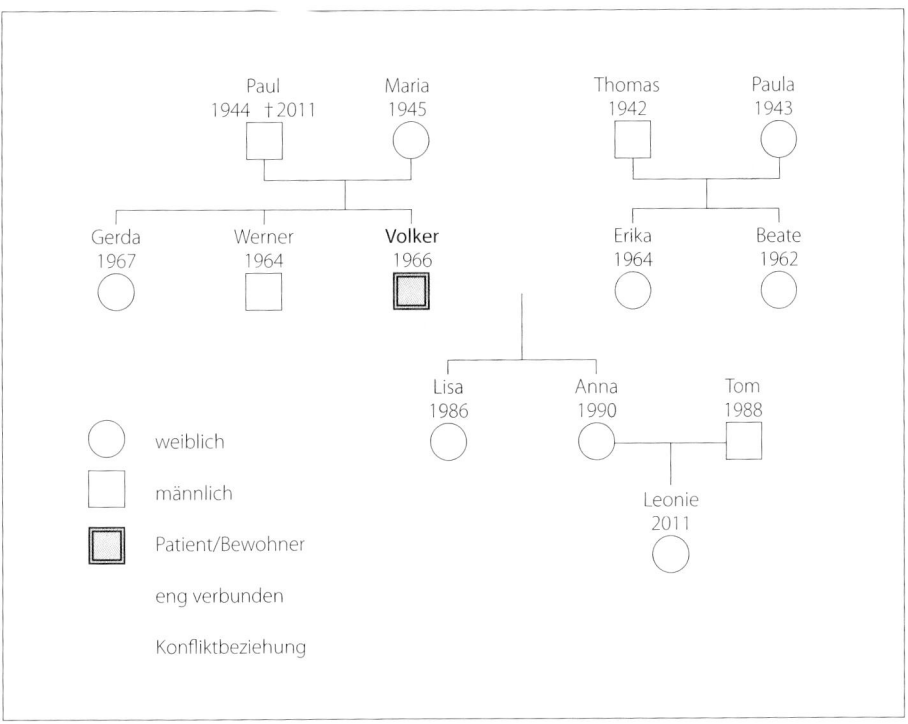

Erstellen Sie ein eigenes Genogramm für sich.

Entweder Sie erstellen ein eigenes Genogramm für sich selbst oder Sie führen dieses als Übung mit einer Kollegin/Mitschülerin Ihres Vertrauens durch. Beachten Sie im Nachhinein, wenn das Genogramm fertig erstellt ist, wie viele zusätzliche Informationen Sie Ihrem Gesprächspartner noch erzählt haben.

Diskutieren Sie dann, ob das Genogramm Ihre Biografiearbeit ergänzen kann.

Weitere Formen der Angehörigenarbeit

Es gibt zahlreiche Varianten, wie Sie Angehörige in Ihr Pflege- und Betreuungsprogramm einbinden können. Zu Beginn Ihres Auftrags, also z. B. nach Heimeinzug, macht es Sinn, in die Angehörigenarbeit viel Zeit zu investieren. Wenn Angehörige sich angenommen und in der Einrichtung willkommen fühlen, ist eine Kooperation mit ihnen gut möglich. Jetzt haben Sie auch die Möglichkeit, Angehörige in Ihr Palliativkonzept einzubeziehen.

Nachfolgend sind noch weitere fünf Varianten aufgeführt, die Sie nutzen können, um Ihre Angehörigenarbeit zu optimieren.

a) Bezugspflege für Angehörige

Üblicherweise wird das Bezugspflegesystem auf den zu Pflegenden zugeschnitten. Haben Sie es allerdings mit Angehörigen zu tun, die sehr viel Aufmerksamkeit (also auch Energie durch das Team) fordern, sollten Sie sich frühzeitig auf diesen Angehörigen einstellen. Hier ist es ratsam, dass ein Mitarbeiter sich intensiv in den ersten Wochen auf den neuen Angehörigen einlassen kann. Er sollte dann auch die Belastungen des Angehörigen erheben und mit ihm das Gespräch über Sterbebegleitung und Palliativversorgung führen. Auf diese Weise entsteht eine engere Beziehung zu diesem Mitarbeiter.

b) Themenabende

Bieten Sie Themenabende für Angehörige und Interessierte an. Entweder Sie gestalten den Abend inhaltlich selber, oder Sie laden sich einen Referenten zum Thema ein. Hier bieten sich die Hospizinitiative, ein ortsansässiger Palliativmediziner, ein Rechtsanwalt (z. B. zum Thema Patientenverfügung) oder ein Bestatter (z. B. zum Thema Bestattungsvorsorge) an. Wichtig ist, dass Sie den Abend eng an diesem Thema ausrichten, damit Angehörige das Forum nicht als „allgemeine Meckerstunde" nutzen.

c) Angehörigenstammtisch bzw. Selbsthilfegruppe

Wenn Angehörige sich regelmäßig über ihre Belange, Sorgen und Probleme austauschen können, kann das ebenfalls entlastend wirken. Insbesondere das Erleben „ich bin nicht allein" steht hier im Vordergrund. Eine Selbsthilfegruppe oder ein Angehörigenstammtisch kann aus einem Themenabend heraus entstehen. Weisen Sie auf die Möglichkeit des regelmäßigen Treffens hin und lassen Sie eine Namens- und Telefonliste herumgehen für die Interessierten. Bieten Sie jetzt regelmäßig (ca. alle 4 Wochen) in den frühen Abendstunden ein ca.

2-stündiges Treffen an, das durch einen Mitarbeiter moderiert wird. Ganz nebenbei wird sich dieses Angebot auch in Ihrer Gemeinde herumsprechen, sodass hierin eine gute Werbung für Ihre Einrichtung stecken könnte.

d) Sprechstunden für Angehörige

Insbesondere in skandinavischen Pflegeeinrichtungen hat sich dieses Angebot bewährt. Hierzu ist es notwendig, dass Sie einen festen Termin in der Woche anbieten können, zu dem der Angehörige sich anmelden kann. Jetzt können alle relevanten Inhalte mit ihm abgesprochen werden. Der Vorteil liegt klar auf der Hand, Sie können einen aktuellen Gesprächsbedarf ablehnen mit dem Verweis auf diese Sprechstunde.

e) Das Angehörigentelefon

Ähnlich wie die Sprechstunde für Angehörige ist das Angehörigentelefon organisiert. Hier können Angehörige in einem festen Zeitabschnitt ihre Sorgen und Probleme telefonisch mit einem Angehörigen absprechen. Vor allem für den ambulanten Bereich bietet sich dieses Angebot an, da häufig ein pflegender Angehöriger die Häuslichkeit nicht verlassen kann, da ansonsten niemand auf den zu Pflegenden aufpassen kann.

Level 3

Welches Angebot passt zu Ihrer Einrichtung?

Bitten Sie Ihre Leitung, eine Arbeitsgruppe gründen zu dürfen. Das Treffen dieser Arbeitsgruppe ist selbstverständlich Arbeitszeit. Haben Sie das O.K. durch die Leitung, sollten Sie überlegen, welche Form der strukturierten Angehörigenarbeit zu Ihrer Einrichtung passen könnte. Überlegen Sie, welche Ressourcen (zeitlich und personell) Ihnen zur Verfügung stehen. Lassen Sie sich auch Argumente einfallen, die Ihre Leitung von dem jeweiligen Angebot überzeugen könnte. Sehen Sie dieses Angebot auch betriebswirtschaftlich, soll heißen, an welcher Stelle profitiert Ihre Einrichtung von diesem Angebot? Erstellen Sie dann ein Konzept für diese strukturierte Angehörigenarbeit und unterbreiten Sie dieses Ihrer Leitung.

Kapitel 7

Sterbebegleitung und Sterbegeleit

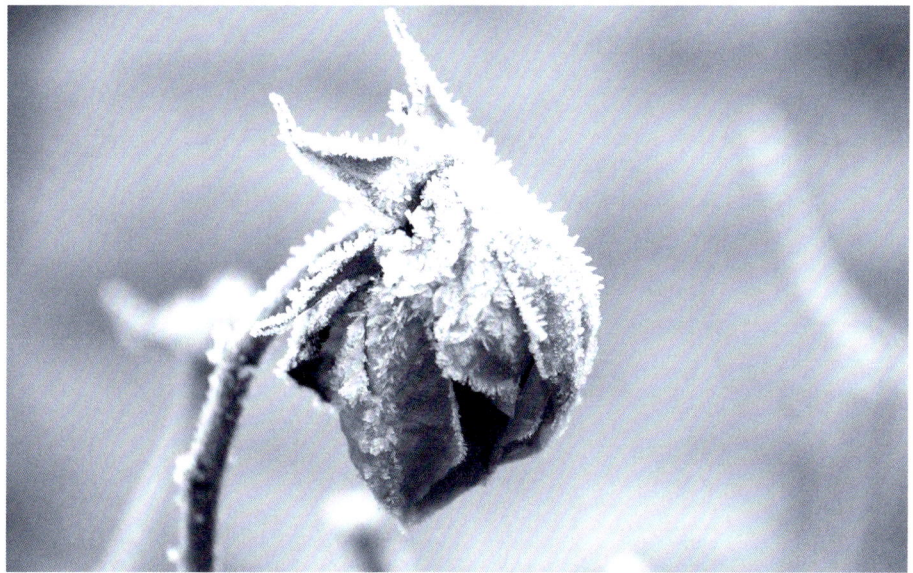

Schon in Kapitel 2 sind Sie gebeten worden, sich über das eigene Sterben Gedanken zu machen. Vielleicht haben Sie die Übung zu Beginn nicht durchgeführt – schauen Sie doch einmal, ob jetzt der richtige Moment dafür ist (siehe Seite 29) – thematisch würde es auf jeden Fall gut hierhin passen.

Erwarten Sie in diesem Kapitel nicht, dass Sie eine „Bauanleitung" für das richtige Sterben bekommen. Sterben nach Standard geht nicht! Was wir allerdings organisieren können, ist die Individualität des Sterbens. Ist das kein Widerspruch?

Sollten Sie die Übung in Kapitel 2 zum eigenen Sterben durchgeführt und sollten Sie sich mit Ihren Kollegen oder Mitschülern hierüber ausgetauscht haben, werden Sie bemerken, dass Sie alle ganz eigene Wünsche und Bedingungen für Ihr Sterben benennen können. Jetzt gilt es diese Bedingungen auch konkret umzusetzen bzw. zu organisieren. Dabei sollte aber niemals vergessen werden, dass das, was Sie jetzt zu Ihrem Sterben äußern, dann, wenn es soweit ist, ganz anders sein kann. „Ja, warum soll ich mir denn dann jetzt schon einmal den Kopf darüber machen?" werden Sie berechtigt fragen. Weil es der Bewusstmachung eigener Wünsche und Bedürfnisse dient. Selbstverständlich können sich diese auch ändern – Sie können diese Wünsche und Bedürfnisse dann aber eher und leichter formulieren. Wir lernen zunehmend das „Unberührbare" zu benennen.

Unterstützen Sie die Lebensbilanz

Wenn Menschen wissen, dass sie in naher Zukunft sterben werden, führen sie oftmals eine Lebensbilanz durch. Hier wird das bisher gelebte Leben in zwei Waagschalen gelegt. In die eine kommen alle positiven Ereignisse und in die andere die negativen. Jetzt schaut der Sterbende, welche Gesamtbilanz er anstellen kann. Untersuchungen zeigen: Ist die Gesamtbilanz positiv, stirbt es sich leichter!

für den Unterricht   Level 2

Schauen Sie sich Ihr bisher gelebtes Leben an. Nehmen Sie sich hierzu ein Blatt Papier und falten Sie dieses der Länge nach in der Mitte. Schreiben Sie nun auf die eine Seite alle positiven Ereignisse aus Ihrem Leben. Mit den negativen Erlebnissen tun Sie dieses auf der anderen Seite. Klappen Sie das Blatt jetzt auf, sodass beide Listen nebeneinanderstehen. Welches Vorzeichen würden Sie Ihrem bisherigen Leben geben? Besprechen Sie Ihre Lebensbilanzen mit einer Kollegin Ihres Vertrauens.

Auch Ihre Patienten und Bewohner stellen eine Lebensbilanz auf. Daher ist es wichtig, dass Sie so lange es geht, sich die biografischen Inhalte durch den zu Pflegenden schildern lassen. Immer wieder werden Sie dann zwar von manchen Angehörigen gesagt bekommen, dass das eine oder andere Ereignis eigentlich ganz anders war, aber hier geht es nicht um Objektivität. Biografiearbeit ist eine subjektive Sichtweise auf das gelebte Leben. Hierbei verändern wir Menschen unsere eigene Biografie im Nachgang. Selbst Ereignisse, die damals schlimm und kaum auszuhalten waren, werden nun mit viel zeitlicher Distanz anders gewertet und gewichtet. Bei dieser Wertung und Gewichtung können wir dem zu Pflegenden behilflich sein.

Schritt-für-Schritt-Anleitung für die Unterstützung eines Lebensbilanz-Gesprächs

Schritt 1: Organisieren Sie sich Zeit und Raum

Tragen Sie Sorge dafür, dass Sie mit dem zu Pflegenden ungestört sind. Schalten Sie Ihr Handy aus und hängen Sie im stationären Bereich ein Schild mit „Bitte nicht stören" an die Tür. Führen Sie das Gespräch außerhalb der Kernarbeitszeit.

Schritt 2: Erläutern Sie dem zu Pflegenden Ihr Vorhaben

Zeigen Sie auf, dass das Gespräch primär die Funktion für den Betroffenen hat, schwierige Lebensabschnitte zu betrachten. Dabei ist das Gespräch eine Hilfestellung für den zu Pflegenden. Er soll Entlastung finden durch Nacherleben und eventuell eigene Umdeutung dieser Lebenssequenzen. Erst an zweiter Stelle stehen die Daten für Ihre Biografiearbeit. Diese darf niemals Selbstzweck sein („Ich muss noch die Biografie von Frau Müller ausfüllen, ansonsten gibt es Ärger mit der PDL bzw. mit dem MDK").

Schritt 3: Setzen Sie sich mit dem zu Pflegenden in ein imaginäres Kino

Für das eigentliche Gespräch setzen Sie sich mit dem zu Pflegenden in ein gedachtes Kino. Er erzählt Ihnen nun seinen Lebensfilm. Sie schauen also imaginär mit dem Betroffenen Episoden aus seinem Leben an. Und genau wie im Kino „quatschen" Sie nicht dazwischen.

Schritt 4: Lassen Sie sich Lebensepisoden erzählen

Primär geht es bei diesen Gesprächen darum, dass der zu Pflegende (wenn er es denn wünscht) auf bestimmte Abschnitte seines Lebens blickt. Dieses geschieht dann narrativ (bedeutet, dass er frei und ungelenkt erzählen soll), sodass Sie erst einmal nur zuhören sollen. Welchen Abschnitt seines Lebens der zu Pflegende Ihnen erzählen möchte, soll er selbst entscheiden.

Schritt 5: Fragen Sie behutsam nach

Hat der Betroffene wesentliche Teile seines Lebensabschnittes erzählt, dürfen Sie behutsam Verständnisfragen stellen:

Was haben Sie dabei empfunden?

Wie fühlt sich das jetzt im Nachhinein an?

Wie fühlen Sie sich damit, dass Sie mir das erzählt haben?

Was können Sie dem Ereignis jetzt im Nachhinein Gutes abgewinnen?

Wie hat das geschilderte Ereignis Ihr Leben beeinflusst?

Wobei fühlen Sie im Nachhinein immer noch Verbitterung, Wut, Ärger oder Trauer?

Schritt 6: Übertragen Sie wesentliche Daten in Ihre Biografie

Holen Sie sich die informierte Zustimmung des zu Pflegenden ein, wesentliche Daten in die Biografie überführen zu dürfen. Lassen Sie Ihren zu Pflegenden lesen, was Sie über das Gespräch geschrieben haben. Zeigen Sie aber auch auf, wer alles das Geschriebene lesen darf. Bei sehr intimen Details ist es ratsam, eine sogenannte Geheimnisbiografie anzulegen, in die dann nur wenige ausgewählte Personen Einsicht haben.

Schritt 7: Zeigen Sie weiterhin Gesprächsbereitschaft

Wichtig ist, dass Sie es nicht bei diesem einen Gespräch belassen. Gehen Sie davon aus, dass auch bei Ihrem Patienten bzw. Bewohner noch viele Eindrücke nachwirken werden. Bitten Sie daher auch Ihre Kollegen achtsam zu sein für emotionale Nachwirkungen bei dem zu Pflegenden. Machen Sie deutlich, dass Sie weiterhin für Gespräche zur Verfügung stehen.

Kommunikationsmodelle, die helfen können

Nicht alle Menschen möchten über ihr Sterben sprechen. Schon in Kapitel 5 haben Sie anhand der Kruse-Untersuchung erkannt, dass zumindest Personen, die in Verlaufsform 4 aufgeführt waren, nicht über ihr Sterben sprechen möchten bzw. können. Ob es sich besser stirbt, wenn man das Sterben und den Tod zum Thema macht, können wir von außen betrachtet nicht beurteilen. Jeder scheint doch so zu sterben, wie er zuvor gelebt hat. Auch haben das Verdrängen und Verleugnen wichtige psychische Funktionen. Sie schützen uns. Daher kann nur der zu Pflegende selber entscheiden, wie er mit seinem Sterben verfahren möchte.

Es hat sich gezeigt, dass ein bestimmter Kommunikationsrahmen behilflich sein kann, wenn der zu Pflegende mit einem vertrauten Menschen über das Sterben sprechen möchte. Hier steht vor allem die personzentrierte Kommunikation nach Carl Rogers zur Verfügung. In seinen drei Therapeutenvariablen gibt er uns eine wichtige Orientierung für die Haltung, mit der wir einem Sterbenden entgegentreten können. Folgende Haltung empfiehlt Carl Rogers:

Therapeutenvariablen:
- **Empathie** (einfühlendes Verstehen und dessen Verbalisierung)
- **Wertschätzung/Akzeptanz** (bedingungslos den anderen annehmen – keine Bewertung seines Denkens, Fühlens, Handelns und Sprechens)
- **Kongruenz** (Echtheit – Authentizität – verbale und nonverbale Übereinstimmung der Haltung, mit der ich dem Betroffenen entgegentrete)

Ebenfalls von Carl Rogers ist das Aktive Zuhören. Hier liegt eine Grundlage für das gegenseitige Verstehen vor. Es bedeutet:
- Der Sender sendet eine Botschaft.
- Der Hörer gibt die Botschaft mit eigenen Worten zurück.
- Der Sender korrigiert, falls er falsch verstanden wurde.
- Der Hörer gibt die korrigierte Botschaft zurück.
- Der Sender stimmt zu.
- Auf diese Weise entsteht Verstehen.

Unterstützung beim aktiven Zuhören:
- Türöffner (die erste Geste: „Was kann ich für Sie tun?")
- Passives Zuhören (den anderen aussprechen lassen; sich ruhig verhalten)
- Aufmerksamkeitsreaktionen (anschauen, Kopfnicken, zugewandt sein)

Eigentlich ist Verstehen fast gar nicht möglich, da Kommunikation so schrecklich kompliziert ist. Schon Schulz von Thun hat in seinem „berühmten" vier-Ohren-Modell deutlich gemacht, dass wir fast keine Chance haben uns zu verstehen. Denn die Botschaft des Senders kann vier verschiedene Ebenen haben:
- **Sachebene:** Um was geht es?
- **Appellebene:** Was will ich von dem anderen?

- **Beziehungsebene:** Wie stehen wir zueinander?
- **Selbstoffenbarungsebene:** Was gebe ich von mir preis?

Die Schwierigkeit kommt dann noch zustande, wenn jetzt der Empfänger mit vier Ohren die jeweilige Botschaft hört:
- **Sachohr:** Um was geht es dem anderen?
- **Appellohr:** Was soll ich tun?
- **Beziehungsohr:** Wie steht der Sender zu mir?
- **Selbstoffenbarungsohr:** Was teilt mir der andere von sich mit?

Jetzt merken Sie, warum Verstehen fast gar nicht möglich sein kann. Eigentlich müssten wir ständig bei unserem Gegenüber im Sinne des Aktiven Zuhörens nachfragen, ob wir ihn denn auch wirklich richtig verstanden haben. Alltagskommunikation wird auf diese Weise sehr langatmig. Auch kann es uns passieren, dass ein fachkundiger Gesprächspartner irgendwann zu viel von diesem Kommunikationsstil hat und sagt: „Hör bitte auf mich anzurogern und rede ganz normal mit mir".

Breaking bad news – Wie bringe ich es nur rüber?

Wann beginnt eigentlich Sterbebegleitung? Eigentlich dann schon, wenn eine Diagnose mit absehbar tödlichem Ende übermittelt wird. Aus diesem Grund ist es wichtig, dass Ärzte eine Diagnose verständlich, einfühlsam und in dem Maße ihrem Patienten übermitteln, wie er sie verstehen kann und vom Umfang her aushalten kann.

Es ist noch gar nicht so lange her, dass Ärzte lieber den Angehörigen die Diagnose z. B. Krebs mitteilten, damit sie dann dem Patienten diese Diagnose mitteilen. Oftmals ließ man den Patienten dadurch sehr lange im Ungewissen. Wiederum ist belegt, dass viele Patienten allerdings ihre Diagnose und Prognose ahnten, ohne jedoch aufgeklärt zu werden. Der Dichter Theodor Storm hat diese Ahnung des eigenen Sterbenmüssens in einem Gedicht niedergeschrieben:

> *Ein Punkt nur ist es, kaum ein Schmerz,*
> *nur ein Gefühl – empfunden eben,*
> *und dennoch spielt es stets darein,*
> *und dennoch stört es dich zu leben.*
>
> *Wenn du es anderen schildern willst,*
> *so kannst du es nicht in Worte fassen,*
> *du sagst dir selbst – es ist nichts,*
> *und dennoch will es dich nicht lassen.*
>
> *So seltsam fremd wird dir die Welt,*
> *und leis verlässt dich alles Hoffen,*

bis du es endlich – endlich weißt,
dass dich des Todes Pfeil getroffen.

Insbesondere die letzten beiden Zeilen machen es deutlich, dass die meisten Patienten über ihre Diagnose aufgeklärt werden möchten. Wenn sie die Diagnose und Prognose wissen, schwindet der Druck. Um diese Tatsache wussten viele Ärzte und gingen daher in einer späteren Phase dazu über, dem Patienten selber die Diagnose schonungslos, offen und unvermittelt vor den „Kopf zu knallen".

---

für den Unterricht Level 1

Überlegen Sie doch einmal für sich, ob Sie von Ihrem Arzt wissen möchten, wie es wirklich um Sie steht. Sollten Sie gegebenenfalls eine todbringende Krankheit in sich haben, möchten Sie das wissen? Wie sollte Ihr Arzt Ihnen die Diagnose vermitteln? Waren Sie vielleicht sogar schon einmal in so einer Situation? Wie ist Ihnen die Botschaft übermittelt worden? Was hätten Sie sich lieber gewünscht?
Suchen Sie sich jetzt, nachdem Sie die Fragen beantwortet haben, eine Kollegin bzw. Mitschülerin Ihres Vertrauens und tauschen Sie sich über Ihre Antworten aus.

In Gesprächen mit Ärzten können Sie sehr häufig hören, dass sie im Rahmen ihres Studiums nicht auf das Übermitteln einer Diagnose vorbereitet worden sind. Oftmals haben sie sich das Verhalten der älteren Kollegen abgeschaut oder sie haben es durch das „Stationsleben" lernen müssen z. B. im Krankenhaus. Im Rahmen einer Schulung über die Ärztekammer Nordrhein hat mir eine Hausärztin folgendes berichtet:

„Ich war damals Ärztin im Praktikum an einem Krankenhaus. Im Studium war das Übermitteln einer Diagnose oder das Eintreten des Todes kein Thema. Ich war also überhaupt nicht vorbereitet. Als dann auf unserer Station ein Kind reanimiert werden sollte, was uns nicht gelang, sagte der Stationsarzt zu mir, dass ich den Eltern, die damals vor der Tür warteten, den Tod des Kindes mitteilen sollte. Er verschwand ganz schnell aus dem Zimmer. Ich wusste nicht, wie ich den Eltern das mitteilen sollte. Gott sei Dank war eine ältere gestandene Pflegefachkraft bei mir, die mir in diesem Gespräch zur Seite gestanden hat. Ich weiß nicht, ob ich das ohne sie geschafft hätte".

Hier zeigt sich, wie brutal das System Medizin mit seinen eigenen Mitarbeitern umgeht.
Im Rahmen der Palliativmedizin hat in den letzten Jahren ein Modell Einzug gehalten, das Ärzten erleichtern soll, dem Patienten eine Diagnose besser zu vermitteln, das SPIKES-Modell. Das Modell klärt folgende Fragen:
- Was weiß der Patient über seine Situation?

- Wie kann ich medizinische Fakten übermitteln ohne die Bedürfnisse des Patienten zu übersehen?
- Wie kann ich Unterstützung signalisieren?
- Wie kann ich mit dem Patienten einen Behandlungsplan entwickeln?

Sehen Sie in diesem 6-schrittigen Modell, wie heutzutage eine Diagnose durch den Arzt vermittelt werden sollte. Schauen Sie einmal, mit wie viel Achtsamkeit und Vorsicht dieses geschehen kann.

Die 6-schrittige Methode SPIKES

1. Schritt: Setting – Schaffen Sie eine geeignete Umgebungsbedingung/Atmosphäre
- Geschützte Umgebung
- Keine störenden Einflüsse (z. B.: Handy aus, Radio+TV aus, „Schild: Bitte nicht stören" an die Tür") und Unterbrechungen vermeiden
- Wenn gewünscht Bezugspersonen mit einbeziehen
- Hinsetzen (keine Hindernisse zwischen den Personen)
- Blickkontakt ermöglichen

2. Schritt: Perception – Erheben Sie den Wissensstand/Ahnungen des Patienten
- Nutzen Sie offene Fragen, wenn Sie den Wissenstand erheben (z. B.: „Was wissen Sie schon über Ihre medizinische Situation?" oder „Warum glauben Sie, habe ich die Untersuchung bei Ihnen durchführen lassen?").
- Erfassen Sie Missverständnisse.

3. Schritt: Invitation – Erfragen Sie den Informationsbedarf und die Bereitschaft des Patienten
- Versuchen Sie einzuschätzen, wie viel der Patient erfahren möchte.
- Schätzen Sie die Bereitschaft des Patienten ein, die schlechte Nachricht aufzunehmen.
- Lassen Sie sich dabei nicht durch das Schweigen und die scheinbare Indifferenz des Patienten täuschen.
- Fragen Sie: „Wie soll ich Ihnen die Untersuchungsergebnisse mitteilen? Möchten Sie, dass ich Ihnen die Ergebnisse genau erläutere? Soll ich die Ergebnisse nur kurz vorstellen und dann mit Ihnen den weiteren Behandlungsplan besprechen?"

4. Schritt: Knowledge – Geben Sie so viele Informationen, wie der Patient erhalten möchte
- Geben Sie nun so viel Informationen, wie der Patient erhalten möchte.
- Wählen Sie einen Sprachgebrauch, den der Patient verstehen kann.
- Warnen Sie den Patienten vor der schlechten Nachricht: „Es tut mir sehr leid, aber ich muss Ihnen leider mitteilen, dass…." oder: „Ich habe unangenehme Informationen für Sie, denn …", „Ich bedauere, dass ich Ihnen leider mitteilen muss, dass …".
- Geben Sie Informationen in kleinen Portionen.

- Benutzen Sie keine technischen Begriffe (eher streuen als metastasieren).
- Lassen Sie dem Patienten nach jeder Information Zeit, das Gesagte emotional und rational zu erfassen.
- Lassen Sie Zwischenfragen zu.
- Vermeiden Sie zu viel Direktheit („Die Prognose ist schlecht, Sie haben maximal noch 3 Monate zu leben").
- Vermeiden Sie den Begriff „austherapiert".

5. Schritt: Exploration of emotions - Erfassen Sie die Emotionen des Patienten und sprechen Sie diese an
- Spiegeln Sie die Emotionen des Patienten.
- Zeigen Sie, dass der Patient seine Emotionen ausdrücken darf.
- Seien Sie empathisch und zeigen Sie Bereitschaft zur Unterstützung.

6. Schritt: Strategy and Summary –- Planen Sie weitere Schritte und fassen Sie die wesentlichen Ergebnisse zusammen
- Wenn der Patient dazu in der Lage ist …
- Der Patient soll seine Ängste äußern.
- Ermutigen Sie den Patienten seine Ungewissheit auszusprechen.
- Erläutern Sie mit ihm die weiteren Behandlungsoptionen.
- Bieten Sie einen zeitnahen nächsten Gesprächstermin an.

Aus: Weber, M. et al: Kommunikation in der Palliativmedizin, in: Der Onkologe, Heft 4/2005, S. 384 – 391.

Die Symbolsprache Sterbender

Da es uns schwer fällt, das Sterben direkt ins Wort zu nehmen, nutzen Sterbende oftmals symbolhafte Formulierungen. Es liegt dann an dem Gesprächspartner, die benutzten Begriffe und Formulierungen zu interpretieren. Immer wieder können Sie erleben, dass Sterbende davon sprechen:
- dass das Geld nicht mehr reicht (Geld ist ein Symbol für Leben)
- dass der Garten noch gerichtet werden muss (unerledigte Dinge müssen abgeschlossen werden)
- dass der Schreibtisch noch nicht aufgeräumt ist (Wichtiges muss noch erledigt werden)
- dass die Flügel schwer werden (die Kraft schwindet)
- etc.

Nichtsdestotrotz gibt es aber auch viele Menschen, die sich eben nicht bewusst mit dem Sterben auseinandersetzen wollen und daher ganz konkrete Pläne machen für eine Reise. Zu fragen bleibt dann, ob die Reisepläne ein Symbol sind für das „Sich-auf-den-Weg-Machen" oder ist es eine psychische Abwehrleistung (Verdrängung), um sich nicht mit dem Faktum Sterben beschäftigen zu müssen. Im Sinne des „Aktiven Zuhörens" (Kapitel 7) könnten Sie jetzt den gemeinten Sinn des Gesagten erfragen. Problematisch ist dabei allerdings, ob diese

Direktheit nicht das Gespräch eher beenden wird. Denn die direkte Benennung einer Bedeutung erschreckt viele Menschen, die nicht gewohnt sind offen zu sprechen.

Übung (bitte nicht ganz ernst nehmen): Fragen Sie doch einmal beim 80. Geburtstag Ihrer Großmutter, wenn die gesamte Familie versammelt ist, wie lange Ihre Oma noch gedenkt zu leben. Fragen Sie, ob sie sich schon einmal Gedanken gemacht hat über ihr Sterben.

Allein das Darüber-Nachdenken löst bei dem Anhänger des schwarzen Humors ein Schmunzeln aus. Hingegen der Zartbesaitete den Autor für einen unsensiblen Spinner hält.

Was dieses kleine Gedankenspiel aber deutlich macht ist, dass wir in der modernen Gesellschaft nicht gelernt haben, öffentlich über das Sterben im Angesicht eines Betroffenen zu sprechen. Wir halten es für unschicklich, mit einem Menschen über das Sterben zu sprechen, den es mit großer Wahrscheinlichkeit bald „erwischen" wird. Diese Unsicherheit hat der Sterbende selber auch. Daher benutzt er Symbole, um seinen Gesprächsbedarf formulieren zu können. Es liegt also an Ihnen als Gesprächspartner herauszufinden, was der Betroffene z. B. mit einer Metapher (z. B. schwarzer Vogel) ausdrücken wollte.

Was tun?

Wie geht denn nun Sterbebegleitung? Keine Ahnung – ich kenne ja nicht das jeweilige Regiebuch. Denn hier liegt Ihre Hauptaufgabe. Sie müssen herausfinden, was der jeweilige Sterbende sich wünscht und was er benötigt. Ihre Haltung ist dabei: achtsam und suchend zu sein. Soll bedeuten: Sie machen dem Sterbenden Angebote (und Ruhe ist auch ein Angebot) und schauen, ob er Ihr Angebot annimmt oder ablehnt. Wichtig ist, dass Sie seine Wohlbefindens-Reaktionen wahrnehmen, nachdem Sie ihm Ihr Angebot unterbreitet haben. Die Erfahrung zeigt, dass auch hier folgendes Prinzip Geltung hat: Weniger ist manchmal mehr!

Auch wenn Sie im Vorfeld die Wünsche Ihres Patienten/Bewohners zum Sterben erhoben haben, können sich diese in der aktuellen Situation bei ihm verändert haben. „Kleben" Sie daher nicht an Ihren aufgezeichneten Daten – schauen Sie, was jetzt benötigt wird.

Wichtig ist, dass Sie erkennen, wenn der Sterbende unter belastenden Symptomen leidet. Hierin liegt Ihr Hauptaugenmerk (mehr dazu in Kapitel 9) als Pflegefachkraft.

Ebenfalls werden Sie merken, dass Angehörige Sie bedrängen werden, was man denn noch alles tun kann. Hier müssen Sie sich auf eine Gradwanderung einstellen. Geben Sie Angehörigen kleine „sinnvolle" Aufgaben (z. B.: spezielle Mundpflege – siehe Kapitel 9; die Stirn und Hände kühlen bzw. mit einem feuchten Lappen kleine Waschungen vornehmen; etwas vorlesen; kleine Leckereien vorbereiten und vorsichtig reichen etc.). Achten Sie aber darauf, dass diese Aufgaben den Sterbenden nicht zusätzlich belasten. Machen Sie daher auch Angehörige aufmerksam auf Wohlbefindensreaktionen des zu Pflegenden.

Sterbebegleitung bei Menschen mit fortgeschrittener Demenz

Schon in Kapitel 5 haben wir die Bedürfnisse sterbender Menschen mit Demenz thematisiert. Insbesondere bei fortgeschrittener Demenz ist davon auszugehen, dass der Betroffene nicht mehr um sein Sterben „weiß" (im kognitiven, rationalen und intellektuellen Sinne). Er weiß nicht, dass er stirbt. Mit Gewissheit werden viele körperliche Signale aber auch Angst und Unruhe in sein Leben im „permanenten Augenblick" hineinwirken. Auch nimmt er gewiss die emotionale Lage der Begleitpersonen auf – diese wird ihn womöglich sogar anstecken. Es ist anzunehmen, dass das Sterben auf der Gefühlsebene durch den Betroffenen wahrgenommen wird – zu fragen bleibt nur, ob er diese Emotionen „richtig" interpretieren kann. Soll heißen: Welche Bedeutung gibt der sterbende Mensch mit fortgeschrittener Demenz dem Gefühl, das er möglicherweise entwickelt?

Ansonsten gilt für die eigentliche Sterbebegleitung auch hier: Seien Sie achtsam und suchend!

Bei Menschen mit fortgeschrittener Demenz empfiehlt es sich, mit sogenannten Instrumenten zur Erfassung von Wohlbefinden zu arbeiten. Nein – Wohlbefinden lässt sich nicht messen, aber unsere Wahrnehmung lässt sich für Wohlbefindens-Äußerungen sensibilisieren. Auch gehen wir weg von der Leitlinie: Wir wissen schon, was gut für Sie ist! Somit lernen wir, dass auch ein Mensch mit fortgeschrittener Demenz die Regie für sein Pflege- und Betreuungsprogramm behalten kann.

Im Folgenden stelle ich Ihnen ein Instrument vor, das Mitarbeiter der stationären Altenpflege (Haus Abendfrieden in Oberhausen/Rheinland) entworfen und erprobt haben. Dankenswerterweise stellen Sie es dieser Publikation zur Verfügung.

Erfassungsbogen für das Wohlbefinden von Bewohnern mit Demenz (EWBD)

Bewohner: Datum:

Handzeichen MA: Aktivierung/Situation

Beobachtungsmerkmale:	vorher			nachher		
Der Bewohner …	-1	0	+1	-1	0	+1
… nimmt Kontakt zu anderen auf.						
… zeigt Freude und/oder Herzlichkeit.						
… zeigt Zuneigung und/oder Vertrauen (z. B. Hilfsbereitschaft).						
… nutzt Fähigkeiten /Ressourcen.						
… zeigt Wachsamkeit und/oder Aufmerksamkeit.						
… hat eine entspannte Mimik.						
… hat eine entspannte Körperhaltung.						
… hat eine entspannte Atmung.						
… zeigt Humor z. B. durch Lachen.						
… zeigt Aktivitätsbereitschaft.						
… bringt Wünsche, Bedürfnisse und Vorlieben zum Ausdruck.						
… zeigt keine Ängste.						
… äußert keine negativen Laute (z. B. Rufen, Schreien).						
… möchte nicht die Situation verlassen.						

Legende: - 1 = trifft nicht zu   0 = kann nicht beurteilt werden   +1 = trifft zu

Gesamtpunkte vorher: _____   nachher: _____

1. Bitte zählen Sie die Gesamtpunktzahl vor der Maßnahme zusammen: _____ Punkte
2. Führen Sie nun die Maßnahme durch und erheben Sie anschließend erneut den Punktwert: _____

Ist der Punktwert gestiegen?

☐ Ja

☐ Nein, er ist gesunken (Achtung Fallbesprechung!)

☐ gleich (überlegen, wie die Maßnahme angenehmer gestaltet werden kann)

Maßnahmen:

- Fallbesprechung
- Wie kann die Maßnahme verändert werden, sodass der Bewohner mit Wohlbefinden reagiert?
- Wie kann die Maßnahme auf ein Minimum reduziert werden, wenn Sie sich inhaltlich nicht verändern lässt?

Zur Erläuterung/Gebrauchsanweisung

Bei diesem Beobachtungsbogen geht es nicht darum, den jeweiligen Mitarbeiter zu bewerten, sondern darum zu schauen, welches Angebot am besten zu dem Bewohner passt.

Demenz für sich allein als Diagnose rechtfertigt nicht automatisch den Einsatz des EWBD, sondern nur die Unfähigkeit in der verbalen Kommunikation aufgrund einer Demenz. Solange es möglich ist, sollte immer die Selbsteinschätzung zum Wohlbefinden beim Bewohner eingeholt werden.

Aufbau und Wertung

Der EWBD hat verschiedene Kategorien, die Sie bei Bewohnern beobachten können. Diese Kategorien sind behilflich dabei, das Verhalten bei Wohlbefinden der Bewohner zu erfassen. Dabei können Sie die zu beobachtenden Parameter mit den Bewertungen ankreuzen:

  −1 = trifft nicht zu,
  　0 = kann nicht beurteilt werden und
  +1 = trifft zu

Abgleich vorher und nachher

Anhand der rechten Spalten können Sie die zu beobachtenden Kriterien vor und nach der angebotenen Intervention/Maßnahme bewerten. Anhand des Vergleichs beider Bewertungen wird dann der Effekt der Maßnahme deutlich.

Bewertung von außen

Optimal wäre es, wenn eine dritte Person, quasi von außen, den EWBD vor und nach der Intervention/Maßnahme ausfüllt. So kann sich die durchführende Person ganz auf den/die Bewohner/in konzentrieren.

Abzuleitende Maßnahmen

Aufgrund der erhobenen Werte sollte eine Fallbesprechung bei der Analyse behilflich sein, den Grund für das Unbehagen herauszufinden (z. B. Schmerz, Furcht, Umgebungsgeräusche etc.). Sollten Sie nach mehreren Beobachtungen zu dem Ergebnis kommen, dass ein Angebot (Maßnahme) nicht zu dem jeweiligen Bewohner passt, sollten Sie dieses dokumentieren und eine veränderte Maßnahme mit dem Bewohner mithilfe des EWBD austesten. Auch diese veränderte Maßnahme wird mit dem EWBD erhoben bis die Wohlbefindenswerte im positiven Bereich sind.

Zeitpunkt der Erhebung

Der EWBD wird ca. 2 – 4 Wochen nach Heimeinzug erstmalig eingesetzt. Zudem wird er anlassbezogen angewendet (bei einsetzenden herausfordernden Verhaltensweisen; nach KH-Aufenthalt). Ansonsten wird der EWBD alle 3 Monate angewendet bei verschiedenen Maßnahmen/Aktivitäten (z. B. Grundpflege, Essenreichen, Beschäftigung etc.).

Sterbebegleitung bei Menschen mit geistiger Behinderung

Schon in Kapitel 5 haben wir uns mit dem Todeskonzept bei Menschen mit geistiger Behinderung beschäftigt. Deutlich wird, dass das Todeskonzept davon abhängig ist, wie ausgeprägt die geistige Behinderung des jeweiligen Menschen ist. Soll bedeuten: Inwieweit kann ein Mensch mit geistiger Behinderung erfassen, was da mit ihm geschieht. Verfügt er über kein „reifes Todeskonzept" (siehe Kapitel 5), so ist hier eher ein „naives Todesverständnis" zu unterstellen. Nichtsdestotrotz machen aber auch diese Menschen Erfahrungen mit Verlusten. Auch sie erleben, dass z. B. Bewohner aus der Wohngruppe oder aus den Werkstätten nicht mehr da sind.

Leider sterben zurzeit immer noch viele Bewohner aus Wohnstätten für Menschen mit geistiger Behinderung im Krankenhaus. Daher entsteht in diesem Zusammenhang für das Krankenhaus ein geflügelter Begriff: Ort ohne Wiederkehr.

Ähnlich wie bei Menschen mit Demenz (in dem Verständnis, wie es diesem Buch hier zugrunde liegt) gilt es bei Menschen mit geistiger Behinderung ebenfalls:

- Fragen zum Sterben so zu beantworten, wie der Betroffene es verstehen kann,
- Wohlbefinden zu erhalten und zu fördern,
- gewohnte Abläufe beizubehalten,
- Sozialkontakte zu stärken über Gespräche mit den Mitbewohnern,
- gute Symptomlinderung über den Einsatz von Beobachtungsassessments,
- Einbeziehung der Angehörigen.

Wenn Menschen mit geistiger Behinderung Fragen stellen zum Sterben und zum Tod, ist das eine besondere Herausforderung. Oftmals muss hier mit einfachen Worten ein komplexer Zusammenhang erläutert und vermittelt werden. Hier können „Hilfsmittel" für Kinder behilflich sein. Zurzeit können wir auf eine große Anzahl Kinderbücher zurückgreifen, die den Themenbereich „Sterben, Tod und Trauer" behandeln (siehe Bücherliste im Anhang). Diese Bücher können auch in der Arbeit mit Menschen mit geistiger Behinderung eingesetzt werden, um ihnen den Sachverhalt zu erläutern.

Zu erwarten ist aber, dass auch Menschen mit geistiger Behinderung durch die emotionale Lage der Begleiter beeinflusst werden. Hier scheint es ratsam, dass Mitarbeiter der Wohnstätten für Menschen mit geistiger Behinderung im Umgang mit Sterben, Tod und Trauer „stark gemacht" werden. Oftmals haben Erzieher, Pädagogen, Sozialpädagogen, Kinderkrankenschwestern und Heilerzieher fast keinen Unterricht zu diesem Themenfeld erhalten. Die Praxis zeigt, dass daher viel Unsicherheit und Angst auf Seiten der Mitarbeiter entsteht, wenn ein Bewohner im Sterben liegt. Diese Unsicherheit überträgt sich wiederum auf den Sterbenden – aber auch auf die Mitbewohner. Hier entsteht jetzt ein Klima des „Nicht-Ansprechens" auf beiden Seiten.

Daher beginnt Sterbebegleitung in Wohnstätten für Menschen mit geistiger Behinderung mit der Kommunikation über diese Themen im Team.

Kapitel 8

Hospizarbeit und Palliative Care – eine Idee zieht Kreise   LF 1.5.2

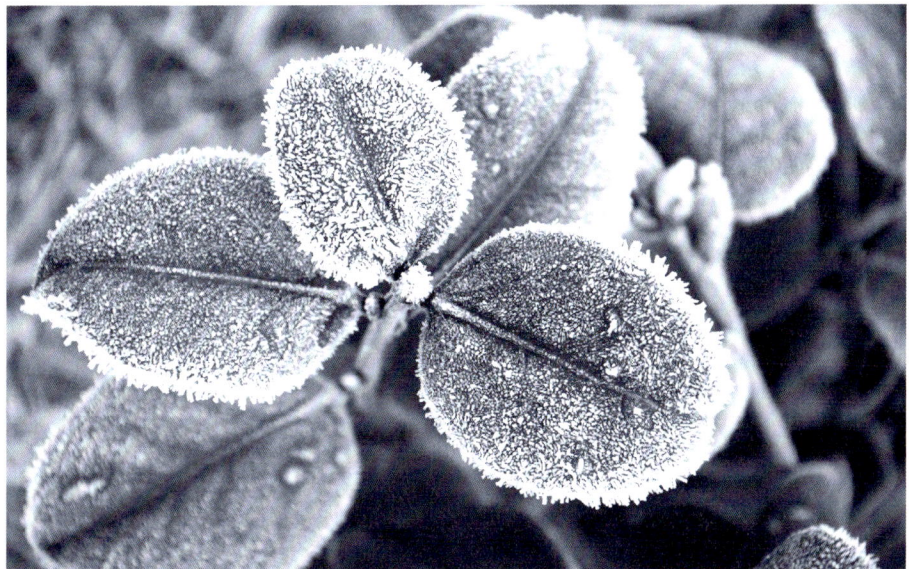

Die moderne Hospizbewegung ist Ende der 1960er-Jahre in England entstanden. Die Geschichte der Hospizarbeit ist eng mit dem Namen Cicely Saunders verbunden. Sie hat sich schon in den 1940er-Jahren Gedanken gemacht, was Pflege und Medizin dem sogenannten „austherapierten" Menschen noch alles Gutes tun kann.

Saunders arbeitete damals als Krankenschwester, musste allerdings wegen eines Rückenleidens diese Arbeit sein lassen. Sie versuchte es anschließend mit einer Ausbildung zur Sozialarbeiterin. Schon damals versuchte sie mit ihrem Konzept Fuß zu fassen. Da die „Medizinerhochburg" aber nur von innen heraus zu knacken war, hat sie anschließend noch Medizin studiert. Spannend ist an dieser tollen Persönlichkeit, dass sie 3 wichtige Professionen der Hospizarbeit in einer Person verkörperte:

- Pflege
- Sozialarbeit
- Medizin

Im Jahre 1967 war es endlich soweit, das erste Hospiz wurde im Süden von London eröffnet, das St. Christophers Hospiz. In einem frühen Film wird der Beginn des ersten Hospizes festgehalten. Hier ist ein großer Raum zu sehen, von dessen Decke Tücher als Trennwände herabhängen. Auf diese Weise entstehen einzelne Parzellen, in denen ein Bett, ein Stuhl und ein Nachtschrank stehen.

Hospiz = Gastfreundschaft

Der Begriff Hospiz geht auf den lateinischen Begriff „hospitium" zurück, was mit Herberge oder Gastfreundschaft übersetzt werden kann. Schon im Mittelalter gab es Hospize, die meist an den Pilgerwegen (z. B. auf dem Weg über die Alpen) lagen. Hier war es wichtig, die Pilger, die auf dem Weg in das „Heilige Land" waren, gesund zu pflegen und zu versorgen. Die modernen Hospize stehen in dieser Tradition, denn es gilt den „Sterbenden" auf seinem Weg ein Stück zu begleiten und ihn zu stärken.

Saunders entwickelte Prinzipien der Schmerz- und Symptombehandlung (Saunders/Baines 1991), die nicht nur die körperliche Dimension, sondern auch die psychische, soziale und spirituelle Dimension von Leiden mit umfassen. Da, nach Saunders alle körperlichen Symptome immer auch soziale, psychische und spirituelle Anteile haben, spricht man mittlerweile von den „totalen Symptomen" (Konzept des Total Symptoms).

Wesentliche Prinzipien der Hospizbetreuung sind:
- der sterbende Mensch und seine Angehörigen werden als eine Einheit gesehen und auch so betreut,
- es wird den Symptomen mit einem multiprofessionelles Team begegnet,
- freiwillige Helfer sind ein grundlegender Bestandteil der Hospizarbeit,
- Hospize verfügen über Kenntnisse in Schmerz- und Symptombehandlung,
- Hospizarbeit wird rund um die Uhr geleistet, also 24 Stunden.

Erste sogenannte Sterbehäuser gab es schon vor den modernen Hospizen. In Frankreich und Irland wurden bereits im 19. Jahrhundert entsprechende Einrichtungen eingerichtet. 1842 wurde erstmalig der Begriff Hospiz in Verbindung mit der Pflege und Begleitung Sterbender verwendet. In Lyon wurde das Sterbehaus Calvaire gegründet und 1879 gründete Mary Aickenhead mit den Irish Sisters of Charity „Our Ladys Hospice" in Dublin.

Eine Idee verbreitet sich

Die Hospizidee hat sich schnell verbreitet. In Deutschland hat es (mal wieder) etwas länger gebraucht, bis die Hospizidee implementiert wurde. Das Konzept von Sterbehäusern löste hierzulande einen abwehrenden Reflex aus, da man an die Vernichtungslager der Nazis denken musste. Ohne,dass man sich in Deutschland genau mit dieser Idee befasste, wurde sie kurzerhand „abgebügelt".

Hier wurden die ersten Hospize in Aachen und in Recklinghausen in den 1980er-Jahren gegründet. Mittlerweile gibt es mehr als 170 stationäre in Deutschland.

Warum Palliative Care?

Der Begriff „Palliativmedizin" oder auch Palliative Care stammt aus Kanada, da die Bezeichnung „Hospiz" hier eine eher negative Bedeutung hat. So entschloss sich der kanadische Palliativmediziner Belfour Mount, den Begriff „Palliative Care" zu benutzen. Auf diese Weise entstand ein Begriff, der heute eher für die medizinisch-pflegerischen Ansätze im Rahmen der Hospizarbeit genutzt wird. Fazit: Zwei Begriffe – eine Wurzel!

Gerhard (2010: 77 f.) zeigt die Entwicklung der Hospiz- und Palliativbetreuung in Deutschland kurz und übersichtlich wie folgt auf:

- 1960er-Jahre erste Ansätze der Palliativbetreuung im Paul-Lechler-Haus Tübingen
- 1971 Film „Noch 16 Tage – eine Sterbeklinik in London"
- 1983 erste Palliativstation an den Universitätskliniken Köln
- 1986 Hospiz Haus Hörn in Aachen
- 1987 Hospiz zum heiligen Franziskus in Recklinghausen
- 1991 Palliativprojekt der Bundesregierung (15 geförderte Palliativstationen)
- 1992 Gründung der Bundesarbeitsgemeinschaft Hospiz (heute DHPV)
- 1994 Gründung der Deutschen Gesellschaft für Palliativmedizin
- 1997 Ausbildungscurricula für Ärzte, Pflegende, Sozialarbeiter und Studenten
- 1999 Erster Lehrstuhl für Palliativmedizin in Bonn
- 2000 Zeitschrift für Palliativmedizin und Hospiz-Zeitschrift
- 2003 Musterweiterbildungsordnung Palliativmedizin für Ärzte
- 2007 Verordnung zur speziellen ambulanten Palliativversorgung (SAPV)
- 2010 werden erstmalig im deutschen Medizinstudium Inhalte zur Palliativversorgung im Regelstudium angeboten.

Die weitere Entwicklung

Ist die Hospizbewegung eher eine Bürgerrechtsbewegung gewesen, hat die Palliativmedizin und Palliative Care sich eher von „oben", über Fortbildungsträger und Studium, entwickelt. Das macht zurzeit auch das unterschiedliche Erscheinungsbild aus.

Viele Mitarbeiter in Hospizen, die bei den Anfängen dabei waren, trauern dem anfänglichen Elan hinterher. Man kann es auch mit Höfler (2012: 9) ausdrücken: „Die Hospizbewegung […] bewegt sich nicht mehr wie in ihren Anfängen. Das Elixier der Begeisterung, die Aufbruchstimmung der Pionierzeit haben sich verflüchtigt. Wo früher die Feuer inspirierender Ideen brannten, haben die Bürokraten der Sterbeverwaltung hinter den zentral gesteuerten

Heizungsanlagen Platz genommen." Nun ja, das klingt ziemlich frustriert. Vielleicht kann man es dahingehend auf den Punkt bringen: Die Hospizbewegung ist im System angekommen! Willkommen.

Auf der anderen Seite können wir heutzutage aber auf eine Regelfinanzierung über das SGB V schauen. Hierüber werden 90% der Kosten getragen, die restlichen 10% müssen über Spenden aufgebracht werden. Zudem ist das Hospiz eine feste Größe im Gesundheitssystem und ein fester Begriff in der breiten Bevölkerung.

Palliative Care zieht Kreise

Hat sich die Hospizarbeit am Anfang mit den Tumorpatienten beschäftigt, werden mittlerweile weitere Patientengruppen unter palliativen „Vorzeichen" gesehen. Insbesondere Menschen mit neurologischen Erkrankungen, aber auch mit geistigen Behinderungen werden zunehmend in das Palliativkonzept aufgenommen.

Zudem beschränkt sich Palliativversorgung nicht mehr auf stationäre Hospize oder Palliativstationen in Krankenhäusern. Immer mehr Pflegeheime und Wohnstätten für Menschen mit geistiger Behinderung setzen sich mit dem Palliativkonzept auseinander und nehmen es in die eigene Struktur auf.

Verschiedene Organisationsformen der Palliativversorgung

Nach Gerhard (2010: 79 f.) lassen sich verschiedene Formen der Hospizarbeit und Palliativversorgung aufführen. Dabei bestehen häufig verschiedene Hospizdienste unter einem Dach bzw. bei einem Träger:

Ambulante Hospizinitiative-Hospizgruppe
- psychosoziale Begleitung durch geschulte ehrenamtliche Hospizhelfer
- Trauerbegleitung
- Öffentlichkeits- und Bildungsarbeit

Ambulanter Hospizdienst
- hauptamtliche Koordinationskraft, Hospizbüro
- sonst wie Hospizinitiative

Ambulanter Hospiz- und Palliativpflegedienst
- mindestens drei hauptamtliche Palliativpflegekräfte
- 24 h Einsatzbereitschaft
- palliativpflegerische Versorgung einschließlich Grundpflege

Tageshospiz
- palliative und psychosoziale Betreuung nach Tagesklinikkonzept

Stationäres Hospiz

- Betreuung schwerstkranker und sterbender Menschen mit begrenzter Lebenserwartung wenn Krankenhausbetreuung nicht erforderlich und ambulante Betreuung nicht möglich.
- palliativ geschultes Pflegepersonal ergänzt durch ehrenamtliche Mitarbeiter

Palliativstation

- Krankenhausstation für Patienten mit unheilbaren fortgeschrittenen Erkrankungen
- Ziel: Symptombehandlung, Schmerztherapie, Entlassung in häusliches Umfeld
- enge Zusammenarbeit zwischen Ärzten, Pflegenden, Sozialarbeitern, Seelsorgern und Psychologen

Palliativkonsiliardienst

- Beratung für alle Krankenhausärzte/-pflegende oder Gesundheitsberufe einer anderen Einrichtung (z. B. Pflegeheim) bezüglich Palliativbetreuung
- Arzt, Pflege, Sozialarbeit in enger Kooperation

Level 2

Kennen Sie das Hospiz- und Palliativangebot in Ihrer Nähe? Nehmen Sie Kontakt auf zur nächsten Hospizinitiative, zur Krankenkasse, zu den Wohlfahrtsverbänden und zum Bürgerservice. Tragen Sie die Informationen zusammen, die Ihnen zur Verfügung gestellt werden. Übertragen Sie die Informationen auf einen großen Papierbogen und erstellen Sie ein Plakat zu dem jeweiligen Angebot. Zeigen Sie hierüber auf, welche Aufgaben und Angebote der jeweilige Dienst abdeckt.

Kapitel 9

Schmerz lass nach! LF 1.2.1, LF 1.2.2, LF 1.2.3, LF 1.3.8, LF 1.3.9, LF 1.5.1, LF 1.5.3

Wenn im Folgenden konkrete Medikamente genannt werden, sollte dem Leser klar sein, dass die Gabe von Medikamenten immer der Anordnung eines Arztes bedürfen. Das gilt selbstverständlich auch für eine Bedarfsmedikation. Zudem muss hierbei im Vorfeld mit dem behandelnden Arzt geklärt werden, wann dieser Bedarf eintritt!

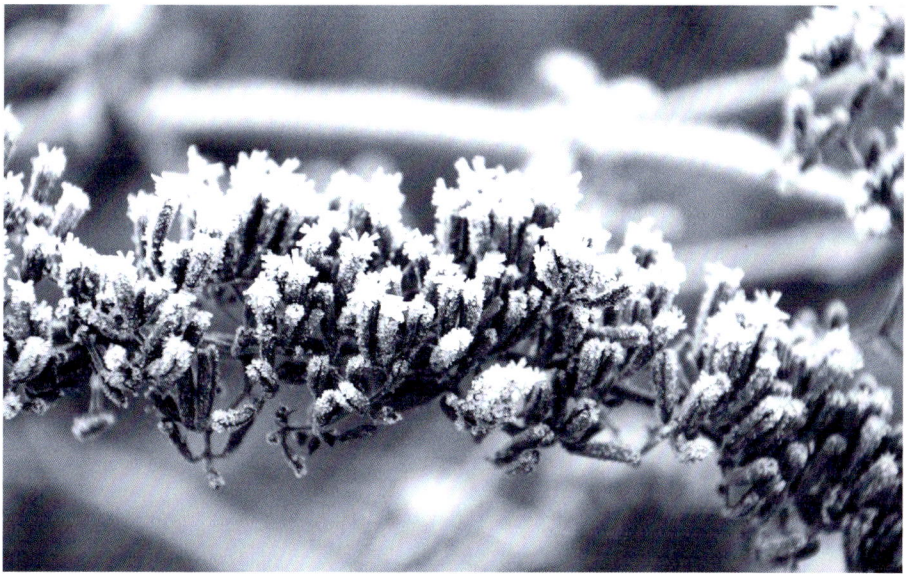

Eine Vielzahl von Symptomen kann im Sterbeprozess, aber auch schon vorher, den Patienten/ Bewohner belasten. In diesem Lernbuch – Lebensende sollen daher nur die wichtigsten bzw. häufigsten behandelt werden. Insbesondere wird dem Schmerz besondere Aufmerksamkeit geschenkt, da es für ihn einen eigenen Nationalen Expertenstandard und gute Instrumente zur Erfassung von möglichen Schmerzzuständen (auch bei Menschen, die von einer Bewusstseinseinschränkung betroffen sind) gibt.

© Vincentz Network GmbH & Co. KG Hannover 2013 • ISBN 978-3-86630-229-7

Schmerz, Schmerztherapie, Schmerzmanagement

Stellen Sie sich eine Alltagssituation vor: Ein UFO landet neben Ihnen, kleine grüne Männchen steigen aus und diese fragen Sie „Wir haben gehört, bei euch gibt es das Phänomen Schmerz – was ist das? Kannst du uns das beschreiben?" Na, was würden Sie tun? (Nein, Sie können einem der kleinen Männchen keine Ohrfeige verpassen, denn er kann Schmerzen nicht spüren. Er wird weiterhin nicht wissen, was wir mit dem Begriff „Schmerz" beschreiben.) Versuchen Sie es also noch einmal. Vielleicht sammeln Sie mit Ihren Kollegen oder Mitschülern Begriffe (Brainstorming), die zum Schmerz dazugehören (Level 1 und Level 2).

Wenn Sie Ihre Begriffssammlung zusammentragen, werden sicherlich einige der hier aufgeführten Begriffe dabei sein:

Quälend	heiß	unangenehm	Warnsignal
Gefühl	Angst	Bremse im Leben	pochend stechend
dumpf dauerhaft macht er depressiv		bohrend einschießend rot	
Sinnesqualität verschiedene Schmerzstärken		unterschiedliche Schmerztoleranz	
nervend	nimmt die ganze Person ein	beeinflussend	

Eine ganz einfache, aber radikale Definition für den Schmerz hat die amerikanische Pflegewissenschaftlerin Margo McCaffery formuliert:

Schmerz ist das, was die Person darüber sagt und Schmerz ist dann da, wenn sie es sagt!

Level 2

Bearbeiten Sie zusammen in der Gruppe folgende Fragen:
Wer ist nach der Definition von McCaffery ein Experte für den Schmerz?
Wer nimmt den Schmerz wahr?
Können die kleinen grünen Männchen mit dieser Definition als Antwort auf ihre Frage zufrieden sein?
Schlagen Sie eine eigene Definition vor!

Eine weitere Schmerzdefinition liefert die Internationale Gesellschaft zum Studium des Schmerzes:

> *Schmerz ist ein unangenehmes Sinnes- und Gefühlerlebnis, dass mit aktueller oder potenzieller Gewebsschädigung verknüpft ist oder mit Begriffen einer solchen Schädigung beschrieben wird.*

Diese Definition ist schon konkreter. Lässt allerdings den Schmerzträger, als alleinige Informationsquelle außen vor. Was ist, wenn derjenige, der den Schmerz hat, diesen nicht verbal beschreiben kann? Hat er dann keine Schmerzen?

Genau hierin liegt die große Schwierigkeit in der Schmerztherapie und im Schmerzmanagement. Der orientierte und mündige Mensch, der der Landessprache mächtig ist, kann seinen Schmerz genau beschreiben. Er liefert dem behandelnden Arzt wichtige Hinweise, die dieser dann direkt verwerten kann. An den Äußerungen des Patients kann der Arzt auch den Erfolg seiner Behandlung überprüfen und gegebenenfalls seine Therapie anpassen. Schwierig wird es, wenn der Betroffene sich verbal nicht verständlich ausdrücken kann und somit auch seinen Schmerz nicht beschreiben kann z.B. aufgrund einer Demenz, aufgrund dessen, dass er der deutschen Sprache nicht mächtig ist oder aufgrund einer starken geistigen Behinderung.

Basierend auf beiden Definitionen kann erst einmal gesagt werden:
- Nur der Betroffene nimmt den Schmerz wahr.
- Schmerz ist nicht messbar, somit zählt als Informationsquelle nur der Betroffene.
- Schmerz ist ein Warnsignal.
- Schmerz teilt immer etwas mit.

Der Totale Schmerz (Total pain)
Die Begründerin der modernen Hospizbewegung C. Saunders (siehe Kapitel 8) hat sich intensiv mit dem Phänomen Schmerz beschäftigt. Ihr ist dabei aufgefallen, dass der Schmerz ein sehr differenziertes Phänomen ist. Ich möchte Ihnen das an einem Alltagsbeispiel deutlich machen:

> *Wenn ich Sie fragen würde, wann Sie lieber Zahnschmerzen hätten – tagsüber oder nachts – dann würden die meisten von Ihnen wohl tagsüber antworten. Nein, nicht weil dann die Zahnärzte geöffnet haben, sondern weil wir uns tagsüber besser ablenken können vom Zahnschmerz.*
> *Wenn wir hingegen einen Menschen, der unter einer akuten Migräne leidet, fragen, ob er durch menschliche Nähe, z. B. durch Gespräche, abgelenkt werden möchte, würde dieser vehement abwinken. Er würde nur seine Ruhe haben wollen.*

Sie merken also, dass es bei zwei verschiedenen Schmerzzuständen nicht unwesentlich ist, wie sich das soziale Umfeld verhält. Genau diesen Sachverhalt hat nun C. Saunders beschrieben. Schmerzen bedeutet nicht nur, da tut was weh. Der Schmerz hat verschiedene Dimensionen bzw. Ebenen. Für ein gutes Schmerzmanagement bedeutet das, dass immer alle Ebenen mit betrachtet werden müssen, wenn wir eine Schmerztherapie anbieten möchten. Denn deutlich ist, dass die Ebenen sich untereinander beeinflussen können. Im Total-Pain-Konzept lassen sich folgende Ebenen unterscheiden:

- **Körperliche Ebene:** Hier zeigt sich der Ort des Schmerzes, seine unmittelbaren Auswirkungen auf den Körper.
- **Soziale Ebene:** Hierüber drückt sich zum einen aus, wie das soziale Umfeld auf den Schmerz positiv, wie aber auch negativ einwirkt (z. B. Einsamkeit kann einen Schmerzzustand verstärken).
- **Psychische Ebene:** Schmerzen machen Angst und können die ganze Aufmerksamkeit beeinflussen. Chronische Schmerzen führen fast zwangsläufig zu Depressionen.
- **Spirituelle Ebene:** Schmerzen können soweit führen, dass eine Person ihr ganzes Leben infrage stellt. Sie wird sich fragen: „Warum muss ich das erleiden?" oder „Womit habe ich das verdient?". Bei Schmerzen, die die ganze Existenz infrage stellen sprechen wir daher von einer spirituellen Ebene. Unerträgliche dauerhafte Schmerzen können sogar Gedanken ein den Freitod (Suizid) begünstigen.

Level 2

Suchen Sie Beispiele aus Ihrem Pflegealltag für die jeweiligen Ebenen. Tragen Sie diese zusammen auf einen Metaplan gemäß der einzelnen Ebenen. Überlegen Sie anschließend, zu welcher Ebene haben Sie leichter Beispiele finden können? Warum ist das so?

Der Nationale Expertenstandard

Seit 2004 liegt in Deutschland der Nationale Expertenstandard „Schmerzmanagement in der Pflege" vor. Er wurde 2011 noch einmal überarbeitet und um Menschen mit Bewusstseinseinschränkungen erweitert. In dem vorliegenden Lernbuch – Lebensende kann jetzt nicht der gesamte Standard vorgestellt werden – das würde den Rahmen sprengen – jedoch sollen die wichtigsten Strukturmerkmale thematisiert werden.

Im Expertenstandard werden die Strukturmerkmale (Bausteine, die für ein Schmerzmanagement notwendig sind) aufgeführt, die von der Pflegekraft bzw. der Einrichtung erfüllt werden sollen. Zu den einzelnen Strukturmerkmalen werden dann Prozessmerkmale aufgeführt (quasi der Weg, wie man zu den gewünschten Bausteinen kommt), und abschließend wird noch formuliert, wie die Ergebnisqualität aussehen soll.

Systematische Schmerzeinschätzung

Im ersten Strukturmerkmal des Standards wird von der Pflegefachkraft gefordert, dass sie eine systematische Schmerzeinschätzung beherrscht. Wissen Sie was damit gemeint ist? Wie können Sie systematisch einen Schmerz einschätzen? Genau hierin liegt ein Problem vieler Expertenstandards – sie sind komplizierter formuliert, als es notwendig wäre. Gehen wir für den Begriff der systematischen Schmerzeinschätzung in unseren Alltag. Stellen Sie sich folgende Situation vor:

Ihr Vorschulkind, sagen wir es ist 4 Jahre alt, kommt aus der Kita und klagt über Bauchschmerzen. Was tun Sie? Wir fragen nach:

- Wo tut es weh? (Ort)
- Wann tut es immer weh? (Rhythmus/Zeitintervall)
- Wie tut es weh? (Qualität)
- Wie viel tut es weh? (Quantität)

Zudem erfragen Sie die „Geschichte" (Genese) des Schmerzes – also, was war vor dem Auftreten des Schmerzes:

- Warst du heute schon auf dem Klo?
- Hast du wieder zu viel Pommes rot/weiß gegessen?
- Hast du dich wieder mit dem Kevin-Pascal geschlagen?
- Lass mal fühlen, ob du Fieber hast.
- Zeig mir mal genau die Stelle auf dem Bauch.
- Tut das weh, wenn ich hier drücke?
- Etc.

Dieses Vorgehen ist ein systematisches. Auf diese Weise erheben Sie verwertbare Informationen, die notwendig sind, um in einem zweiten Schritt zu handeln (z. B. Fencheltee, Wärmflasche etc.). Sollten Sie bezogen auf unser Beispiel nicht weiterkommen, gehen Sie zum Kinderarzt und schildern ihm Ihren Eindruck.

Genau das Gleiche sollen Sie nun auch mit Ihren Patienten/Bewohnern tun. Sie erheben systematisch Informationen, die notwendig sind, um eine angemessene Schmerztherapie einzuleiten. Selbstverständlich werden diese Informationen dann auch genauso in die Patienten-/Bewohnerdokumentation eingetragen. Bei Ihren Patienten/Bewohnern haben Sie als zusätzliche Informationsquelle noch sämtliche Diagnosen, die manchmal eine wahre Fundgrube sind.

Einschätzungsinstrumente

Ein weiteres Strukturmerkmal im Expertenstandard erwartet von der Einrichtung, in der Sie arbeiten, dass sie sogenannte zielgruppenspezifische Einschätzungs- und Dokumentationsinstrumente besitzt. Was bedeutet das?

Schauen Sie doch erst einmal in Ihren Wohnbereich, Ihre Wohngruppe, Ihre Tagestour oder Ihre Station, mit welchen Patienten/Bewohnern Sie es zu tun haben. Was könnten hier die verschiedenen Zielgruppen sein, von denen der Expertenstandard ausgeht? Es sind Menschen mit verschiedenen Bewusstseinseinschränkungen. Da gibt es:

Die voll orientierten Menschen, die sich gut über ihren Schmerz austauschen können (die sitzen meistens im Wartezimmer beim Arzt und tauschen sich hier angeregt über ihren Schmerz aus). Für diese Personengruppe (Zielgruppe) stehen Ihnen diverse Instrumente zur Schmerzerfassung zur Verfügung. Beispielhaft sollen hier die VRS und die NRS aufgezeigt werden, da diese sehr häufig in der Praxis verwendet werden. Beide Skalen dienen der Selbstauskunft über die Schmerzstärke (Quantität). Das bedeutet, der Betroffene teilt Ihnen mit, wie viel Schmerzen er hat. Damit haben Sie keinen Schmerz gemessen – Sie haben „nur" seine Selbsteinschätzung bezüglich der Schmerzstärke erfasst.

VRS (Verbale Ratingskala)

0 = kein Schmerz

1 = leichter Schmerz

2 = mittelstarker Schmerz

3 = starker Schmerz

4 = sehr starker Schmerz

5 = maximal vorstellbarer Schmerz

Noch einfacher ist die NRS. Für sie benötigen Sie noch nicht einmal eine Darstellungsform, denn man kann sich gut einen Zahlenstrahl von 0 bis 10 vorstellen. Die 0 repräsentiert dabei Schmerzfreiheit und die 10 steht für den stärksten Schmerz, den sich die jeweilige Person vorstellen kann.

NRS (Numerische Ratingskala)

0 = kein Schmerz

10 = stärkster vorstellbarer Schmerz

„Und wenn die Person mich veräppeln will und hat gar keine Schmerzen? Die kann mir ja viel erzählen?" Richtig – so ist das mit der Selbstauskunft – Sie haben jetzt immer noch keine objektiven Werte. Aber das ist nun einmal das Problem bei der Schmerzerfassung – Sie müssen schon Ihren zu Pflegenden glauben (siehe Definition McCaffery), wenn diese über Schmerzen klagen.

Erfragen Sie in Ihrem Team bzw. Kurs, ob einer der Teilnehmer gerade Schmerzen hat. Erheben Sie mithilfe der Numerischen Ratingskala, wie viele Schmerzen er hat. Überlegen Sie nun gemeinsam:

- Was sagt der NRS-Wert Ihres Kollegen aus?
- Müssten Sie reagieren, wenn es ein Bewohner/Patient wäre?
- Was halten Sie von dem Argument: „Ach, der will doch nur Aufmerksamkeit – das macht der immer"?
- Hätten Sie von außen betrachtet den Schmerz ebenfalls erkennen können (z. B. über Schonhaltung, Mimik etc.)?
- Wie würden Sie nun weiter vorgehen?

Neben der NRS und der VRS gibt es auch noch die sogenannten Smiley-Skalen und die VAS (Visuelle Analogskala). Auch bei der letzteren haben Sie einen Zahlenstrahl von 0 bis 10 und zusätzlich noch eine bildliche Darstellung der Skala – so einfach ist das.

Ähnlich ist das mit der Smiley-Skala. Hier werden verschiedene Gesichter gezeigt, die jeweils eine bestimmte Schmerzstärke repräsentieren. Hier deutet der Betroffene auf ein bestimmtes Gesicht, was dann mit einem Punktwert versehen ist. Dieser Punktwert ist dann der Ausgangswert für Ihre Schmerztherapie. Ursprünglich kommen die Smiley-Skalen aus der Kinderkrankenpflege, wo sie bei Vorschulkindern eingesetzt werden, die sich mit Zahlen noch nicht auskennen. In der Pflege werden die Smiley-Skalen bei Menschen mit mittelstarken Bewusstseinseinschränkungen (z. B. bei Demenz) eingesetzt. Der Autor macht keinen Hehl daraus, dass er diese Einsatzmöglichkeit für fragwürdig hält. Insbesondere bei Demenz geht die „Logik" der Smiley-Skalen nur selten auf.

   Greifen Sie eher auf eine Visuelle Analogskala zurück, die Sie dann um 90 Grad kippen, sodass Sie jetzt die Darstellung eines „Schmerzthermometers" haben. Viele Menschen bis zur mittelstark ausgeprägten Demenz können diese Logik eher nachvollziehen. Vielleicht fragen Sie bei diesen Personen nicht nach „Schmerzen" – fragen Sie eher, ob es „weh tut" oder, ob sie „Aua" haben (ja, Sie haben Recht: Babysprache bei Menschen mit Demenz geht ja gar nicht – wenn Sie aber in diesem einen Ausnahmefall eine Selbstauskunft erhalten, hat diese einen höheren Aussagewert als eine Fremdbeobachtung).

Für sehr orientierte Menschen (insbesondere im ambulanten Bereich gut geeignet) gibt es auch noch sogenannte Schmerztagebücher, die der Patient ganz alleine führt. Diese Schmerztagebücher erhalten Sie bei entsprechenden Pharmafirmen (z. B. Mundipharma oder Grünenthal), die Schmerzmittel produzieren – meistens sogar kostenlos. Gehen Sie hierzu auf deren Homepage, um hier über den Service an entsprechende Informationen und Produkte zu kommen.

Grundlagen für eine kunstgerechte Schmerztherapie

Im Strukturmerkmal S 2a fordert der Expertenstandard von der Pflegefachkraft, dass sie das erforderliche Wissen zur medikamentösen Schmerztherapie hat. Ja, Sie lesen richtig. Eigentlich müssten Sie jetzt fragen: Ja, wer hat denn hier studiert? Der Expertenstandard fordert von der Pflegefachkraft das, was eigentlich jeder Arzt mitbringen sollte: Grundlagenwissen für eine kunstgerechte Schmerztherapie. Leider können Sie das nicht von jedem Arzt erwarten, da Schmerztherapie erst seit 1993 im deutschen Medizinstudium vermittelt wird. Leider können Sie auch keinen Arzt in Deutschland verpflichten, eine Fortbildung in Schmerztherapie zu besuchen. Daher wird der „Druck" auf den Arzt indirekt ausgeübt, über die Pflegefachkraft. Diesen Druck finden wir dann noch einmal in den Transparenzkriterien des MDK. Hier wird nämlich überprüft, ob sie „eng mit dem Hausarzt kooperieren". Gemeint ist: Rufen Sie den Hausarzt auch dann immer wieder an, wenn seine Schmerztherapie nichts gebracht hat? Hieran merken Sie dann, dass vonseiten des Gesetzgebers gefordert wird, dass Sie sich entsprechend zum Anwalt des Patienten/Bewohners machen sollen, wenn es mit der Schmerztherapie nicht klappt. „Das ist ja die Höhe" werden Sie denken – ja. Damit Sie sich nun fachlich mit dem entsprechenden (Haus-) Arzt auseinandersetzen können, soll Ihnen im Rahmen Ihrer Ausbildung das fachlich notwendige Wissen zur medikamentösen Schmerztherapie vermittelt werden.

Das WHO-Stufenschema

Ca. 90 % der Pflegekräfte kennen dieses Schema nicht – und ca. 60 % der Ärzte auch nicht. Das hier dargestellte WHO-Stufenschema ist ein Lernschema. Es soll Ihnen helfen abzuschätzen, welche Medikamentengruppe für die jeweilige Schmerzstärke zuständig ist. Dabei sollten Sie beachten, dass die Schmerzstärke durch den Betroffenen angegeben wird. Nicht das zugrundeliegende Krankheitsbild (z. B. Krebs) bedingt z. B. die Gabe von Opioiden, sondern die Selbstauskunft Ihres Bewohners zur angegebenen Schmerzstärke (siehe Definition MacCafferey).

Was unterscheidet Morphin, Opiate und Opioide?

Natürlich vorkommene Opioide werden direkt aus der Mohnpflanze extrahiert und Opiate genannt. Diese sind Codein und Morphin. Synthetisch hergestellte Medikamente aus dieser Gruppe heißen Opioide. Die Endsilbe oid steht für ähnlich. Wörtlich übersetzt bedeutet Opioid: Opiat-ähnliche Substanz. In diese Gruppe gehören alle anderen Opioide wie Dihydrocodein, Tramadol, Tilidin, Buprenorphin, Hydromorphon, Fentanyl, Levomethadon, Oxycodon etc.

So wirken Opioide

Alle Opioide wirken über verschiedene Untertypen von Opioidrezeptoren sowohl im Zentralnervensystem als auch im Gewebe. Sie haben grundsätzlich ähnliche Nebenwirkungen. Dabei vertragen wir Menschen nicht alle Opioide gleich gut, da wir eine andere Ausstattung an Untertypen dieser Opioidrezeptoren haben. Die verschiedenen Opioide unterscheiden sich außerdem dadurch, dass sie entweder mehr über die Leber oder die Niere ausgeschieden werden. Dies sollten Sie bedenken, wenn ein Bewohner mit einer Leber- oder Nierenschwäche schmerztherapeutisch behandelt wird.

Übersicht: Das WHO-Stufenschema

Stufe 3 stärkste Schmerzen   Starkes Opioid
(z. B. Morphin, Fentanyl etc.) +
Nicht-Opioid ± Adjuvanzien

Stufe 2 starke Schmerzen   Leichtes Opioid
(z. B. Tilidin, Tramal, Codein etc.) +
Nicht-Opioid ± Adjuvanzien

Stufe 1 mäßige Schmerzen   Nicht-Opioid
(z. B. Metamizol, Paracetamol, Antiphlogistika etc.)
± Adjuvanzien (z. B. Antidepressiva, Antikonvulsiva)

Das sind die zwei Gruppen von Opioiden

Opioide werden in zwei Gruppen (Stufe 2 und 3) des WHO-Stufenschemas eingeteilt. In Stufe 2 stehen schwächer wirksame Opioide, deren Wirkung nicht beliebig durch Dosiserhöhung gesteigert werden kann. In Stufe 3 stehen Opioide, deren Wirkung nahezu beliebig durch Dosiserhöhung gesteigert werden kann. Stufe 2 unterliegt deshalb auch nicht dem Betäubungsmittelgesetz. D. h. die Medikamente müssen nicht im „Giftschrank" gelagert werden.

Geben Sie Analgetika richtig nach dem DNA-Schema

Ein weiteres Lernschema ist das DNA-Schema. Hier finden Sie Grundsätze für die kunstgerechte Gabe von Schmerzmitteln bei chronischen Schmerzen. Dabei stehen die einzelnen Buchstaben für:

D	Durch den Mund	Das bedeutet, dass so lange wie möglich das Präparat oral verabreicht werden soll. So ist eine optimale Aufnahme des Medikaments gewahrleistet.
N	Nach festem Zeitschema	Die Häufigkeit der Gabe des Präparates richtet sich nach seiner Wirkdauer. Wenn also ein Medikament 4 Stunden wirkt (z. B. Novalgin), so muss es bei chronischen Schmerzen mindestens 6 x täglich gegeben werden. Sie geben also das Präparat nach Uhrzeit, nicht gemäß der Mahlzeiten. Zu einer kontinuierlichen Schmerzmittelgabe kann es notwendig sein, den Bewohner nachts zu wecken.
A	Analgetika gemäß WHO-Stufen	Die Schmerzstärke gibt nun an, welche Präparatgruppe eingesetzt werden sollte.

Das sollten Sie zusätzlich wissen!

Bezogen auf die Schmerztherapie ergeben sich immer wieder strittige Punkte im Team. Einige sollen hier thematisiert werden. Besprechen Sie die hier genannten Aspekte im Rahmen einer Teambesprechung.

Opioide machen nicht süchtig

Nicht nur Laien, sondern auch Fachpflegekräfte und auch einige Ärzte behaupten immer wieder, dass Opiate und Opioide süchtig machen würden. Dieses Vorurteil ist durch umfangreiche Studien mittlerweile widerlegt worden. Voraussetzung dafür ist allerdings die feste Gabe nach einem Zeitschema und nicht nach Bedarf. Nebenwirkungen, wie z. B. Benommenheit, Übelkeit und Schwindel, die anfangs auftreten können, lassen in der Regel nach 7 – 10 Tagen nach. Wichtig ist daher, dass Ihr zu Pflegender diese Zeit durchstehen muss. Mit entsprechenden Begleitmedikamenten (z. B. 3 – 5 Tropfen 3 x tgl. Haldol bei Übelkeit) ist das gut möglich. Die Folgende Übersicht zeigt Ihnen typische Mythen um das Morphin, die Sie immer wieder von fachlicher und Laienseite zu hören bekommen:

Vorsicht bei transdermalen Systemen (Schmerzpflaster)

In den letzten Jahren werden Sie wahrscheinich mitbekommen haben, dass Hausärzte immer häufiger transdermale (über die Haut) Systeme (z. B. Durogesic-Pflaster) für Ihre Bewohner/Patienten verschreiben. In der Regel verbleiben die Pflaster 72 Stunden auf der Haut und versprechen eine kontinuierliche Abgabe des Wirkstoffes (z. B. Fentanyl) über die Haut. Bedenken Sie aber, dass diese Wirkstoffe fettlöslich sind. Das bedeutet, dass Unterhautfettgewebe vorhanden sein muss, damit der Wirkstoff überhaupt aufgenommen werden kann. Insbesondere bei sehr kachektischen Bewohnern kann daher eine unzureichende Aufnahme des Wirkstoffes beobachtet werden. Hier sollte dann besser auf orale Analgetika zurückgegriffen werden (siehe DNA-Schema).

Auf die richtige Kombination kommt es an

Schmerzmedikamente zu kombinieren kann sehr sinnvoll sein. Jedoch darf dieses nicht wahllos geschehen, denn einige Kombinationen mindern die schmerzlindernde Wirkung der Medikamente. Insbesondere die Kombination der Präparate der 2. und 3. Stufe des WHO-Stufenschemas (z. B. Tramal + Fentanyl) dürfen nicht miteinander kombiniert werden. Hier hemmen die schwächeren Präparate die Wirkung des stärkeren Medikaments.

Eine Kombination der Stufen 1 und 2, aber auch 1 und 3 sind gut möglich. Hier kann eine Verstärkung der analgetischen Wirkung erzielt werden.

Beachten Sie die Schmerzursache bei der Wahl des Medikaments

Nicht jedes Medikament zur Linderung von Schmerzen kann bei allen Schmerzursachen eingesetzt werden. Hier sollten Sie das Wirkprinzip des Medikaments beachten. Die meisten Ihrer Bewohner werden an chronischen Schmerzen aufgrund von Verschleißerkrankungen leiden. Hier sind zum Austesten und bei akuten Schmerzzuständen sogenannten Anti-Rheumatika

(z. B. Ibuprofen) einzusetzen. Bei Schmerzen von Hohlorganen ist das Novalgin erfolgreich durch seine zusätzlich entkrampfende Wirkung. Bei einer Dauerbehandlung mit Antirheumatika müssen Sie unbedingt darauf hinwirken, dass der Hausarzt einen Magenschutz (z. B. Panthozol) mit verordnet.

Nebenwirkungen müssen behandelt werden

Die Einsicht in die Therapie mit Opiaten wird bei Ihren Bewohnern dann schwinden, wenn Sie die Nebenwirkungen nicht behandeln lassen. Äußerungen wie „Ich vertrage diese Medikamente nicht" oder „Die machen alles nur noch schlimmer" können Sie dann häufig hören. Besprechen Sie also frühzeitig mit dem behandelnden Arzt die möglichen Nebenwirkungen der verordneten Medikamente. Erfragen Sie gezielt, was getan werden kann, wenn Ihr Bewohner unter einer opioidverursachten Übelkeit leidet.

Eine weitere Nebenwirkung der Opiate ist die Obstipation. Hier ist es ratsam, ab dem ersten Tag ein Abführmittel zu verabreichen. Zusätzlich kann eine Kolonmassage und selbstverständlich ausreichend Flüssigkeit diese Nebenwirkung minimieren helfen.

Begleiten Sie die medikamentöse Schmerztherapie zusätzlich nicht-medikamentös

Neben den medikamentösen Möglichkeiten zur Schmerzlinderung steht Ihnen eine Reihe an nicht-medikamentösen Maßnahmen zur Verfügung. Hier eine Übersicht von gängigen Methoden.

Übersicht: Nicht-medikamentöse Maßnahmen zur Schmerzlinderung

Kälte-Wärme-Anwendung	Wärmflaschen, Heizkissen oder warme Kirschkernkissen sind alte Hausmittel. Ebenfalls sind Kälteanwendungen bei Gelenkschmerzen gebräuchliche Maßnahmen.
Akupressur	Akupressur wird der traditionellen chinesischen Medizin zugeschrieben. Jedoch finden sich in vielen Kulturkreisen Behandlungsformen, die einem ähnlichen Denkmuster folgen.
Wickeln/Auflagen	In den letzten Jahren öffnet sich die klassische Schulmedizin diesen Maßnahmen. Verschiedene Aufgüsse und Breis können Schmerzzustände lindern helfen.
Massagen	Durch das Lockern der Muskulatur über Massagen können schmerzhafte Verspannungen gelöst werden.
Tees	Die schmerzlindernde Wirkung von bestimmten Tees (z. B. Fenchel bei Bauchschmerzen) ist bei vielen Ihrer Bewohnern bekannt.

Aromatherapien	Verschiedene ätherische Öle haben beruhigende und Angst lösende Wirkung. Trotz dieser verallgemeinerten Aussage müssen Sie immer wieder auch auf die jeweilige Reaktion Ihres Pflegekunden achten. Die Öle können direkt in das Waschwasser gegeben werden, oder Sie lassen Sie über eine Duftlampe wirken.
Bäder	Hand- und Fußbäder sind alte Hausmittel, die die konsensuelle Reaktion des warmen Wassers zur Entspannung nutzen.
Ablenkungen	Bei leichten bis mittelstarken Schmerzen kann Ablenkung eine gute Ergänzung im Schmerzmanagement sein. Hierbei sind die Vorlieben des Bewohners zu berücksichtigen (z. B. Fernsehschauen, Vorlesen, Humortherapie)

Beachten Sie! Die hier genannten Methoden müssen geschult werden, bevor Sie diese bei Ihren Bewohnern/Patienten anwenden möchten. Erheben Sie in Ihrem Team, ob einige Ihrer Mitarbeiter Fortbildungen in diesem Themenfeld besucht haben. Nutzen Sie das Wissen Ihrer Kollegen für eine Inhouseschulung. Besprechen Sie zusätzlich mit dem Hausarzt die jeweilige Maßnahme, um etwaige Kontraindikationen auszuschließen.

„Ja, wer hat denn hier studiert?"

Gelegentlich wird Ihnen diese dämliche Frage von Seiten eines (Haus-)Arztes gestellt, wenn er Ihre Kompetenz infrage stellen möchte. Spätestens, wenn diese Frage kommt, wissen Sie, dass Sie ihm „auf den Schlips getreten" sind. Damit reagiert er klar auf der Beziehungsebene, indem er Ihnen zu verstehen gibt: „Mit Ihnen rede ich nicht, da Sie kein Mediziner sind".

Wichtig ist jetzt, dass Sie nicht „inhaltlich" argumentieren, wenn nicht zuvor die „Beziehungsebene" geklärt ist. Die Frage stellt sich, wie man am besten reagieren könnte. Wählen Sie aus den folgenden Antwortmöglichkeiten diejenige aus, die nach Ihrer Meinung Ihrem Ziel dienlich ist:

a) „Na, selbstverständlich Sie – aber Sie haben vor 1993 studiert und da war Schmerztherapie noch kein Thema."

b) „Was hat das denn damit zu tun? Ich liefere Ihnen Argumente und Sie kommen mir hier auf der Beziehungsebene."

c) „Ich wollte Ihre Kompetenz nicht infrage stellen, ich möchte nur zu denken geben, dass wir Pflegekräfte ebenfalls Erfahrungen gesammelt haben".

Nun, ich weiß ja nicht was Ihr eigentliches Ziel ist – sollte es aber die Kooperation mit dem Arzt sein, schlage ich Ihnen Antwortvariante c) vor. Sollte der (Haus-)Arzt Ihnen immer noch nicht zuhören wollen, müssen Sie andere Wege einschlagen:

a) Informieren Sie Angehörige über den Sachstand. Sie können auch Angehörige unterweisen im Umgang mit Schmerzassessments z. B. für Menschen mit fortgeschrittener Demenz. Auf diese Weise nutzen Sie die „Power" der Angehörigen.

b) Ziehen Sie einen Palliativmediziner mit in die Sachentscheidung (z. B. über SAPV). Hiermit umgehen Sie das Argument: „Wer hat denn hier studiert?" Sie wissen doch: Eine Krähe hackt der anderen kein Auge aus.

c) Im Extremfall können Sie ja auch juristisch argumentieren: „Eine unzureichende Schmerztherapie ist als Körperverletzung und unterlassene Hilfeleistung zu werten." (Bitte sichern Sie sich bei dieser Argumentation zuvor bei Ihrem Vorgesetzten ab! Denn es bringt Ihnen nichts, wenn Sie Recht haben – aber jetzt keinen Job mehr.)

d) Ein weiteres probates Mittel ist der (Haus-)Arztwechsel. Dieser kann allerdings nur vom Patienten/Bewohner bzw. von seinem gesetzlichen Betreuer vorgenommen werden.

Schmerzerfassung bei bewusstseinseingeschränkten Menschen

Wenn Menschen ihren Schmerz nicht mehr verbal ausdrücken können, z. B. aufgrund einer fortgeschrittenen Demenz, wird ein gutes Schmerzmanagement schwierig. Hier sind es dann eher unspezifische Verhaltensweisen, die in eine Verhaltensbeobachtung mithilfe geeigneter Assessments einbezogen werden.

Erste deutschsprachige Fremdbeobachtungsinstrumente liegen seit ca. 2000 vor. Vorher hatten Menschen mit fortgeschrittener Demenz keine Schmerzen in Deutschland. Die folgende Übersicht zeigt Ihnen mögliche Verhaltensweisen, die bei Menschen mit fortgeschrittener Demenz unter Schmerzen auftreten können.

Übersicht: Mögliche Reaktionen von Menschen mit fortgeschrittener Demenz auf Schmerzen

Lautäußerungen

- Wimmern
- Weinen
- Vor sich hin fluchen
- Murren
- Stöhnen
- Ängstliches Rufen (Hallo, Schwester, Mama, Hilfe etc.)
- Schreien
- Brüllen
- Permanentes Schellen

Körperlicher Ausdruck/Verhalten

- Ängstlicher oder besorgter Gesichtsausdruck – Grimassieren – Stirnrunzeln
- Unruhe
- Aggressives Verhalten
- Abwehren der Pflege – Festhalten der waschenden Hand
- Appetitlosigkeit
- Fehlender Schlaf – Schlafstörungen
- Schonhaltung
- Sozialer Rückzug
- Angezogene Knie
- Geballte Fäuste
- Depressive Verstimmung
- Stärkere Verwirrtheit
- Keine Reaktion auf Zuspruch und Trost
- Reiben oder Nesteln

Physische Reaktionen

- Erhöhter Muskeltonus
- Schwitzen
- Blasses Gesicht
- Erhöhter Puls und Blutdruck
- Schnelle flache Atmung

Aus: Kostrzewa, S.: Palliative Pflege von Menschen mit Demenz, Hans Huber, Bern 2010, S. 211 f.

Kann Ihnen ein Bewohner/Patient mit fortgeschrittener Demenz nicht mehr verbal seinen Schmerz mitteilen, können Sie auf sogenannte Fremdbeobachtungsinstrumente zurückgreifen. Jedoch achten Sie auf Folgendes: Eine Demenz an sich rechtfertigt keine Fremdbeobachtung. Erst wenn der Betroffene nicht mehr zu einer Selbstäußerung fähig ist, wenden Sie entsprechende Assessments an.

Für die Fremdbeobachtung stehen Ihnen verschiedene Instrumente zur Verfügung (z. B. BESD, ECPA, Doloplus 2, BISAD, ZOPA). Die Grundlogik ist dabei ähnlich.

- **Schritt 1:** Sie beobachten das Verhalten des zu Pflegenden mit fortgeschrittener Demenz mithilfe eines der Ihnen zur Verfügung stehenden Assessments. Die Verhaltensweisen werden auf diese Weise bepunktet (also mit Punktwerten versehen – ähnlich wie in einem Brigitte-Test). Jetzt haben Sie keinen Schmerz gemessen (Schmerz ist nicht messbar). Sie haben nur eine systematische Beobachtung vorgenommen.
- **Schritt 2:** Nun bieten Sie dem Betroffenen eine medikamentöse (z. B. Tabletten, Zäpfchen, Tropfen) oder nicht-medikamentöse Maßnahme (z. B. Atemstimulierende Einreibung, Fencheltee) an. Nach Ihrer Maßnahme muss Ihnen klar sein, wann Sie eine Wirkung erwarten (z. B. bei Novalgin Tropfen nach ca. 30 Minuten).
- **Schritt 3:** Jetzt erheben Sie erneut einen Punktwert mithilfe Ihres Assessments.

Auswertung:

Sind die Punktwerte jetzt niedriger, wissen Sie, dass Sie das Verhalten mit einem Schmerzmittel beeinflussen konnten. Tut sich nix bei den Punktwerten, dann:

- haben Sie womöglich das falsche Schmerzmittel gewählt
- oder es ist zu niedrig dosiert
- oder der Betroffene hat keine Schmerzen.

Das bedeutet, Sie können mit Ihrem Assessment dem Arzt behilflich sein, einen Schmerzzustand zu erkennen oder einen solchen auszuschließen.

Das BESD

Im Folgenden möchte ich Ihnen das BESD näher erläutern, da es im Pflegesektor weit verbreitet ist und die Praxis zeigt, dass es leicht zu handhaben ist.

BEurteilungen von Schmerzen bei Demenz (BESD)

Anleitung: Beobachten Sie Ihren Pflegekunden 2 Minuten in der Mobilisierung (z. B. beim Anziehen, beim Lagern, beim Laufen etc.). Anschließend füllen Sie den BESD Bogen aus.	
Atmung	Punkte
normal	0
Gelegentlich angestrengt atmen; kurze Phasen von Hyperventilation	1
Lautstark angestrengt atmen; lange Phasen von Hyperventilation; Cheyne-Stoke-Atmung	2
Negative Lautäußerung	
keine	0
gelegentlich Stöhnen oder Ächzen; sich leise negativ oder missbilligend äußern;	1
wiederholt beunruhigt rufen; laut stöhnen oder ächzen; weinen	2
Gesichtsausdruck	
lächelnd oder nichts sagend	0
trauriger oder ängstlicher Gesichtsausdruck; sorgenvoller Blick	1
grimassieren	2
Körpersprache	
entspannt	0
angespannte Körperhaltung; nervös hin und her gehen; nesteln	1
Körpersprache starr; geballte Fäuste; angezogene Knie; sich entziehen oder wegstoßen; schlagen	2
Trost	
trösten nicht notwendig	0
Stimmt es, dass bei oben genanntem Verhalten ablenken oder beruhigen durch Stimme oder Berührung möglich ist?	1
Stimmt es, dass bei oben genanntem Verhalten trösten, ablenken, beruhigen nicht möglich ist?	2
Gesamtpunktzahl	___/10

Auswertung: Innerhalb einer Kategorie, z. B. Atmung, dürfen die Punktwerte nicht zusammengefasst werden. Sie nehmen nur den höchsten Wert. Man kann also in einer Kategorie nur maximal 2 Punkte werten. Die Gesamtpunktzahl ergibt sich dann aus der Zusammenfassung der fünf einzelnen Kategorien. Dabei steht 0 Punkte für möglicherweise keinen Schmerz und 10 Punkte für den stärksten möglichen Schmerz.

Haben Sie nun einen Punktwert ermittelt, gehen Sie vor, wie oben beschrieben. Geben Sie gegebenenfalls die Bedarfsmedikation – warten Sie bis diese wirken müsste – dann erheben Sie erneut mit Ihrem Assessment. Tut sich nix – Schmerzmittel erhöhen – erneut die Wirkung abwarten – dann erneut Punktwert erheben usw.

für den Unterricht	Level 2

Wählen Sie als Team einen Bewohner/Patienten mit fortgeschrittener Demenz aus. Wichtig für die Übung ist, dass er sich verbal nicht mehr zu seinem Schmerz äußern kann. Jetzt mobilisieren Sie den Betroffenen 2 Minuten lang. Während dieser 2 Minuten beobachten Sie nun den zu Pflegenden mithilfe des BESD. Errechnen Sie jetzt den Punktwert. Überlegen Sie, wie Sie nun als Team weiter vorgehen.
- Blick in die Nebendiagnose
- Besprechen Sie, wie Sie bisher das Verhalten des Patienten/Bewohners „gelesen" haben.
- Bedarfsmedikation?
- Absprache mit dem Hausarzt? (Erläutern Sie ihm direkt den BESD-Bogen.)
- Überlegen Sie, wie Sie auch nicht-medikamentös vorgehen können (schauen Sie deshalb noch einmal in die Schmerzersterfassung, vielleicht liegen ja hier Informationen vor, wie der Betroffene vorher/früher seine Schmerzen bekämpft hat).

So hilft Ihnen ZOPA© bei der Fremdbeobachtung

Bei Menschen mit sehr weit fortgeschrittener Demenz oder auch im Wachkoma ist das BESD ausgereizt. Sie erhalten keine ausreichenden Beobachtungsmerkmale. Um nun aber weiterhin Ihren zu Pflegenden z. B. mit weit fortgeschrittener Demenz oder im Wachkoma ein gutes Schmerzmanagement anbieten zu können, können Sie auf das Zurich Observation Pain Assessment, kurz ZOPA, zurückgreifen.

Mithilfe dieses Instruments beobachten Sie Ihren zu Pflegenden. Wenn Sie auch nur einen einzigen Parameter erkennen, sollten Sie mit dem Hausarzt versuchsweise eine Schmerztherapie abstimmen. Nach Schmerzmittelgabe (ca. 60 Minuten später) beobachten Sie erneut mit dem ZOPA©, ob sich entsprechende Merkmale positiv verändern. Verändern sich die Merkmale nur teilweise, muss mit dem Hausarzt die weitere Schmerztherapie (eventuell Dosissteigerung oder anderes Präparat) zeitnah abgesprochen werden. Für die Austestung bieten sich schnell wirkende Schmerzmittel an (also keine Pflastersysteme).

Beobachtungsbogen ZOPA© – Beobachten Sie den zu Pflegenden auf vier Ebenen

Name: Frau Krajewski   Datum: 22.01.2013

Uhrzeit	10.00	14.00	18.00	22.00	02.00	06.00
0. Keine Anzeichen						
1. Lautäußerungen						
Stöhnen /Klagen		x	x	x	x	x
Brummen						
2. Gesichtsausdruck						
Verzerrter, gequälter Gesichtsausdruck						
Starrer Blick	x	x	x			
Zähne zusammenpressen		x	x	x	x	x
Augen zusammenkneifen						
Tränenfluss	x	x			x	x
3. Körpersprache						
Ruhelosigkeit						
Massieren oder Berühren eines Körperteils						
Angespannte Muskeln	x	x		x		x
4. Physiologische Indikatoren						
Änderungen in den Vitalzeichen						
Blutdruck /Puls						
Atmung						
Veränderung der Gesichtsfarbe						
Schwitzen /Röte		x	x	x	x	x

Der Beobachtungsbogen gibt Ihnen verschiedene Merkmale vor. Können Sie bei Ihrem Pflegekunden (schon nur) eines dieser Merkmale erkennen, beobachten Sie dieses nach Schmerzmittelgabe weiter. Verändert es sich nicht, müssen Sie zeitnah mit dem Hausarzt die weiteren Schritte besprechen, z. B. höhere Dosis oder anderes Schmerzmittel.

Lesetipp hierzu
Elisabeth Handel (Hrsg.): Praxishandbuch ZOPA©, Hans Huber, Bern 2010

Das sollten Sie noch zu Schmerz bei Demenz wissen

Demenzen treten häufig im Alter auf, also in einer Lebensphase, in der der Mensch unter verschiedenen Krankheiten leidet. Wenn nun aber eine gerontopsychiatrische Diagnose (z. B. Demenz) dabei ist, überstrahlt diese alle anderen Diagnosen. Das ist selbstverständlich auf einen Wahrnehmungsfehler des Betrachters zurückzuführen. Das nachfolgende Bild soll diesen Sachverhalt verdeutlichen:

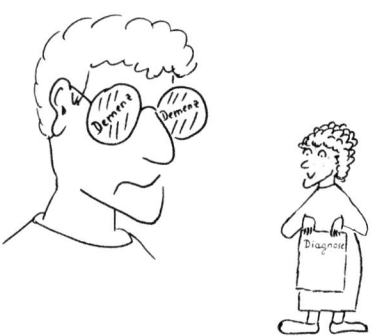

Wir Betrachter „ziehen unsere Demenzbrille" auf. Soll bedeuten: Alles Verhalten und Gesagte des zu Pflegenden mit Demenz betrachten wir durch diese Brille. Stünde uns die Diagnose nicht zur Verfügung, würden wir mit großer Wahrscheinlichkeit die hinter dem Verhalten des Betroffenen stehenden nicht befriedigten Bedürfnisse sehen. So sehen wir hingegen „dementes Verhalten". Das führt dann dazu, dass wir oftmals auch die Schmerzen von Menschen mit fortgeschrittener Demenz nicht erkennen.

Die folgenden Ergebnisse aus diversen Studien zeigen auf, wie Schmerzen bei alten Menschen verteilt sind und welche Auswirkungen unsere Wahrnehmungsverzerrung auf den Menschen mit Demenz haben können:

- Ca. 25 % von über 74-Jährigen in Schweden gaben an, unter schweren oder schwersten Dauerschmerzen zu leiden.
- Über 90 % von über 75-Jährigen berichten in Deutschland von Schmerzen im Bereich der Körperachse und Gelenke.
- Ca. 60 % – 80 % der Pflegeheimbewohner leiden unter chronischen Schmerzen.
- Jeder vierte Pflegeheimbewohner in den USA ist nicht angemessen mit Schmerzmitteln versorgt (Herr u. Mobily 1996).
- Demenzkranken werden deutlich weniger Schmerzmittel verordnet als Nicht-Demenzkranken im gleichen Alter (Fischer et al 2002).
- Nach Oberschenkelhalsfraktur erhalten nicht demente alte Menschen 3 x so viel Morphine, wie demente alte Menschen (Morrison u. Siu 2000).
- Pflegekräfte neigen zu einem „underreporting of pain" (im Gegensatz zu den Angehörigen). Das ist besonders ausgeprägt bei Demenz.

Demenz tut (körperlich) nicht weh, aber…

- …eine Arthrose schmerzt nicht weniger, nur weil z. B. eine Alzheimer-Demenz hinzukommt!
- …wenn der Betroffene nicht „Au" sagt, kann er trotzdem Schmerzen haben!

Schmerzmanagement bei Menschen mit geistiger Behinderung

Ähnlich wie bei Menschen mit Demenz verhält sich das Schmerzmanagement bei Menschen mit geistiger Behinderung. Bei leichter geistiger Behinderung können Sie gut den Schmerz ertragen. Ist das nicht möglich, können Sie den Einsatz einer Smiley-Skala erwägen. Ist die geistige Behinderung sehr ausgeprägt, steht Ihnen seit 2010 die EDAAP-Skala zur Verfügung. Mit ihr erheben Sie bei dem Betroffenen einen „Grundstatus", wenn er zufrieden und entspannt ist. Haben Sie zu einem bestimmten Zeitpunkt dann die Vermutung, es könnte ein Schmerzzustand vorliegen (z. B. weil der Betroffene sich ungewohnt verhält), erheben Sie erneut den Status mit der EDAAP-Skala. Hier werden wiederum einzelne Verhaltensweisen mit Punktwerten versehen. Jetzt sprechen Sie versuchsweise (probatorisch) ein Schmerzmittel mit dem Hausarzt ab. Sie geben dieses Medikament, warten ab, bis die Wirkung eintritt und erheben erneut den Schmerzstatus mithilfe der EDAAP-Skala. Jetzt können Sie erkennen, ob das veränderte Verhalten über ein Schmerzmittel beeinflussbar ist.

Nutzen Sie für Menschen mit schwerer geistiger Behinderung als Schmerzassessment die EDAAP Skala

Haben Ihre Bewohner eine so schwere geistige Behinderung, dass sie sich nicht über verbale Sprache mitteilen können, steht Ihnen die EDAAP-Skala (EDAAP = Grille d´Evaluation de l´Expression de la Douleur chez l´Adolescent ou l´Adulte Polyhandicapé) zur Verfügung. Sie funktioniert ähnlich wie die anderen Fremdbeobachtungsinstrumente, die schon weiter oben vorgestellt wurden. Seit 2010 steht sie in deutscher Sprache zur Verfügung. Wichtig ist dabei: „Die Skala misst nicht direkt den Schmerz, sondern den Ausdruck davon. Ausgehend von dem üblichen Ausdruck der Person (mit all seinen Besonderheiten) beobachten wir ein Abweichen des Ausdrucks – unter der Hypothese von Schmerzen" (Belot 2009: 97).

Verfahrensregelung für das Schmerzmanagement

Gemäß dem Nationalen Expertenstandard „Schmerzmanagement in der Pflege" müssen stationäre Einrichtungen eine multiprofessionelle Verfahrensregelung vorhalten können. Nutzen Sie hierzu das aufgeführte Muster, das Sie selbstverständlich den Bedingungen Ihrer Einrichtung anpassen können.

Muster: Verfahrensregelung zum Schmerzmanagement

Pflegeanamnese (Pflegefachkraft):

Anlassbezogen (bei Heimeinzug, bei Schmerzäußerungen oder bei Einsetzen von herausforderndem Verhalten) wird jeder Betroffene gezielt nach Schmerzen gefragt. Ebenfalls interessieren beim Erstgespräch zurückliegende Schmerzzustände und das persönliche Schmerzmanagement (was hat der Betroffene zuvor/früher getan, um einen Schmerz zu lindern?). All diese Informationen werden unter der AEDL 13 „Existenzielle Erfahrungen des Lebens" dokumentiert.
Sollten aktuell Schmerzen vorliegen, erfolgt eine Schmerz- und Verlaufseinschätzung mithilfe geeigneter (auf die Klientel abgestimmte) Schmerzerfassungsinstrumente.
Bei kommunikationsfähigen Betroffenen, die zu einer Selbsteinschätzung fähig sind, über die NRS, VRS oder VAS.
Bei kommunikationsunfähigen Betroffenen erfolgt die Beobachtung über ein Fremdbeobachtungsinstrument (EDAAP, ZOPA oder BESD). Dabei wird der Betroffene genau unter Bewegung und in Ruhe beobachtet.

Pflegeplanung (Pflegefachkraft):

Der Hausarzt bzw. Schmerztherapeut ist zeitnah über die erhobenen Schmerzbeobachtungen zu informieren. Die eingeholte Schmerztherapie wird unverzüglich umgesetzt.
Das Pflegeproblem Schmerz, die eingeleiteten Maßnahmen wird in der Pflegeplanung beschrieben und in den Tagesablauf aufgenommen.
Es findet ein Pflegeplanungsgespräch statt (eventuell kann es sinnvoll sein, die Angehörigen einzubeziehen).
Kommunikationsfähige Betroffene und ihre Angehörigen werden beraten über das Verfahren der Schmerzerfassung, über die Medikamenteneinnahme und die vereinbarten Pflegemaßnahmen.

Pflegemaßnahmen/Durchführung der Pflege (Pflegefachkraft):
Umsetzung der medikamentösen Schmerztherapie (Pflegefachkraft):

Nach ärztlicher Verordnung werden die Schmerzmedikamente verabreicht.
Es ist darauf zu achten, ob der Schmerzzustand eine nächtliche Gabe von Analgetika notwendig macht. Gemäß der Anordnung ist der Betroffene nachts zu wecken.

Schmerzverlaufskontrolle (Pflegefachkraft):

Im Tagesablaufplan ist genau zu erfassen, wann die Schmerzbeobachtung zu erfolgen hat.
Bei kommunikationsfähigen Betroffenen soll mindestens 1 x pro Schicht der Schmerz mithilfe eines geeigneten Schmererfassungsinstruments (z. B.: NRS, VAS, VRS) erhoben werden. Der entsprechende Punktwert wird im Schmerzverlaufsprotokoll dokumentiert, bis das Pflegeziel erreicht ist.
Bei kommunikationsunfähigen Betroffenen soll mindestens 1 x pro Schicht der Schmerz mithilfe eines geeigneten Schmerzbeobachtungsinstruments (z. B.: ECPA, BISAD, Doloplus 2 oder BESD) erhoben werden. Der entsprechende Punktwert wird im Schmerzverlaufsprotokoll dokumentiert, bis das Pflegeziel erreicht ist.

Der behandelnde Arzt wird zeitnah über die Schmerzverlaufskontrolle informiert. Sollte keine Schmerzreduktion bzw. Schmerzfreiheit eintreten (z. B.: NRS > 3/10 oder BESD > 5/10) müssen weitere Anordnungen durch den Arzt eingeholt werden.

Bei den Besuchen des Hausarztes oder des Schmerztherapeuten ist die Schmerzdokumentation (z. B. Schmerzverlaufskontrolle) vorzulegen.

Umsetzung nicht-medikamentöser Maßnahmen zur Schmerzlinderung (Pflegefachkraft):

Die nicht-medikamentösen Maßnahmen zur Schmerzlinderung richten sich nach dem persönlichen Schmerzmanagement (siehe unter Punkt 1) des Betroffenen.

Es werden dem Betroffenen weitere Maßnahmen angeboten (z. B.: Wickeln/Auflagen, Bäder, Kälte-Wärme-Anwendungen, Massagen, Einreibungen, TENS etc.).

Es werden angeleitete Angehörige in die Anwendung dieser Maßnahmen einbezogen.

Dokumentation (Pflegefachkraft):

Es wird nach Leitfaden dokumentiert.

Die Evaluation wird, wie unter Schmerzverlaufskontrolle beschrieben, erhoben.

Level 3

Testen Sie die Verfahrensregelung in Ihrem Team. Arbeiten Sie mögliche Änderungen und Verbesserungsvorschläge Ihrer Mitarbeiter in die Verfahrensregelung ein. Bedenken Sie, dass die Verfahrensregelung so unkompliziert wie möglich formuliert werden sollte, damit sie leicht in der Praxis anzuwenden ist.

Kapitel 10

Weitere konkrete Palliativmaßnahmen

LF 1.2.2, LF 1.3.8, LF 1.5.1, LF 1.5.3, LF 1.5.5

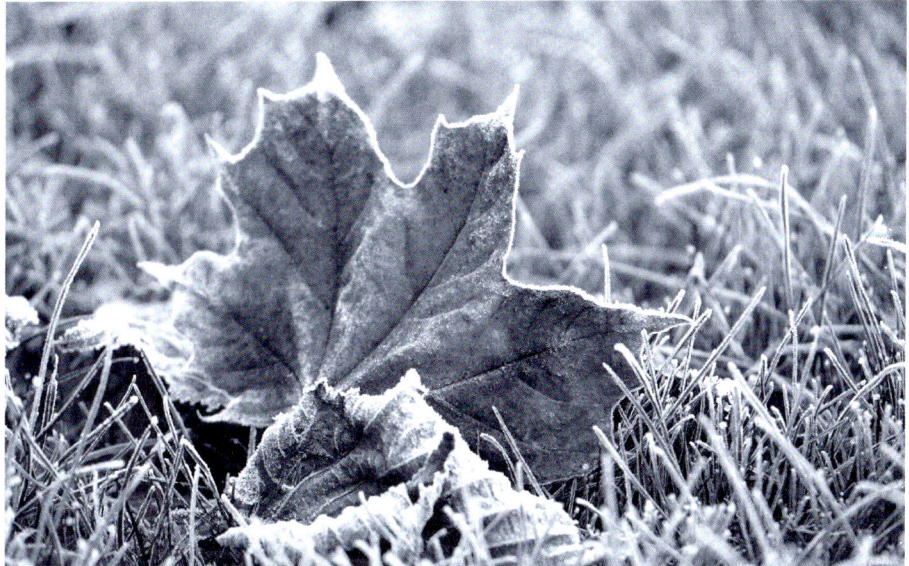

Neben dem Schmerz gibt es noch weitere belastende Symptome, die durch eine gute Palliativversorgung gelindert werden müssen. Hierzu zählen:

- Luftnot
- Todesrasseln
- Ablehnung von Flüssigkeit und Nahrung
- Durst und Mundtrockenheit
- Übelkeit
- Juckreiz
- Angst und Unruhe

Sollten mehrere belastende Symptome gleichzeitig vorliegen, muss aus der Perspektive des Betroffenen geschaut werden, wo die größte Dringlichkeit für palliative Maßnahmen vorliegt. Ein Praxisbeispiel soll diesen Sachverhalt verdeutlichen:

Fall: Herr K.

Seit nunmehr 2 Jahren wird Herr K. durch den ambulanten Pflegedienst mitversorgt. Früher war er Bergmann in Duisburg. Aus dieser Zeit resultiert auch seine Steinstaublunge. Da Herr K. sehr schwach ist, kann er nur noch in sitzender Position im Bett verbleiben. Jede Drehung und Positionsveränderung löst bei ihm eine extreme Luftnot aus, sodass Herr K. das Gefühl hat zu ersticken. Durch das ständige Sitzen im Bett hat sich mittlerweile bei ihm ein Dekubitus 3. Grades entwickelt. Alle zur Verfügung stehenden Hilfsmittel (z.B. Wechseldruckmatratze), aber auch die regelmäßig durchgeführte Mikrolagerung haben keinen Effekt auf den Dekubitus. Schon vor 3 Wochen hat sein Hausarzt angedeutet, dass Herr K. bald sterben wird. Es werden ihm nur noch wenige Wochen verbleiben. Zurzeit ist Herr K. fast schmerzfrei. Die Luftnot ist medikamentös bei Herrn K. nicht zu beeinflussen.

Fragen zum Fall (Level 2):
a) Wie sehen Sie die Gesamtsituation?
b) Beschreiben Sie das Dilemma von Herrn K.
c) Wie würden Sie den Dekubitus versorgen?
d) Kann der MDK den Pflegekräften einen Pflegefehler unterstellen?
e) Wie würden Sie die Situation lösen?

Erläuterung: Palliativversorgung versucht das Gesamtleiden eines zu Pflegenden zu lindern. Aus der Perspektive von Herrn K. quält ihn die Luftnot. Der Dekubitus wird von ihm kaum wahrgenommen. Dieser schmerzt nur, wenn er versorgt werden sollte und wenn man versucht, Herrn K. zu drehen (jetzt werden die Nozizeptoren – Schmerzrezeptoren – durchblutet und geben den Schmerzimpuls weiter. Wenn Herr K. auf seinem Dekubitus sitzt und seine Position nicht verändert, wird er diesen kaum bemerken).

Aus der Perspektive von Herrn K. ist die Luftnot das dringlichste Problem. Ihr gilt die primäre Aufmerksamkeit. Der Dekubitus wird durch Herrn K. kaum wahrgenommen, somit muss er nicht vorrangig behandelt werden. Durch die unterschiedliche Dringlichkeit in der Symptomlast, löst sich das vermeintliche Dilemma auf.

Ratsam wäre also, den Dekubitus soweit wie möglich nicht zu versorgen. Es wird dadurch riskiert, dass er sich sogar vergrößert. Die Entscheidung den Dekubitus nicht zu versorgen wird eingehend mit Herrn K. besprochen. Ebenfalls wird der Hausarzt in den Entscheidungsfindungsprozess eingebunden. Alle veranlassten Schritte und Unterlassungen werden genau dokumentiert.

Luftnot

Kaum ein Symptom setzt die begleitenden Personen so stark unter Druck, wie die Luftnot. Im ambulanten Bereich wird aufgrund dieses Symptoms am häufigsten der Rettungswagen gerufen. Die Ursachen für eine Luftnot können vielfältig sein, z. B.:

- chronisch obstruktive Lungenerkrankung (COPD),
- Tumore,
- Herzerkrankungen,
- Pneumonie,
- Asthma,
- Lungenödem (z. B. bei Linksherzinsuffizienz),
- erhöhter CO_2-Gehalt im Blut,
- Sauerstoffmangel,
- Angst, Stress, Unruhe.

Auch Luftnot ist ein subjektives Gefühl, das nur der Betroffene beschreiben kann. Die Stärke einer Luftnot lässt sich ebenfalls über eine VRS oder NRS ausdrücken. Oftmals wird Luftnot durch die Betroffenen als Lufthunger beschrieben.

Level 2

Erfragen Sie in Ihrem Team bzw. Kurs, ob es Kollegen gibt, die schon einmal eine Luftnot hatten. Lassen Sie sich das Phänomen genau beschreiben. Ergänzend können Sie im Team oder im Kurs auch folgende Übung durchführen (nicht für Asthmatiker geeignet): Machen Sie 20 Kniebeugen oder 15 Liegestütze. Nehmen Sie dann im Anschluss einen Partystrohhalm (gibt es bei Burger King oder Mac Donalds für umsonst) und versuchen Sie 30 Sekunden lang, durch diesen hindurch zu atmen. Schließen Sie dabei die Nase mit den Fingern.
(Tipp: Machen Sie Fotos von dieser Übung und zeigen Sie diese bei der nächsten Betriebsfeier oder bei Ihrer Examensfeier.)

Insbesondere im Sterbeprozess liegt sehr häufig eine Erhöhung von CO_2 (Kohlendioxid) im Blut vor. Das bedeutet, dass ab einem bestimmten Prozentanteil von CO_2 im Blut der Patienten mit einer Luftnot reagiert. Üblicherweise reagieren viele Einrichtungen auf Luftnot mit einer Sauerstoffgabe. Sollte jedoch der CO_2-Gehalt im Blut zu hoch sein (über 4 %) hat hier eine Sauerstoffgabe keinen lindernden Effekt. Wichtig ist daher, dass Sie die Ursache für die Luftnot erkennen und behandeln.

Wie kann man den CO_2-Gehalt im Blut verringern? Recherchieren Sie mit Ihren Kollegen/ Mitschülern in Ihrem Pflegefachbuch bzw. im Internet, wie sich der CO_2-Gehalt im Blut senken lässt. Tragen Sie Ihre Ergebnisse zusammen.

Messen Sie, bevor Sie Maßnahmen ergreifen, den Sauerstoffgehalt im Blut mit einem Pulsoximeter. Ist der Sauerstoffgehalt ausreichend, benötigt der Betroffene keine Sauerstoffgabe von außen (außer diese Maßnahme beruhigt ihn). Vermuten Sie aber eine Erhöhung des CO_2-Gehaltes im Blut, geht es darum, dass der Betroffene die Atemfrequenz senkt. Dieses erreichen Sie mit folgenden Maßnahmen:

- Selber ruhig bleiben und selber ruhig weiteratmen,
- Fenster und Tür öffnen, damit Durchzug entsteht – dann den Betroffenen mit dem Gesicht zum Durchzug drehen (alternativ können Sie auch einen Handventilator nutzen),
- beengende Kleidung öffnen, Patienten beruhigen,
- ergreifen Sie Maßnahmen zur Senkung der Atemfrequenz über Kontaktatmung oder eine Atemstimulierende Einreibung (ASE).

Nutzen Sie den beruhigenden Effekt der ASE

Die Atemstimulierende Einreibung (kurz ASE) stammt aus dem Konzept der Basalen Stimulation. Sie wirkt auf die Atemfrequenz und die Atemtiefe. Genau hierin liegt ihre beruhigende Wirkung. Der Patient/Bewohner atmet bewusster, tiefer und weniger. Aus diesem Grund können mehrere Ziele und Anwendungsbereiche angesteuert werden:

- Beruhigung,
- Entspannung,
- Linderung der Luftnot,
- Prophylaxe der Pneumonie (Lungenentzündung),
- Schmerzreduktion durch Entspannung,
- Reduktion von Einschlafstörungen,
- Reduktion von Angst und Unruhe.

Bevor Sie die ASE bei Patienten/Bewohnern anwenden, sollten Sie diese Maßnahme gründlich im Team bzw. im Kurs erlernen. Insbesondere als Notfallmaßnahme bei Luftnot muss die durchführung beherrscht werden.

Im Folgenden finden Sie eine Beispiel-Handreichung für Mitarbeiter der Pflege für den Fall der Luftnot. Handreichungen haben den Sinn und Zweck, schnell über ein Symptom zu informieren und mögliche Handlungsoptionen aufzuzeigen. Dabei sollten die jeweiligen Handreichungen so einfach und verständlich wie möglich formuliert sein.

Palliativpflege-Handreichung für Mitarbeiter

Symptom: Luftnot (Dispnoe)

Erklärung: Ist ein subjektives Symptom (Lufthunger), dessen Anwesenheit und Schwere nur der Bewohner selbst ermessen und beurteilen kann.
Ursachen z. B.: COPD (Chronisch obstruktive Lungenerkrankung), Tumore, Herzerkrankungen, Pneumonie, Asthma, Ödeme, Toxine (Opioide), erhöhter CO_2-Gehalt im Blut, O_2-Mangel, Angst, Stress, Unruhe

Einschätzung mit: Verbale Rangskala (VRS)
0 = keine Luftnot
1 = leichte Luftnot
2 = starke Luftnot
3 = sehr starke Luftnot

Der Bewohner wird anhand der Skala nach seiner subjektiven Einschätzung der Luftnot befragt.

Ziele:
- Normale Atmung
- Reduzierte Luftnot
- Angstfreiheit

Nichtmedikamentöse Intervention:
- Ursachenklärung
- Nach Selbsthilfetechniken fragen. Was hat früher geholfen?
- Selbst ruhig bleiben (selber ruhig weiter atmen)
- Ruhige Atmosphäre herstellen: Radio/Fernseher aus
- Bewohner nicht allein lassen
- Beengende Kleidung entfernen
- Sitzende Oberkörperhochlagerung, Herzbettlagerung
- Arme mit Kissen unterlagern oder mit Luftballonen
- Fenster auf, Tür auf, ggf. für Durchzug sorgen, Bett ggf. in den Durchzug stellen
- Ventilator einsetzen (Windrichtung ins Gesicht)
- Bewohner durch Kontaktatmung/Richtungsatmung zu tiefem Atmen bringen. Dazu Hand dort hinlegen, wo der Bewohner hinatmen soll. Dabei mit der Hand immer tiefer gehen (Brustkorb, Zwerchfellspitzen, Bauch)
- Atemstimulierende Einreibung (ASE) (siehe Handreichung)
- Angehörige in ASE praktisch unterweisen
- Zur Einschätzung der Atemnot die verbale Rangskala anwenden

> **Medikamentöse Intervention z. B. :**
> - Sie bedürfen immer der Absprache mit dem Arzt!
> - Morphingabe
> - Tavorgabe
> - O_2-Gabe (nur bei Sauerstoff-Mangel – nicht bei CO_2-Überschuss)
>
> **Literatur:**
> Knipping, C.: Lehrbuch Palliativpflege (2. Aufl.), Hans Huber, Bern 2009, S. 327
> Kostrzewa, S./Gerhard, C.: Hospizliche Altenpflege, Hans Huber, Bern 2010, S. 112 ff.

Aus: Kostrzewa, S.: Leitfaden für Pflegeheime: Ein praxisorientiertes Konzept zur Palliativversorgung und Sterbebegleitung, PPM Verlag, Bonn 2011.

Selbstverständlich reicht es nicht aus, nur Handreichungen zu formulieren und den Mitarbeitern zur Verfügung zu stellen. Handreichungen müssen im Team und in der Ausbildung geschult werden, damit sie in entsprechenden (Not-)Situationen auch sicher angewendet werden können.

Die erschwerte Atmung bzw. das „Todesrasseln"

Wenn Sie die erschwerte Atmung schon einmal bei einem Sterbenden gehört bzw. miterlebt haben, werden Sie diesen Moment nicht so schnell vergessen. Es klingt rasselnd, brodelnd bis gurgelnd. Mitunter ist sie so ausgeprägt, dass der Betroffene Blasen von Sputum wirft. Als Begleiter kann man den Eindruck gewinnen, dass der Betroffene jeden Moment ersticken müsste.

Die erschwerte Atmung (Todesrasseln) entsteht dadurch, dass der Sterbende zu schwach ist, sein Sputum zu schlucken oder/und sein Lungensekret abzuhusten. Somit bewegt jeder Atemzug das Sekret auf und nieder.

Eigentlich suggeriert der Begriff „Erschwerte Atmung" die Einschätzung, dass der Betroffene sehr unter dieser Atmung leidet. Daher scheinen Maßnahmen, wie das Absaugen mithilfe eines Absauggerätes, angemessen zu sein. Aber genau hierin liegt ein Fehlschluss.

Die Betroffenen selber leiden nicht unter dieser Atmung, ja, sie bekommen diese kaum mit. Nichtsdestotrotz sollten Sie auf die „erschwerte Atmung" reagieren, da sie einen direkten Einfluss hat auf die Begleiter, denn diese verkürzen ihren Besuch. Die zu ergreifenden Maßnahmen sollten dabei allerdings angemessen bleiben. Soll bedeuten – die Maßnahme sollte den Betroffenen nicht mehr belasten, als das Symptom selber.

Folgende Maßnahmen können Sie bei der „Erschwerten Atmung" anwenden:

Maßnahme 1: Lagerung

Legen Sie den Betroffenen in eine 30 – 45 Grad-Lagerung. Drehen Sie den Kopf noch etwas auf die Seite, sodass das Sputum herauslaufen kann. Legen Sie unter den Mundwinkel Zellstoff.

Maßnahme 2: Nutzen Sie die palliative Dehydratation

Lassen Sie den Betroffenen austrocknen bei gleichzeitiger halbstündiger spezieller Mundpflege (siehe Seite 144). Geben Sie nur minimale Flüssigkeit ca. 500 ml – 800 ml. Sollte der Betroffene über Infusion bzw. PEG mit Flüssigkeit versorgt werden, kann hier mit dem Arzt eine Flüssigkeitsreduktion abgesprochen werden.

Maßnahme 3: Setzen Sie gezielt Medikamente ein

Dem Symptom der „Erschwerten Atmung" kann gut mit Buscopan-Zäpfchen begegnet werden. Für eine längerfristige Behandlung kann ein Scopolamin-Pflaster eingesetzt werden. Beide Medikamente reduzieren die Sekretbildung in der Lunge.

Wichtig !!!: Bedenken Sie, dass das Absaugen mithilfe eines Absauggerätes den Betroffenen sehr stark belastet. Es löst mitunter einen Husten- und Würgereflex aus. Auch setzt das Absaugen einen Stimulus für die Nachbildung von Lungensekret. Somit ist die Maßnahme des Absaugens bei der „Erschwerten Atmung" kontraproduktiv.

Mundtrockenheit (Xerostomie) und Durst

Oftmals sind Sterbende so schwach, dass sie nicht mehr durch die Nase atmen können, sodass sie weiterhin durch den Mund atmen. Das führt dann aber dazu, dass die Mundschleimhaut schon nach ca. 30 Minuten austrocknet. Dieser Effekt entsteht auch, wenn der Betroffene genügend Flüssigkeit zu sich genommen hat. Sie selber kennen den Effekt vielleicht aus Erkältungszeiten. Ist die Nase verstopft, atmen Sie weiter durch den Mund. Schon nach kurzer Zeit entsteht auf diese Weise eine unangenehme Mundtrockenheit. Würde man Ihnen in dieser Situation eine Infusion legen, hätten Sie trotzdem weiterhin eine Mundtrockenheit. Aus diesem Vergleich wird klar, dass Sie Mundtrockenheit und Durst nicht ausschließlich über eine Infusion bekämpfen können. Was ist also zu tun?

Der Mund als intimer Bereich

Beachten Sie, dass für viele Menschen der Mundraum ein sehr intimer Bereich ist. Sie merken es spätestens dann, wenn Sie mit Ihren Kollegen oder Mitschülern gegenseitig Mundpflege durchführen sollen. Nicht jedem Ihrer Kollegen würden Sie Ihren Mund öffnen – oder?

Insbesondere bei bewusstseinseingeschränkten Menschen ist es schwierig, die Mundpflege durchzuführen. Dieses ist oftmals nur möglich, wenn Sie das Vertrauen des Betroffenen gewonnen haben. Lassen Sie aus diesem Grund die Mundpflege zu einer „lustvollen" Maßnahme werden. Die spezielle Mundpflege hat ja nun einmal das Ziel, die Mundschleimhaut anzufeuchten. Nutzen Sie daher hierfür wohlschmeckende Dinge, die dem Betroffen bekannt und vertraut sind. Denn erst wenn Sie sein Vertrauen haben, kommen Sie Ihrem Pflegeziel näher!

7 Tipps für die spezielle Mundpflege

Insbesondere bei Sterbenden mit einer Mundatmung ist eine halbstündige „spezielle Mundpflege" unabdingbar. Wenn jetzt hier die spezielle Mundpflege thematisiert wird, meint das nicht, dass Sie alle halbe Stunde bei dem Sterbenden einen „klinisch sauberen Mund" erzeugen sollen. Es geht ausschließlich darum, die Mundschleimhaut regelmäßig anzufeuchten. Hierzu stehen Ihnen eine Vielzahl an Möglichkeiten und Maßnahmen zur Verfügung. Bevor Sie diese allerdings bei Ihren Patienten/Bewohnern anwenden, sollten Sie die Interventionen bei sich bzw. Ihren Kollegen oder Mitschülern ausprobieren (Level 2). Nutzen Sie für spezielle Mundpflege die hier aufgeführten 7 Tipps.

7 Tipps für die spezielle Mundpflege bei Sterbenden

Tipp 1: Regelmäßiges Mundauswischen

- Hierzu stehen Ihnen verschiedene Materialien zur Verfügung. Zum einen können Sie normale Kompressen verwenden, die Sie mit Tees, Säften oder anderen wohlschmeckenden Getränken befeuchten.
- Scheuen Sie sich nicht gegebenenfalls auch alkoholische Getränke einzusetzen (z. B. Bier, Sekt oder Cognac), wenn es dem Betroffenen angenehm ist. Vermitteln Sie allerdings Sinn und Zweck Ihrer Maßnahme den Angehörigen. Insbesondere sie reagieren irritiert, wenn plötzlich die sterbende Großmutter mit einer „Fahne" im Sterbebett liegt.
- Sollten Sie noch mit sogenannten Pagavitstäbchen (z. B. Lemon-Sticks) arbeiten, würde ich diese zuvor in das Gefrierfach legen. Auf diese Weise erhalten sie eine angenehme Konsistenz.
- Mittlerweil gibt es auch Stäbchen mit einem Schwamm am Ende, die für die „spezielle Mundpflege" sehr gut geeignet sind.

Tipp 2: Legen Sie Gefrorenes in die Wangentasche

Die Praxis zeigt, dass Sterbende eine besondere Lust auf Gefrorenes entwickeln. Zum einen liegt es wohl daran, dass Eis Schmerzen im Mund-Rachen-Raum lindern kann und weil Eis auch Schwellungen im Mundbereich abschwellen lässt, sodass das Schlucken an sich leichter fällt.

- Was Sie letztlich alles einfrieren, sollte sich nach den Vorlieben des zu Pflegenden richten. Gut geeignet sind Säfte, Cola, Malzbier, Bier oder frisches Obst (z. B. kleine Stückchen von Melone, Apfel oder Ananas).
- Nutzen Sie zum Einfrieren die Förmchen von Pralinenschachteln (z. B. Milka Lila Herzen). Füllen Sie diese mit z. B. Säften und geben Sie diese in das Gefrierfach. Auf diese Weise entstehen kleine mundgerechte Eisportionen.
- Frieren Sie Gummibärchen ein und geben Sie diese dann Ihrem zu Pflegenden in die Wangentasche.

Tipp 3: Beachten Sie die Aspirationsgefahr

Sollten Sie Patienten/Bewohner versorgen, bei denen eine Aspirationsgefahr besteht, können Sie Ihre Maßnahme wie folgt unterstützen:

- Nehmen Sie hierzu eine 10 x 10 Kompresse. Falten Sie diese auseinander und geben Sie z. B. das Gefrorene in die Mitte der Kompresse. Führen Sie jetzt die vier Ecken der Kompresse zusammen und drehen Sie diese gemeinsam so lange, bis das Gefrorene fest umschlossen ist. Feuchten Sie jetzt die Kompresse zusätzlich mit z. B. Tee an (wichtig, da die Kompresse einen Eigengeschmack hat, den Sie auf diese Weise minimieren)
- Geben Sie dieses „Säckchen" jetzt vorsichtig in den Mundraum des zu Pflegenden und halten Sie das Ende gut fest.
- Sie werden merken, dass der zu Pflegende versuchen wird, die Flüssigkeit aus der Kompresse zu saugen. Zudem werden Sie merken, wenn Sie nun die Kompresse vorsichtig wieder herausziehen, dass auf der rauen Oberfläche der Kompresse viele Borken und Plaques haften bleiben werden.

Tipp 4: Befeuchten Sie die Raumluft

Insbesondere im Winter, wenn durch Heizungen die Luft in den Räumen sehr trocken ist, sollten Sie zusätzlich die Raumluft anfeuchten (z. B. Raumluftvernebler oder feuchte Tücher auf die Heizung legen).

Tipp 5: Fertigen Sie Ihre eigene Mundsuspension

Mittlerweile können Sie in Apotheken fertige Mundsuspensionen bestellen. Diese können Sie aber auch ganz einfach selber herstellen.

- Nehmen Sie hierzu 1 Liter abgekochtes Wasser, geben Sie 5 Tropfen ätherisches Öl (z. B. Zintronella, Teebaumöl, Pfefferminzöl etc.) hinzu und etwas Salz (als Emulgator).
- Jetzt füllen Sie diese Flüssigkeit in kleine Pumpfläschchen (bekommen Sie im Reformhaus).
- Geben Sie nach den Mahlzeiten, aber auch zwischendurch Ihrem zu Pflegenden 2 – Hübe auf die Mundschleimhaut.
- Verwerfen Sie nach 24 Stunden diese Suspension und fertigen Sie eine neue an.

Tipp 6: Nutzen Sie Obst

Neben Flüssigkeiten können Sie aber auch kleingeschnittenes wasserreiches Obst z. B. Melone Ihren zu Pflegenden anbieten. Auch hierüber können Sie die Mundschleimhaut ausreichend anfeuchten.

Tipp 7: Mundraum mit Butter oder Sahne auspinseln

Insbesondere ältere Menschen mögen es, wenn man Ihren Mundraum mit „guter Butter" auspinselt. Gut geeignet ist hierzu auch Sahne (mit Honig). Der Honig kann für die anschließende Lippenpflege gut genutzt werden (insbesondere Rosenhonig).

Es zählt die Häufigkeit – nicht die Menge

Kennen Sie den Effekt, dass Sie, wenn Sie im Sommer einen sauren Drops lutschen, keinen Durst verspüren? Ist der Drops dann allerdings gelutscht – kommt der Durst.

Den gleichen Effekt nutzen z. B. auch Indianer, wenn Sie große Strecken durch die Wüste zurücklegen müssen und nur wenig Flüssigkeit zur Verfügung haben. Sie nehmen einfach einen Schluck Wasser in den Mund – schlucken diesen allerdings nicht hinunter, sondern belassen ihn im Mundraum. Auf diese Weise kann der Durst stark minimiert werden.

Um das Symptom der Mundtrockenheit in den Griff zu bekommen, ist es daher nicht wichtig, dass Sie die eigentliche Maßnahme lange durchführen. Viel wichtiger ist, dass sie häufig erfolgt. Wird der Mundraum ca. alle 30 Minuten angefeuchtet, leidet Ihr zu Pflegender keinen Durst, obwohl er vielleicht viel zu wenig trinkt.

Damit Sie nun die Häufigkeit der Maßnahme durchhalten können, sollten Sie daher auch Angehörige, Ehrenamtliche, Alltagsassistenten und Mitarbeiter der Sozialen Betreuung in die Maßnahme einbeziehen.

Palliative Dehydratation oder „Verdursten"?

Der Begriff „Verdursten" klingt sehr dramatisch. Insbesondere für Angehörige erzeugt er einen immensen Druck. Wenn man sich hingegen anschaut, was im Organismus geschieht, wenn er austrocknet (dehydriert), können Sie erkennen, dass eine Dehydratation nicht unbedingt mit einem „Drama" verbunden sein muss. Hier sehen Sie einmal aufgeführt, welche positiven und negativen Effekte eine Dehydratation für den zu Pflegenden haben kann:

Positive Effekte	Negative Effekte
• Schmerzempfindlichkeit nimmt ab	• Durst und Mundtrockenheit nehmen zu
• Euphorische Wirkung	• Verwirrtheit nimmt zu
• Sedierende Wirkung	• Gefahr der Halluzination steigt
• Lungensekret nimmt ab, dadurch kein Todesrasseln	• Gefahr des Delirs steigt
• Magensekret wird weniger, dadurch weniger Erbrechen	• Gefahr Nieren- und Herz-Kreislauf-Versagens steigt (tödlich)
• Urin wird kaum noch gebildet, dadurch weniger Inkontinenzversorgung	

Damit auch Angehörige den Sachverhalt nachvollziehen können, müssen Sie verständlich und umfassend hierüber informiert werden. Hierzu können Sie ein Informationsschreiben nutzen, das von Mitarbeitern der Palliativpflege extra für Angehörige formuliert wurde. Wichtig ist auch, den Angehörigen zu erläutern, wie Sie den negativen Effekten der Austrocknung begegnen können (z. B. über spezielle Mundpflege bei Mundtrockenheit).

Musterschreiben: Informationen für Angehörige und Interessierte

Wenn Bewohner/innen Trinken und Essen verweigern

Sehr geehrte Angehörige,

wenn ein Bewohner ans Sterben kommt, ist das für alle Beteiligte eine belastende Situation. Selbst wenn man sich schon über einen langen Zeitraum darauf gedanklich vorbereiten konnte. Das Sterben selber zeigt sich durch mannigfaltige Anzeichen und Symptome. Der Sterbende wird immer schwächer, und er nimmt immer weniger an seinem Umfeld teil. Häufiger schläft der Sterbende viel und er wirkt abwesend.

Eine natürliche Reaktion im Sterben ist häufig die Ablehnung von Trinken und Essen. Auch im Tierreich ist diese Reaktion bei vielen Säugetieren zu beobachten. Für Außenstehende ist dieses Verhalten unverständlich. „Warum tut der Sterbende sich zusätzlich noch dieses Leid an?", fragen auch Angehörige.

Seien Sie vergewissert: Flüssigkeits- und Nahrungsverweigerung gehen nicht mit zusätzlich körperlichem Leid einher.

Aus der Hospizarbeit und der Palliativpflege (lindernde Pflege Sterbender) wissen wir, dass die freiwillige Reduktion von Flüssigkeit auf den Organismus folgende Wirkung hat:
- Der Mensch wird schmerzunempfindlicher, weil der Körper auf den Flüssigkeitsmangel mit der Ausschüttung körpereigener Endorphine reagiert. Diese Reduzieren das Schmerzempfinden.
- Ebenfalls wirken diese körpereigenen Substanzen euphorisierend und dämpfend. Dadurch ist der sterbende Mensch in einer gelösten und schläfrigen Stimmung.
- Zusätzlich werden die Flüssigkeitsreserven des Körpers abgezogen. Das führt dann dazu, dass Menschen mit Flüssigkeitsreduktion weniger Erbrechen (da weniger Magensaft vorhanden ist), weniger Urin ausscheiden und eine weniger schwere Atmung haben (kein Lungensekret). Dadurch entsteht dann auch kein Todesrasseln.

Selbstverständlich ergeben sich durch den Flüssigkeitsmangel auch negative Folgen, die sich aber pflegerisch und medizinisch beheben lassen:
- Viele Sterbende atmen mit offenem Mund, da diese Atmung weniger beschwerlich ist. Dadurch entstehen Mundtrockenheit und Durst, die durch eine Flüssigkeitsreduktion vergrößert werden. Hier muss eine gute halbstündige Mundpflege mit Tees, Eiswürfeln und wohlschmeckenden Getränken (z. B. Bier, Eierlikör, Säften etc.) gegensteuern. Hierbei ist die Unterstützung durch Angehörige sehr willkommen. Durst wird nicht reduziert

durch eine andere Form der Flüssigkeitsgabe z. B. über eine Infusion oder Magensonde, denn die Ursache ist ja die Atmung mit offenem Mund.

- Auch können im Zuge einer Austrocknung Verwirrtheitszustände und Unruhe entstehen. Hier soll dem Sterbenden vermehrte Aufmerksamkeit und körperliche Nähe angeboten werden. In schweren Unruhefällen kann auch die Gabe von Beruhigungsmitteln (z. B. Tavor) angezeigt sein.

Was klar gesagt werden kann ist, dass Menschen die austrocknen „innerlich nicht verbrennen", wie es gelegentlich selbst von fachlicher Seite behauptet wird.

Wie verhält es sich mit dem Verhungern?

Ähnlich verhält es sich mit dem Verzicht auf Nahrung. Auch hier können wir nicht vom klassischen Verhungern ausgehen. Wenn keine Kalorien zugefügt werden, stellt sich nach 2 – 3 Tagen das Hungergefühl schlagartig ein. Diese Reaktion erleben wir auch bei Menschen, die das Heilfasten praktizieren. Auch hier werden körpereigene Endorphine ausgeschüttet mit den oben beschriebenen Effekten.

Zusätzlich baut der Körper Fettreserven ab. Wenn nun aber die Fettreserven abgebaut werden, entsteht aus der Aufspaltung von Fettsäuren eine Substanz (Ketone), die ebenfalls Schmerzen reduzieren hilft.

Aus diesen Reaktionen heraus ist ersichtlich, dass der Verzicht auf Trinken und Essen für den Sterbenden kein Leiden bedeutet, wenn die negativen Folgen, z. B. Durst, pflegerisch behoben werden. Ebenfalls wird der eigentliche Sterbeprozess verkürzt. Nicht selten versterben Menschen, die freiwillig auf Trinken und Essen verzichten, innerhalb von 6 – 10 Tagen.

Literatur zur Vertiefung:

Chabot/Walther: Ausweg am Lebensende – Selbstbestimmtes Sterben durch freiwilligen Verzicht auf Essen und Trinken, Reinhardt, München 2010.

Kostrzewa/Gerhard: Hospizliche Altenpflege, Hans Huber, Bern 2010.

Aus: Kostrzewa, S.: Leitfaden für Pflegeheime: Ein praxisorientiertes Konzept zur Palliativversorgung und Sterbebegleitung, PPM Verlag, Bonn 2011.

Übelkeit und Erbrechen

Die körperliche Reaktion des Erbrechens liegt klar „auf der Hand". Die Übelkeit hingegen ist ein Symptom, dessen Schwere der Betroffene nur selber einschätzen kann. Auch hierzu kann die VRS oder NRS eingesetzt werden. Auf diese Weise können Sie den Effekt Ihrer Maßnahmen überprüfen. Bei bewusstseinseingeschränkten Menschen wird eine Übelkeit meistens nicht erkannt, da sie nicht von den Betroffenen verbalisiert wird.

Der Ursachen gibt es viele für Übelkeit. Insbesondere bei der erstmaligen Gabe von Opioiden tritt sehr häufig Übelkeit und Erbrechen auf. Hier wehrt sich das „Brechzentrum" (Chemorezeptorentriggerzone) gegen das „Gift", sodass es zum Erbrechen kommt. Andere Ursachen können unter anderem sein: Stress, Angst, Gleichgewichtsstörungen, ein erhöhter Hirndruck oder Erkrankungen des Magen-Darmtraktes. Nicht zu unterschätzen ist auch Ekel, als Reaktion auf unangenehme Gerüche oder unverträgliche Speisen.

Level 2

Erinnern Sie sich bitte an eine Situation, in der Ihnen sehr übel war. Was hat Ihnen in der Situation geholfen? Was war absolut kontraproduktiv? Wie sollten sich Personen in Ihrer Umgebung verhalten, wenn es Ihnen extrem übel ist?
Suchen Sie sich eine Kollegin oder Mitschülerin Ihres Vertrauens und tauschen Sie sich über Ihre Erfahrung aus.

Anhand der Übung werden Sie gemerkt haben, dass Übelkeit und Erbrechen sehr intime Themen sind. Es fällt nicht leicht darüber zu sprechen.

Tipps zur Linderung von Übelkeit und Erbrechen

Tipp 1: Reagieren Sie sofort
- Warten Sie nicht lang und reagieren Sie sofort, wenn einer Ihrer Patienten/Bewohner unter Übelkeit leidet.
- Versuchen Sie mit Ihrem Team die Ursache für die Übelkeit zu ergründen.
- Auch sollten Sie verstärkende Faktoren erfassen und abstellen.

Tipp 2: Schaffen Sie eine ruhige Atmosphäre
- Schaffen Sie eine ruhige Atmosphäre, indem Sie die Anwesenheit vieler Personen im Raum vermeiden.
- Handeln Sie selber ruhig und unaufgeregt.
- Schalten Sie Störquellen (TV, Radio etc.) aus oder dämpfen Sie den Ton.
- Bringen Sie den Betroffenen in eine sitzende Position.
- Reichen Sie dem zu Pflegenden entsprechende Pflegehilfsmittel, wie Zellstoff, Schale und Abwurfbehälter.

Tipp 3: Reagieren Sie zuerst nichtmedikamentös
- Bieten Sie dem Betroffenen Tee.
- Lassen Sie ihn an einem Eiswürfel lutschen, denn das lindert die Übelkeit.
- Bieten Sie ihm eine Mundpflege nach dem Erbrechen an.

- Sollten Sie Nahrung anbieten, dann ausschließlich Wunschkost in kleinen Portionen.
- Beseitigen Sie unangenehme Gerüche mithilfe von z. B. Duftlampen oder Raumspray.

Tipp 4: So können Sie medikamentös reagieren

Die Medikamentengabe bedarf immer einer Anordnung durch den Arzt. Sollte die Übelkeit durch Opioide verursacht sein, hat Klaschik hierzu ein Stufenschema entwickelt.

Juckreiz (Pruritus)

Sicherlich sind Sie auch schon einmal von einem schnöden Mückenstich geärgert worden. Dann ist Ihnen gewiss auch aufgefallen, wie lästig dieser kleine Stich sein kann. Immer wieder spielt sich der Juckreiz in den Vordergrund und beeinflusst die Aufmerksamkeit und Konzentration.

Level 2

Erfragen Sie in Ihrem Team oder Ihrem Kurs, ob dort Kollegen sind, die an einer Neurodermitis oder an einer Schuppenflechte leiden. Lassen Sie sich genau beschreiben, wie dieser Juckreiz die Psyche und das soziale Leben beeinflusst. Die betreffende Person soll auch aufzeigen, was Sie schon alles unternommen hat, um dieses quälende Gefühl loszuwerden. Sollten Sie jemanden kennen, der schon einmal ein kleines Kind mit Neurodermitis erlebt hat, sollte auch er seine Beobachtungen schildern. Insbesondere bei so kleinen Kindern, die sich noch nicht verbal mitteilen können.
Sammeln Sie die geschilderten Eindrücke nach körperlichen, psychischen und sozialen Dimensionen.

Viele Menschen in der Palliativversorgung leiden unter einem (generalisierten) Juckreiz. Hierfür liegen verschiedene Ursachen vor, z. B.
- Hautrockenheit,
- tumorbedingte Ursachen,
- Stoffwechselstörungen (Stau des Gallenabflusses, bei Leberzirrhose, Niereninsuffizienz, Diabetes mellitus, Hyperkalzämie),
- Medikamentennebenwirkung (z. B. bei Opioiden, Acetylsalicylsäure, Captopril, Ibuprofen, Betablocker),
- Infektionserkrankungen,
- Allergien,
- Neurodermitis,
- psychische Belastungen (z. B. Ängste, Langeweile, Stress, Nervosität, Depressionen, Reizunterstimulation etc.).

Nutzen Sie für die Behandlung des Juckreizes die hier aufgeführten 5 Tipps.

5 Tipps zur nichtmedikamentösen Behandlung

1. Tipp: Führen Sie sanfte Waschungen durch

Bieten Sie Ihrem Bewohner eher kühle Waschungen an, das reizt die Haut nicht so stark. Zusätzlich sollten Sie Waschungen mit sanften Zusätzen (z. B. Kamille, Lavendel, Zitrone, eventuell Obstessigwaschungen) anbieten.

Vermeiden Sie starkes Reiben oder Abrubbeln. Tupfen Sie eher die Haut mit einem weichen Handtuch ab.

2. Tipp: Nutzen Sie sanfte Waschzusätze

Verwenden Sie milde, nichtalkalische Seifen oder Badeöle. Bieten Sie Badezusätze mit Olivenöl an (alternativ geht auch: Sahne und Honig; Balneo Hermal Bad). Auch Vollbäder sollten Sie nur lauwarm anbieten.

Geben Sie in das Waschwasser einen Schuss Obstessig (2 – 3 EL auf 5 Liter Wasser) oder 2 – 3 EL Stärkemehl (z. B. Mondamin) auf 5 Liter Waschwasser.

3. Tipp: Vergessen Sie das Eincremen nicht

Nach dem Duschen/Baden müssen Sie sofort die Haut eincremen (keine alkoholhaltigen Lotionen/Lösungen, z. B. Franzbranntwein verwenden!). Nehmen Sie hierzu fettende Hautlotionen und Cremes mit Harnstoff, Kampfer, Menthol oder Polidocanol.

4. Tipp: Legen Sie kühlende Umschläge auf

Örtliche Anwendungen mit Umschlägen mit gekühltem Quark oder Retterspitz werden als sehr wohltuend erlebt. Auch kann eine Auflage mit Gurkenmus auf die juckende Hautregion Linderung verschaffen.

5. Tipp: Wunschgetränke und luftige Kleidung fördern das Wohlbefinden

Selbstverständlich sollten regelmäßig Getränke (Wunschgetränke) angeboten werden. Zudem kann weiche und luftige Kleidung aus Baumwolle Ihre Maßnahmen unterstützen.

Juckreiz bei Menschen mit Bewusstseinseinschränkungen

Schwierig ist zu erkennen, ob Ihre Patienten/Bewohner mit z. B. fortgeschrittener Demenz unter Juckreiz leiden. Bei Pflegeheimbewohnern ist davon auszugehen, dass ca. 30 % von ihnen unter Juckreiz leiden. Wenn die Betroffenen diesen Juckreiz aber nicht verbal mitteilen können, wird dieser schnell übersehen.

Da viele Menschen mit einem dauerhaft starken Juckreiz durch diesen sehr belastet sind (siehe Übung), können hieraus ebenfalls sogenannte störende Verhaltensweisen entstehen. Sollte daher Ihr zu Pflegender, der zudem noch eine fortgeschrittene Demenz hat, herausfordernde Verhaltensweisen zeigen, müssen Sie als mögliche Ursache nicht nur den Schmerz, sondern auch den Juckreiz sehen. Auch hieraus können aggressives Verhalten, Unruhe, ständige Bewegungen oder ständiges Rufen entstehen.

Wenn Sie den Effekt Ihrer Maßnahmen überprüfen möchten, können Sie hierfür ebenfalls das weiter oben thematisierte Fremdbeobachtungsinstrument BESD einsetzen. Es ist zwar nur für den Einsatz bei Schmerz definiert, jedoch können Sie es versuchen, hierüber Ihre Bemühungen und Beobachtungen zu systematisieren. Wie schon oben erläutert, können mit diesen Instrumenten keine Symptome gemessen werden, aber sie erleichtern die Kommunikation mit anderen Kollegen und Berufsgruppen über das, was wir bei den zu Pflegenden beobachten können.

Angst und Unruhe

Wenn zu Pflegende unter Angst und Unruhe leiden, ist das für die Begleitpersonen oftmals schwer auszuhalten. Ganz besonders schwer ist es, wenn der Betroffene unter einer Bewusstseinseinschränkung leidet, er seine Not nicht verbalisieren kann und man ihm nicht erläutern kann, was da um ihn herum passiert.

Für Angst und Unruhe kann es verschiedene Ursachen geben, z. B.

- Schmerzen und andere quälende Symptome,
- Veränderungen in der Umgebung (z. B. Umzug, neue Mitarbeiter, neuer Zimmernachbar etc.),
- Halluzinationen,
- Geräusche und Gerüche, die unangenehme Erinnerungen auslösen,
- fehlende Bezugspersonen,
- unangenehme pflegerische Maßnahmen,
- plötzliche, nicht angekündigte pflegerische Maßnahmen,
- nicht eindeutige Maßnahmen.

Wichtig ist, dass Sie bei Angst sofort reagieren. Vertrösten Sie den Betroffenen nicht auf später. Auch Angst ist ein Notfall, dem es sofort zu begegnen gilt. Nutzen Sie hierfür die 4 nachfolgenden Tipps.

Mit diesen 4 Tipps können Sie bei Unruhe und Angst helfen

1. Tipp: Beziehen Sie Bezugspersonen ein

- Setzen Sie vermehrt Personen ein, die vom Betroffenen noch erkannt werden.
- Sensibilisieren Sie Mitarbeiter und Angehörige für Angstreaktionen bei Menschen insbesondere mit Demenz.
- Sprechen Sie gleiche Abläufe ab.
- Führen Sie validierende Gespräche.

2. Tipp: Bauen Sie auf Vertrautes

- Zeigen Sie Ihrem zu Pflegenden alte Fotos.
- Vermeiden Sie diffuse Beleuchtung mit dunklen Zimmerecken.
- Setzen Sie gezielt bekannte Geräusche und Gerüche ein (z. B. ein mit dem Parfum der Ehefrau betropftes Tuch unter das Kopfkissen legen).

- Legen Sie ein externes Gedächtnis (Selbsterhaltungs-Therapie) an, das Sie dem Betroffenen in der konkreten Angstsituation anbieten können (z. B. können Sie einen kleinen Karton anlegen mit Gegenständen, wie Fotos, Urkunden oder Reiseandenken, die dem Betroffenen bekannt und vertraut sind. Diese Gegenstände lösen in ihm Behagen und Stolz aus).
- Versuchen Sie, in der stationären Pflegeeinrichtung eine Zimmerecke so zu gestalten, wie die Lieblingsecke zu Hause ausgesehen hat.

3. Tipp: Auch Entspannungsmaßnahmen wirken
- Bieten Sie Fuß- und Handbäder an.
- Führen Sie eine atemstimulierende Einreibung durch.
- Hören Sie mit dem Betroffenen bekannte Musik.
- Meiden Sie größere Menschenmengen.

4. Tipp: Körperliche Nähe tröstet
- Sollte die Angst nicht weniger werden, bietet es sich an, den Betroffenen ganz fest zu halten (Nähe anbieten).
- Halten Sie die Angehörigen dazu an, sich mit ins Bett zu dem Sterbenden zu legen.
- Sollten keine Angehörigen zugegen sein, können auch Mitarbeiter sich zu dem Bewohner/Patienten legen, um ihn ganz fest zu halten. Sprechen Sie diese Maßnahme zuvor im Team ab, damit es hier keine Irritationen gibt.
- Sollten diese nicht-medikamentösen Maßnahmen nicht den erwünschten Erfolg zeigen, müssen Sie mit dem (Haus-)Arzt eine entsprechende Medikation absprechen (z. B. Tavor, Diazepam).

Wie Sie erkennen können, was mit Menschen mit Demenz los ist

Überlegen Sie einmal (Level 1), was für Sie ein „herausforderndes Verhalten" ist? Sammeln Sie verschiedene Beispiele mit Ihren Kollegen oder Mitschülern (Level 2). Versuchen Sie eine Definition zu finden für „herausforderndes Verhalten" (Level 1 und 2).

Sprechen wir von „herausfordernden Verhaltensweisen" sollten Sie folgendes beachten:
- Es handelt sich um eine subjektive Einschätzung des Betrachters.
- Hiermit werden meist störende Verhaltensweisen bezeichnet.
- Der Betroffene macht das nicht absichtlich, um den Begleiter/Angehörigen zu ärgern.
- Der Betroffene kann dieses Verhalten nicht bewusst steuern oder abstellen.
- Beispiele können sein: ständiges Rufen; ständiges Herumlaufen; aggressives Verhalten; Ausziehen; Unruhe; sexuelle Übergriffe; ungezügeltes Essverhalten etc.

Wenn Menschen mit fortgeschrittener Demenz „herausforderndes Verhalten" zeigen, kann dieses verschiedene Ursachen haben:
- Fehlende Impulskontrolle (der Betroffene kann sein Verhalten nicht kontrollieren).
- Psychische Ursachen: Angst, Scham, Unsicherheit, Reiz-Unter- oder -Überforderung, Erinnerungsimpulse etc.

- Soziale Ursachen: Veränderte Umgebung, neue Bezugspersonen, Lärm, Unruhe etc.
- Körperliche Ursachen: Schmerzen, Juckreiz, Übelkeit, Unruhige Beine, Allergien etc.

Wichtig ist, dass Sie in einem „herausforderndem Verhalten" bei Menschen mit Demenz auch den Versuch einer Kontaktaufnahme sehen sollten. Der Betroffene versucht Ihnen folgendes mitzuteilen:

- „… mir geht es nicht gut!"
- „… kümmert euch um mich!"
- „… gebt euch Mühe herauszufinden, was mich quält!"
- „… gebt mich nicht zu schnell auf!"

Notfall oder Palliative Krise?

Das Ziel von Palliative Care ist Wohlbefinden zu fördern und Lebensqualität zu erhalten. Wenn jetzt aber die Situation des Betroffenen sich dahingehend verändert, dass sein Leben gefährdet ist, ist es wichtig zu wissen, wie reagiert werden soll.

Level 2

Was verbinden Sie mit dem Begriff „Notfall"? Welche Mittel setzen wir ein, wenn wir es mit einem Notfall zu tun haben? Welche Ziele wollen wir erreichen, wenn wir von einem Notfall sprechen?
Behandeln Sie die Fragen mit Ihren Kollegen bzw. Ihren Mitschülern. Vergleichen Sie nach der Beantwortung Ihre Positionen mit der Definition von „Palliative Care". Passen Ihre Antworten zu der Definition?

Genau hier liegt das Problem. In einem Notfall reagieren wir mit „Maximaltherapie". Notfälle rechtfertigen fast jeden Einsatz, um das Leben zu retten und zu erhalten.

Von dieser Maxime treten wir in der Palliativversorgung zurück. Es geht jetzt nicht mehr darum, um „jeden Preis" das Leben zu erhalten. Auch in dieser Krisensituation behalten wir die Orientierung „Lebensqualität und Wohlbefinden". Das kann dann auch bedeuten, dass wir den Tod nicht um jeden Preis abwenden.

Für die konkrete Situation bei Patienten, die palliativ versorgt werden, sprechen wir von der sogenannten palliativen Krise. Hierüber wird klar ausgedrückt, dass nicht „dem Leben mehr Tage gegeben werden, sondern das den Tagen mehr Leben bereitet wird".

Hierzu ist es wichtig, dass alle Beteiligten sich gut im Vorfeld abstimmen. Ein reales Praxisbeispiel soll dieses verdeutlichen helfen.

Praxisbeispiel: Frau Sommer

Seit nunmehr 2 Jahren lebt Frau Sommer, 78 Jahre alt, im Pflegeheim „Blaue Lagune". Sie ist orientiert und kann daher selber über ihr Pflege- und Betreuungsangebot entscheiden. Aufgrund einer Gefäßerkrankung leidet Frau Sommer unter einem Gefäßverschluss im Oberschenkel. Dieser führt dazu, dass der Fuß nicht mehr mit Blut versorgt wird. Der Vorfuß ist schon schwarz (nekrotisch) und in absehbarer Zeit wird Frau Sommer eine Blutvergiftung erleiden, wenn das Bein nicht amputiert wird. Ihr ist klar, dass sie an der auftretenden Blutvergiftung versterben wird.

Da Frau Sommer orientiert ist, kann sie die Konsequenzen ihres Handelns abschätzen. Nach der Aufklärung durch den Hausarzt entscheidet sich Frau Sommer gegen eine Amputation. Sie möchte sich nicht dieser Operation aussetzen. Nach ihrer Bekundung hat sie ein schönes und erfülltes Leben gehabt, und nun möchte sie nicht mehr so weiterleben. Ihr ist auch klar, dass es nicht bei dieser einen Operation bleiben wird – weitere werden folgen. Der Sohn, den sie als Betreuer eingesetzt hat, trägt die Entscheidung seiner Mutter mit. Auch der Hausarzt akzeptiert die Entscheidung seiner Patientin. Es wird damit gerechnet, dass Frau Sommer aufgrund ihrer Entscheidung noch ca. 2 – 4 Wochen zu leben hat.

Fragen (Level 2):

1. Wie schätzen Sie die Gesamtsituation ein?
2. Wie müssten Sie handeln, wenn die auftretende Blutvergiftung als Notfall behandelt werden würde?
3. Was ist der Palliativbedarf von Frau Sommer?
4. Wie könnte eine Palliativversorgung aussehen?
5. Wie würden Sie handeln, wenn die Blutvergiftung als palliative Krise gewertet wird?
6. Wie sieht die aktuelle Aufgabenstellung für das behandelnde Team aus?

Erläuterung:

Frau Sommer ist orientiert und darf daher selber über ihren Behandlungsplan bestimmen. Ihr sind die Konsequenzen der Operationsunterlassung völlig klar. Für das behandelnde Team ist wichtig, alle möglichen Eventualitäten mit Frau Sommer, dem Hausarzt und dem Sohn (als gesetzlicher Betreuer) abzusprechen. Für das Pflegeteam ist es wichtig zu wissen, was medizinisch-pflegerisch getan werden soll, wenn Komplikationen (palliative Krise) auftreten. Wichtig wäre für die konkrete Situation mit dem Arzt abzuklären, was getan werden soll, wenn Frau Sommer starke Schmerzen und hohes Fieber entwickeln sollte. Wie kann auch unter solchen Umständen Lebensqualität und Wohlbefinden so lang wie möglich erhalten bleiben. Und wie kann die Autonomie von Frau Sommer unterstützt werden.

So bereiten Sie die palliative Krise vor

In letzter Zeit wird immer häufiger in Fachkreisen diskutiert, dass gängige Patientenverfügungen oftmals unzureichend sind. Insbesondere dann, wenn die „Notfallsituation" nicht mitgeregelt ist. Nicht selten sind dann Angehörige mit der Palliativsituation überfordert, wenn nicht alle Eventualitäten im Vorfeld abgesprochen sind. Tritt dann eine Krisensituation ein z. B. Luftnot, wird der Notarzt gerufen, der dann mit Maximaltherapie reagiert. Damit dieses nicht eintritt bzw. der Notarzt ebenfalls das „Palliativprogramm" mitträgt, soll die Patientenverfügung um Wünsche des Betroffenen ergänzt werden.

Das regelt PALMA

An der Universität Mainz sind 29 Patienten der Palliativstation befragt worden, ob sie grundsätzlich eine Patientenverfügung begrüßen und ob zusätzlich noch eine Verfügung zu möglichen Notfallsituationen aufgesetzt werden sollte. Die meisten haben sich positiv zu PALMA geäußert, nachdem man ihnen den Sachverhalt erläutert hatte.

Der Hintergrund der Befragung sind ungeregelte Situationen, in denen trotz Patientenverfügung noch Notärzte gerufen wurden. Grundsätzlich begrüßen auch Notärzte Patientenverfügungen. Für sie ist es aber sehr schwer abzuschätzen, welche Notfallmaßnahmen der Betroffene wünscht. Hier soll nun eine zusätzliche Notfall-Patientenverfügung für Klarheit sorgen. Das soll die „Patienten-Anweisung für lebenserhaltende Maßnahmen", kurz: PALMA regeln. PALMA ist ein vorläufiges Formular für die Durchführung der Studie. Möglicherweise entsteht aber aus diesem Formular dann eine endgültige Notfall-Patientenverfügung.

Muster: PALMA-Formular

Patienten-Anweisung für lebenserhaltende Maßnahmen (PALMA)
Für Patienten in einer palliativen Situation ergänzend zur ausführlichen Patientenverfügung

Für: _____
     Name, Vorname, Geburtsdatum, Adresse

Dieser Bogen ist speziell für die Notfallsituation von Patienten in einer palliativen Situation konzipiert (dies meint auch eine terminale Pflegesituation am Lebensende) und fasst die ausführliche Patientenverfügung zusammen. Bitte vollständig und nur mit Hilfe eines beratenden Arztes ausfüllen. Pro Rubrik ist nur eine Antwort möglich, bei widersprüchlichen Angaben wird maximal behandelt. Ein vorhandener Bevollmächtigter sollte genannt werden.

Gewünschte Behandlung im Falle eines Herz-Kreislauf-Stillstandes:
( ) Herz-Lungen-Wiederbelebung   ( ) keine Wiederbelebung beginnen

---

Gewünschte Behandlung in einer lebensbedrohlichen Situation bei vorhandener Herz-Kreislauf-Funktion:

( ) maximale Therapie:
   Volle medizinisch gebotene und mögliche Behandlung
   inkl. künstlicher Beatmung, Intensivbehandlung etc.

( ) begrenzte Therapie (Basistherapie)
   Notfalltherapie vor Ort und ggf. Krankenhauseinweisung falls nötig, jedoch keine künstliche Beatmung oder Intensivtherapie

( ) nur lindernde (palliative) Maßnahmen
   keine lebenserhaltende Therapie, ausschließlich Beschwerdelinderung und Schmerztherapie, beruhigende Therapie bei Atemnot etc.

Hintergrundinformationen (schwere Vorerkrankungen, persönl. Erfahrungen etc.):

Bevollmächtigung in Gesundheitsangelegenheiten:

Es besteht eine   ( ) Vorsorgevollmacht gem. § 1896/2 BGB
                       ( ) gerichtlich bestellte Betreuung gem. §§ 1896 – 1904 BGB

_____

(Name, Vorname, Geburtsdatum, Adresse, Telefon des Bevollmächtigten/Betreuers)

Unterschriften: Arztunterschrift und –stempel bestätigen die erfolgte Beratung. Der Bevollmächtigte/Betreuer erklärt, die Patientenwünsche und den Inhalt der Verfügung zu kennen.

_____

Datum   Patient   Beratender Arzt (+ Stempel)   Bevollmächtigter/Betreuer

_____

Name, Adresse, Telefon des beratenden Arztes

Ggf. erneute Bestätigung (Datum, Unterschrift Patient):

_____

Quelle: Gerth MA et al.: Notfallsituationen und Patientenverfügungen, Z Palliativmed 2012; 13: 91 – 96

Wichtig ist, dass PALMA mit allen Beteiligten besprochen wird – insbesondere mit dem gesetzlichen Betreuer. Beziehen Sie auch die Nachtwachen mit ein, wenn dem Team entsprechende Inhalte zur Verfügung stehen.

Level 2

Füllen Sie doch einfach mal PALMA für sich selber aus.

Kapitel 11

Trauer, Traueraufgaben und Trauerprozesse LF 1.3.12, LF 4.3, LF 4.4

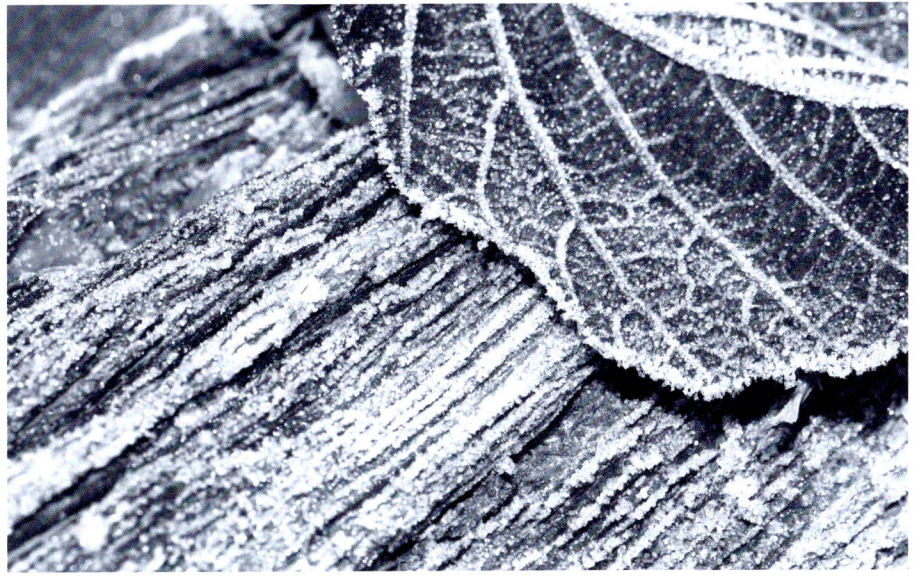

Letztens habe ich von einem Arzt erfahren, dass er ganz selbstverständlich allen Patienten, die in Trauer sind, Antidepressiva verschreibt. Für ihn ist Trauer etwas Pathologisches, was mit entsprechenden Medikamenten behandelt werden muss. Seine Reaktion auf mein Unverständnis: „Was wollen Sie denn, meinen Patienten geht es gut damit."

Wie sehen Sie das?
Was hilft oder half Ihnen in einer Trauersituation?
Was hat Ihnen gut getan in vergangenen Trauersituationen?
Hätten Ihnen Antidepressiva helfen können?

Erinnern Sie sich an einen Trauerprozess, in dem Sie einmal gesteckt haben. Überlegen Sie:
- Wie haben Sie von der Nachricht erfahren?
- Wie lange hat es gedauert, bis Sie begriffen hatten?
- Wie haben Sie Ihr Umfeld wahrgenommen?
- Wie haben andere Menschen Sie wahrgenommen?
- Wie haben Sie sich selber wahrgenommen?
- Welche Gefühle haben Sie bei sich wahrgenommen?
- Wie haben Sie sich verhalten?
- Womit waren Sie gedanklich beschäftigt?

Suchen Sie sich einen Gesprächspartner Ihres Vertrauens und besprechen Sie Ihre Antworten. Gibt es Gemeinsamkeiten?

Was ist überhaupt Trauer?

Technisch und nüchtern formuliert ist Trauer die natürliche Reaktion auf ein Verlusterlebnis. Was aus dieser Definition deutlich hervorgeht ist, dass Trauer nicht krankhaft, unnormal oder gar unnatürlich ist, sondern eine selbstverständliche Reaktionsform, die unter anderem nicht nur bei Menschen zu beobachten ist. Auch Tiere trauern bei Verlusten. Ein bekanntes Beispiel ist die Graugans, die tagelang nach dem verlustigen Partner sucht. Dabei sucht sie immer wieder die Orte auf, an denen sich das Paar (Graugänse leben ein Leben lang in fester Partnerschaft) häufig aufgehalten hat. Dabei stößt sie permanent einen Lockruf aus.

Auch von Hunden kennt man Trauerreaktionen, wenn sein Herrchen verstorben ist. Dabei fressen die Hunde nicht, laufen nervös hin und her oder liegen nur abwesend in einer Ecke.

Auch das Objekt, das wir betrauern, ist nicht festgelegt – soll bedeuten: Wir trauern nicht nur um Mitmenschen. Eigentlich können wir um sehr vieles trauern. Eigentlich um alles, was wir mit Gefühlen „belegt" haben. Das erste Auto, das in der Schrottpresse verschwindet, die Lieblingspuppe, die sich nicht mehr finden lässt, ein schönes Urlaubsmitbringsel oder ein vertrauter Ort, der uns verwehrt wird, um nur einige wenige Beispiele zu nennen.

Erinnern Sie sich an Dinge, Orte, Personen, um die Sie als Kind getrauert haben. An was können Sie sich noch erinnern. Warum war Ihnen dieses Objekt bzw. diese Person so wichtig? Und was ist von der Trauer noch in Ihnen? Bezogen auf Ihr Beispiel: Was halten Sie von dem Spruch: Die Zeit heilt alle Wunden?

Für uns Menschen gibt es keine „richtige" Form des Trauerns. Selbstverständlich sieht die Gesellschaft es gerne, wenn in einer bestimmten Art und Weise Trauer ausgedrückt wird, doch aus der Perspektive des Trauernden muss gesagt werden: „Der Weg des Trauerns, der dem Trauernden hilft seinen Verlust zu verarbeiten, ist für ihn der richtige Weg".

Nichtsdestotrotz prägt die jeweilige Gesellschaft das Trauerverhalten ihrer Mitglieder. Sammeln Sie doch einfach mal sogenannte „No go" (geht ja gar nicht), die sich einfach nicht für ein „normales" Trauerverhalten gehören (Level 2). Fragen Sie auch mal ältere Menschen, wie sie diese Aufgabe beantworten würden. Sie werden sehen, dass sich die Ansichten in den letzten Jahrzehnten stark verändert haben.

Umgekehrt sollten Sie aber mal Erwartungshaltungen an den Trauerbegleiter formulieren (Level 2):

- Wie soll er sich verhalten?
- Was erwarten Sie von einem guten Trauerbegleiter?
- Was benötigen Sie von ihm?

Level 2

Haben Sie Kollegen oder Mitschüler aus anderen Ländern und Kulturen? Lassen Sie sich doch einmal schildern, wie in ihrem Heimatland getrauert wird. Lassen Sie sich aber auch schildern, wie sie das deutsche Trauerverhalten wahrnehmen.

Diese Traueraufgaben stellen sich dem Betroffenen

Trauer ist eine starke emotionale Reaktion. Sie ist so stark, dass sie selbst unseren Körper stark beeinflusst. Wir haben keinen Hunger mehr, wir bewegen uns wie in Trance, unser Schlaf wird beeinflusst und wir fühlen uns permanent schlapp und kraftlos. Viele Menschen schildern, dass sie unter starker Trauer wie ein Roboter funktionieren.

Die Übersicht zeigt Ihnen mögliche Reaktionen bei Trauernden und Verhaltensweisen des Begleiters, mit dem er den Trauernden unterstützen kann.

Traueraufgaben mit entsprechenden Verhaltenstipps für den Begleiter

Aufgabe 1: Den Schock aushalten

Erläuterung: Diese Situation dauert von wenigen Stunden bis zu mehreren Tagen. Das Ereignis kann vom Trauernden nicht erfasst werden, er ist geschockt. Die Reaktion fällt umso stärker aus, je unverhoffter die Botschaft erfahren wird. Sie kann beim Trauernden bis zum totalen Zusammenbruch führen. Oftmals zeigen Trauernde sogenannte „Vakuumhandlungen" (z. B. Autowaschen), also Handlungen, die eigentlich in der Trauersituation sinnlos sind.

Verhaltenstipps für den Begleiter:
- Dem Trauernden muss vermittelt werden, dass er nicht allein ist – zeigen Sie also Präsenz.
- Zeigen Sie menschliche Wärme durch Empathie.
- Ermutigen Sie den Trauernden, seine Emotionen frei auszuleben.
- Bewerten Sie nicht die Vakuumhandlungen, sondern akzeptieren Sie diese.

Aufgabe 2: Die aufbrechenden Emotionen aushalten und zulassen

Erläuterung: Dieser Abschnitt umfasst den Zeitraum bis nach der Beerdigung. Sie ist dadurch gekennzeichnet, dass die Beerdigung organisiert und in einem „gesellschaftlich akzeptierten" Rahmen abläuft. Der Trauernde hat dabei das Gefühl in einer unwirklichen Welt zu sein. Die eigentliche Situation wird aus einem Abstand wahrgenommen. Sich selbst nimmt der Betroffene als fremd wahr, er reagiert wie ein Roboter. Immer wieder brechen Emotionen (z. B. Schuldgefühle, Aggressionen) durch. Der Trauernde befindet sich in einem Gefühlschaos.

Verhaltenstipps für den Begleiter:
- Auf Warum-Fragen sollten Sie nicht mit Rationalität reagieren (Sie müssen dem Betroffenen keine Argumente liefern. Hier drückt sich Unverständnis über das Ereignis aus, was Sie ansprechen sollten, z. B.: „du kannst nicht verstehen, warum es so gekommen ist"). Hier nutzen Sie die Technik des Spiegelns.
- Unterbinden Sie aggressive Gefühle nicht, sondern lassen Sie diese zu.
- Teilen Sie das Erleben des Trauernden empathisch; halten Sie zusammen mit dem Trauernden die Trauerreaktionen aus.
- Schildern Sie keine eigenen Trauererlebnisse, denn damit lenken Sie vom eigentlich Trauernden ab.

Aufgabe 3: Die Realität anerkennen

Erläuterung: Schrittweise erkennt der Trauernde den Verlust. Nur langsam kann er die ganze Dimension erfassen. In dieser Zeit kämpft der Betroffene mit dem Wunsch hinterher zu sterben. Immer wieder wird das Ereignis geschildert und „moralisch" bewertet (z. B.: „Es ist ungerecht."). Der Trauernde verzerrt das Bild des Verstorbenen hin zur Glorifizierung oder zu Vorwürfen (z. B. „Die Ärzte haben den Verstorbenen falsch behandelt."), dass der Verstorbene den Trauernden allein gelassen hat.

Verhaltenstipps für den Begleiter:

- Lassen Sie sich immer wieder das Ereignis erzählen. Auf diese Weise verringert sich der Druck in dem Trauernden.
- Unsinnige Äußerungen oder Handlungen sollten Sie nicht bewerten oder korrigieren.

Aufgabe 4: Neuorientierung und Rückkehr in die Welt

Erläuterung: Es kann nicht klar gesagt werden, wie lange ein Trauernder benötigt, bis er diese Stufe erreicht hat. In dieser Phase wendet er sich langsam wieder seiner sozialen Umwelt zu. Er orientiert sich neu und wendet sich neuen Aufgaben zu. Er muss allerdings auch akzeptieren, dass die Welt für ihn eine andere geworden ist.

Verhaltenstipps für den Begleiter:

- Machen Sie sich langsam entbehrlich.
- Formulieren Sie aber weiterhin Ihre Unterstützung als Angebot.
- Stehen Sie besonders an Gedenktagen (z. B. Todestag) zur Verfügung (z. B. Anruf, Gruß-karte).
- Unterstützen Sie den Trauernden zur Selbstständigkeit, indem Sie ihn zu Aktivitäten ermutigen.
- Planen Sie gemeinsame Aktivitäten, z. B. Kino, Theater.

Wichtig ist, dass Sie anerkennen, dass es keine „richtige" Art und Form des Trauerns gibt. Daher möchte ich Ihnen an dieser Stelle Mythen (Znoj 2012: S. 38 ff) um das Trauern aufführen, die Sie immer wieder von Laien (meist als Ratschlag) geäußert hören.

Mythos: „Der Schmerz geht schneller vorbei, wenn man ihn ignoriert."
Realität: Unterdrücken wir diese starken Gefühle der Trauer, dann schädigen sie die Psyche und den Körper. Paradoxerweise treten unterdrückte Gefühle stärker hervor.

Mythos: „Stark bleiben ist wichtig."
Realität: Die Angst herrscht häufig vor, dass wenn jemand der Trauer nachgibt, dann steckt er sein Umfeld damit an. Genau das Gegenteil ist der Fall, denn dadurch, dass ein anderer die vermeintliche Schwäche miterlebt, wird diese Person stark und entwickelt Sympathie für den Trauernden.

Mythos: „Nur wenn man weint, trauert man auch richtig."
Realität: Klar kann weinen als befreiend erlebt werden. Doch wenn ein Trauernder nicht weint, kann es auch sein, dass seine Gefühle blockiert sind. Es gibt keine richtige Form die Trauer auszudrücken.

Mythos: „Trauer dauert ungefähr ein Jahr."
Realität: Mitunter kommen manche Trauernde mit einem „Trauerjahr" hin, um ihre wesentlichen Traueraufgaben zu bewältigen. Wichtig ist aber, dass hier keine zeitlichen Vorgaben

gemacht werden, da der Trauerprozess hoch individuell ist. Stellen Sie daher keine normativen Ansprüche an einen Trauernden, wann dieser mit seinen Traueraufgaben fertig zu sein hat.

Die schwerste Arbeit: Aushalten (oder: einfach nur da sein, ist gar nicht so einfach)

Um das „Aushalten" zu erklären ist die Geschichte von Hiob aus dem Alten Testament ein gutes Beispiel. Darin wird Hiob – ein sehr wohlhabender und glücklicher Mensch- auf die Probe gestellt, was sein Glaube an Gott aushält. Ihm werden alle Reichtümer, seine Familie und seine Gesundheit genommen. Da kommen Freunde zu ihm. Was können die tun? Nichts – sie sitzen 7 Tage und Nächte bei ihm und halten zusammen mit ihm das Elend aus. Hier gibt es nichts zu sagen. Dem Hiob kann sein Elend nicht schön geredet werden. Auch billiger Trost („Das wird schon wieder" oder „Kopf hoch – stell dich nicht so an" oder „Du kannst eine von meinen Frauen, ein Schaf und ein Kamel haben" oder „Steh auf, wenn Du ein Schalker bist…") bringt hier nichts. Sie halten aus, sie sind bei ihm.

Faszinierend an der Geschichte um Hiob ist die Reaktion seiner Freunde. Gerade das Aushalten und das ganz bei dem anderen sein ist eine der schwersten Aufgaben in der Trauerbegleitung. Beides erfordert von dem Begleiter eine große Anstrengung und gelingt auch nur dann, wenn der Begleiter sich ganz auf den Betroffenen einstellen kann.

Zeigen Sie Empathie, Wertschätzung und Authentizität

Für den Umgang mit Trauernden kann man gut die gesprächspsychotherapeutischen Empfehlungen von Carl Rogers nutzen (siehe hierzu Kapitel 7). Dabei ist der Grundsatz, dass dem Betroffenen keine Interpretationen, Ratschläge oder fertige Lösungen angeboten werden. Es geht vielmehr darum, dass der Begleiter die Auseinandersetzung mit emotionalen Prozessen und das Finden neuer Wege und Betrachtungsweisen fördert.

Rogers geht von der Grundlage aus, dass grundsätzlich jeder Mensch sein Veränderungspotenzial und seine Selbstheilungsmechanismen schon in sich trägt. Der Begleiter hilft ihm nur, diese zu erkennen. Damit nun der Betroffene seine eigenen Selbstheilungsmechanismen finden kann, sollte der Begleiter eine bestimmte Haltung einnehmen. Diese hat Rogers in seinen bekannten Therapeutenvariablen formuliert:

Diese Haltung brauchen Sie, um Trauernde begleiten zu können

Empathie

Signalisieren Sie einfühlendes Verstehen und sprechen Sie dieses aus, z.B.: „Ich habe das Gefühl, dass du am Boden zerstört bist" oder „Du kannst es nicht fassen, dass er gestorben ist".

Wertschätzung/Akzeptanz

Versuchen Sie den Trauernden bedingungslos anzunehmen. Wichtig ist, dass Sie Äußerungen und Handlungen nicht bewerten. Bedenken Sie immer, dass es keine „richtige" Form des Trauerns gibt. Ermutigen Sie daher den Trauernden „seinen" Weg des Ausdrucks zu gehen, z.B.: „Weine und klage ruhig – lass alles raus".

Kongruenz (Echtheit) – Authentizität – Zeigen Sie eine verbale und nonverbale Übereinstimmung Ihres Verhaltens. Wenn Sie dem Betroffenen sagen, dass Sie mit ihm mitfühlen, sollten Sie das auch nonverbal über Mimik und Gestik ausdrücken. Ist es Ihr Bedürfnis mit dem Betroffenen zusammen zu weinen, ist das vollkommen in Ordnung.

Spiegeln Sie die Gefühle des Trauernden

Eine gute Technik, dem Trauernden zu signalisieren, dass man ganz nah bei ihm ist, ist die des Spiegelns. Hierzu nimmt der Begleiter das durch den Trauernden Gesagte auf und gibt es mit seinen eigenen Worten wieder. Hierdurch wird dem Betroffenen gezeigt: „Ich glaube, dich verstanden zu haben." Dabei müssen Sie stimmig sein in Mimik und Gestik (Kongruenz).

Helfen Sie mit aktivem Zuhören

Mit dem Spiegeln ist das aktive Zuhören eng verbunden. Hiermit ist folgendes gemeint:

- Der Trauernde sagt etwas.
- Sie als Zuhörer geben dann diese Botschaft mit Ihren eigenen Worten zurück.
- Der Trauernde kann dann das Gesagte korrigieren.
- Jetzt können Sie die korrigierte Botschaft zurückgeben.
- Nun kann der Trauernde zustimmen.
- Auf diesem Weg entsteht Verstehen.

Folgende Unterstützung können Sie beim aktiven Zuhören einsetzen:

Sie nutzen einen sogenannten Türöffner, z. B.: „Wie kann ich dir helfen?" Wichtig ist beim aktiven Zuhören, dass auch das passive Zuhören stimmig ist, indem Sie den anderen aussprechen lassen und sich ruhig verhalten. Durch Aufmerksamkeitsreaktionen verstärken Sie die Wirkung des passiven Zuhörens, z. B. indem Sie den Betroffenen anschauen, durch Kopfnicken und Zugewandtsein.

Trauer wandelt sich bei Menschen mit Demenz

Stellen Sie sich vor, Ihr ganzes Leben ist fragwürdig geworden. Was das bedeutet? Nichts ist selbstverständlich. Noch nicht einmal das, was in Ihrem Kopf ist, ist selbstverständlich. Sie gehen aus dem Haus und Sie erkennen nichts wieder. Auch wissen Sie nicht, wie Sie sich in konkreten Situationen verhalten sollen. Sie wissen zunehmend nicht mehr, was bisher geschehen ist, denn auch hierauf können Sie nicht zurückgreifen.

Stellen Sie sich dieses Phänomen aber nicht als ein schlagartiges Ereignis vor, sondern als einen langsam fortschreitenden Prozess.

Lesetipp hierzu:

Lisa Genova: Mein Leben ohne Gestern, Bastei Lübbe, Köln 2009.

So ungefähr muss es Menschen mit Demenz zu Beginn des demenziellen Prozesses gehen. Hierbei wechseln sich allerdings immer wieder Phasen der Orientiertheit mit Phasen zunehmender Desorientierung ab.

Viele Betroffene reagieren auf diese Veränderung mit Angst, Panik, Unsicherheit, Rückzug und Trauer. Das „alte Leben" ist nicht wieder herzustellen. Zu Beginn ist vielen Betroffenen klar, was da möglicherweise passiert. Sie scheuen sich aber zum Arzt zu gehen, denn wer möchte das schon „schwarzaufweiß" bestätigt wissen.

Mit Zunahme der Demenz vergessen die Betroffenen aber zunehmend, was vorher selbstverständlich war. Sie vergessen ihr Leben, ihre sozialen Bezüge und dann im weiteren Verlauf auch sich selbst. Hier merken Sie dann, dass die Trauer weniger wird. Menschen mit fortgeschrittener Demenz haben schlicht vergessen, um was sie trauern sollen.

Da Menschen mit Demenz in ihrer Selbsteinschätzung immer jünger werden, können Themen aus ihrer Vergangenheit ganz plastisch in der Gegenwart erlebt werden. Hierbei können dann aber auch Situationen „hochkommen", die schon längst durchlebt wurden. Nichtsdestotrotz können Sie bei Ihren zu Pflegenden mit Demenz erleben, dass sie ganz intensiv in einer Situation „verhaftet" sind, die mitunter-Jahrzehnte zurückliegt. Plötzlich werden Sie z. B. mit dem Tod der Mutter oder des Bruders konfrontiert. Das bewirkt bei dem zu Pflegenden mit Demenz starke Trauergefühle.

Wichtig ist hierbei, dass Sie nicht beschwichtigen oder versachlichen z. B.: „Ihre Mutter ist doch schon 30 Jahre tot." Der Betroffene kann diese Information nicht in den Langzeitspeicher überführen, sodass ihn die Information immer wieder „neu" erwischen wird. Nutzen Sie in solchen Situationen den Ansatz der Integrativen Validation.

Für viele Betroffene besteht das Problem darin, dass sie keine Menschen finden, denen sie vertrauen und die mit Verständnis reagieren. Verständnis kann aber nur auf der emotionalen Ebene zu Menschen mit Demenz aufgebaut werden. Dieses können Sie in 3 Schritten versuchen: (siehe Tabelle nächste Seite)

Die Absicht Ihrem zu Pflegenden mit Demenz dauerhaft z. B. die Traurigkeit zu vertreiben, hat allerdings keine Aussicht auf Erfolg. Inhaltlich wird er das Gespräch schon nach wenigen Minuten vergessen haben. Mit großer Wahrscheinlichkeit wird er mit dem gleichen Anliegen nach wenigen Minuten wieder bei Ihnen sein. Was längere Zeit haften bleiben wird ist: „Die kenne ich, zu der habe ich Vertrauen. Da kann ich hingehen, weil die versteht mich." Auf diese Weise entsteht Trost und Vertrauen.

Die 3-schrittige Methode der Integrativen Validation (kurz: IVA)

Schritt 1: Erkennen Sie das Gefühl oder den Antrieb des Betroffenen

Beobachten Sie den zu Pflegenden mit Demenz und ergründen Sie, was er fühlt oder was ihn antreibt. Meist kann man gut erkennen, ob der Betroffene ärgerlich, traurig, beschäftigt, ängstlich oder vergnügt ist.

Schritt 2: Bestätigen Sie das Gefühl individuell

In diesem Schritt können Sie mit Ihren Worten das vermutete Gefühl oder den Antrieb ansprechen. Benutzen Sie hierzu einfache und kurze Sätze. Sprechen Sie langsam. Suchen Sie zuvor den Blickkontakt.

Bsp.: „Frau Müller, Sie sehen ja ganz traurig aus" oder „Ich habe den Eindruck, Sie sind ganz betrübt".

Bei Frau Müller kommt jetzt das Signal an: Da versteht mich einer. Die weiß, wie es in mir aussieht.

Schritt 3: Bestätigen Sie es allgemein

Jetzt geht es darum, dass dem Betroffenen signalisiert wird, dass sein Gefühl stimmt und jeder andere auch genauso reagieren würde. Hierin liegt die große Stärke im Validationsansatz. Dem Betroffenen wird nicht sein Gefühl abgesprochen oder „weg versachlicht". Hierzu kann man ein altes Sprichwort benutzen oder eine allgemeine Aussage treffen, die andeutet, dass jeder es genauso tut.

Bsp.: „Ist nicht immer alles ganz einfach – da kann man schon mal traurig werden" oder „Das soll einer noch verstehen – da sieht man ja den Wald vor lauter Bäumen nicht".

Trauerarbeit mit Menschen mit geistiger Behinderung

Die Autorinnen Luchterhand und Murphy gehen davon aus, „dass erwachsene Menschen mit geistiger Behinderung mit ihren Gefühlen und Reaktionen, die sie in Trauer und bei der Verarbeitung eines Verlustes durchleben, ganz ähnlich wie Nichtbehinderte sind und sich wenig von ihnen unterscheiden" (Luchterhand/Murphy 2007: 13). Auch für Menschen mit geistiger Behinderung stellen sich folgende Traueraufgaben:

1. Die Tatsache des Verlustes akzeptieren,
2. den Schmerz der Trauer erleiden,
3. sich auf ein Leben einstellen, in dem die oder der Verstorbene fehlt,
4. emotionale Energie zurücknehmen und in Neues investieren.

Was bei dieser Aufgabenbewältigung auffällt ist, dass die „Werkzeuge" zur Bearbeitung eng mit dem Grad der geistigen Behinderung verbunden sind. Einige Bewohner gehen immer mal wieder in das Zimmer des Verstorbenen, wo hingegen andere eher das Gespräch suchen. Andere gehen schnell zur Tagesordnung über – aber auch das kennen wir von Menschen ohne geistige Behinderung. Auch die gezeigten Trauerreaktionen variieren, wie bei nicht behinderten Menschen:

- Wut,

- Schuldgefühle,
- ruhelose Überaktivität,
- körperliche Symptome (z. B. Schwäche, Kopfschmerz, Störungen von Schlaf und Appetit),
- Rückzug,
- Verlust der täglichen Routine
- usw.

Können Sie die hier aufgeführten Reaktionen bei Ihren Bewohnern mit geistiger Behinderung beobachten, sollten Sie einfühlsam das Gespräch auf den Verstorbenen lenken. Insbesondere bei Schuldgefühlen muss näher nachgeforscht werden, da diese die eigentliche Trauerarbeit behindern können.

Bei meiner eigenen Arbeit in Wohnstätten mit Menschen mit geistiger Behinderung bemerke ich immer wieder, dass die dort lebenden Bewohner ihr Trauerverhalten wesentlich an den Mitarbeitern bzw. an der Trauerkultur der Einrichtung ausrichten. Hier fällt mir immer wieder auf, dass wenn es keine ausgeprägte Trauerkultur gibt, die Bewohner schnell versuchen, Alltag zu leben. Es macht den Eindruck, als bräuchten manche Bewohner die „Genehmigung" zum Trauern.

Was den eher „pietätvollen Betrachter" irritieren kann ist, dass nach einer recht kurzen Zeit des intensiven Trauerns einzelne Bewohner ganz nützlich denken. Hier wird dann zeitnah geschaut, ob die eine oder andere Hinterlassenschaft des Verstorbenen nicht ganz praktisch in den eigenen Besitz wechseln kann. Auf die Bitte, ob man damit nicht bis nach der Beerdigung warten könne, wird dann deutlich angemerkt, dass der Verstorbene das Utensil jetzt schon nicht mehr benötigen würde, denn „im Sarg ist gar kein Platz dafür" (Originalzitat: Oliver, 54 Jahre, Down-Syndrom).

Gemeinsames Trauern hilft Mitarbeitern und Mitbewohnern

Aus einer Wohnstätte für Menschen mit geistiger Behinderung aus Oberhausen ist mir folgende Praxis bekannt. Ist ein Bewohner verstorben, nehmen alle Bewohner an der Beerdigungsfeier teil. Auf dem Friedhof werden dann gemäß dem Alter des Bewohners weiße Luftballone steigen gelassen, wenn der Sarg abgesenkt wird. Dieser Moment wird von Mitarbeitern und Mitbewohnern als sehr bewegend erlebt. Insbesondere weil das Trauerritual behinderte und nicht behinderte Menschen verbindet.

In der Wohngruppe selber ist eine Gedenkecke eingerichtet, wo die Fotos und einige Utensilien der verstorbenen Bewohner aufbewahrt werden.

Kapitel 12

Eine gelebte Abschiedskultur ist für alle wichtig

(LF 1.3.7, LF 1.3.12, LF 4.3, LF 4.4)

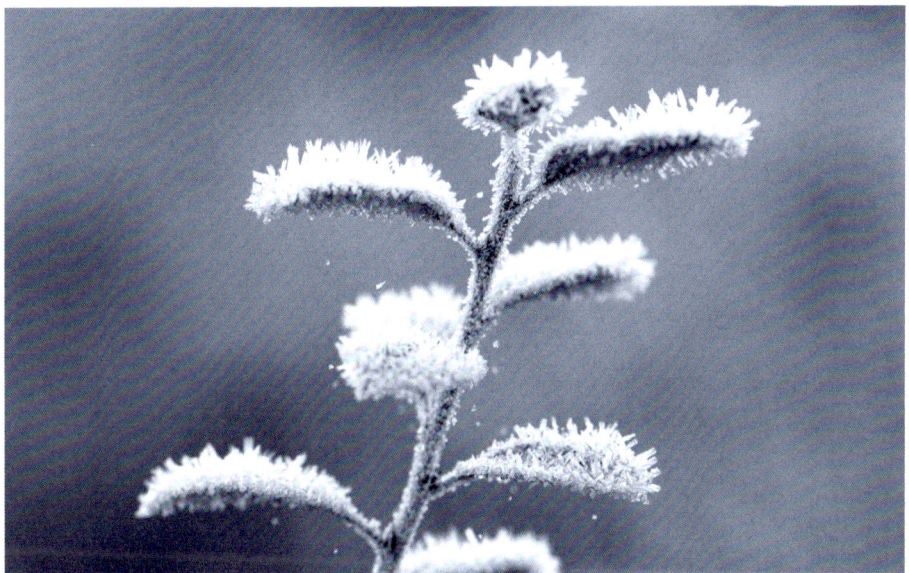

Abschiedskultur kann nur dort entstehen, wo man sich dem Tod als Faktum stellt. Leider hat das Krankenhaus als Institution sich immer noch nicht diesem Thema gestellt. Der „Stachel des Todes" sitzt tief in der Organisation, ohne dass versucht wird, diesen „peinlichen Gast" offen zu empfangen und zu verabschieden.

Stellen sich Institutionen aber diesem Faktum, entwickeln die Beteiligten eine Kultur der Akzeptanz. Der Tod muss jetzt nicht mehr mit aller Kraft ausgeblendet, vertuscht und verleugnet werden. Jetzt werden Energien frei, die zuvor für die Verdrängung des Todes notwendig waren.

Für eine Abschiedskultur gibt es keine feste Form. Es ist wichtig, dass Einrichtungen eine zu ihr passende Kultur entwickeln. Hier ist ebenfalls der Leitsatz „Weniger ist manchmal mehr" zu

berücksichtigen. Besser „kleine und knappe" Rituale und Abläufe, als aufwendige und „über-
gestülpte" Handlungsmuster, denen die „Seele" fehlt.

Level 2

> Tragen Sie mit Ihren Kollegen Abschiedsrituale zusammen, die Sie in den einzelnen Prak-
> tika bzw. Einrichtungen kennengelernt haben. Zeigen Sie dabei auf, wie es genau abläuft,
> wer für dieses Ritual zuständig und verantwortlich ist. Versuchen Sie herauszubekommen,
> wo das Ritual herkommt und wer es in die Einrichtung gebracht hat. Vielleicht können Sie
> auch noch in Erfahrung bringen, ob es anfänglich Widerstand gegen dieses Ritual gab.
> Tragen Sie Ihre Ergebnisse zusammen und stellen Sie diese auf Plakaten dar.

Im Folgenden beschreibe ich einige Rituale, die ich in verschiedenen Einrichtungen der Pflege
und Betreuung kennengelernt habe.

Der Umgang mit der Leiche

Die wohl intensivste Begegnung mit dem Tod ist im Umgang mit einem Verstorbenen zu
erleben. Hier ist das „Nicht-mehr-lebendig-Sein" am deutlichsten zu spüren. Obwohl das so
nicht stimmt, denn unmittelbar nach dem Versterben haben insbesondere Angehörige oftmals den Eindruck, der Betroffene ist „noch da". Manche spüren seine Aura oder seinen Geist.

Kurz nachdem der Verstorbene aufgehört hat zu atmen und auch der Puls nicht mehr zu
spüren ist, steckt noch sehr viel „Leben" in ihm. Sie merken es daran, dass er noch warm ist.
Der Verstorbene kühlt um ca. 1 Grad pro Stunde bis auf Zimmertemperatur runter. Erst nach
2 – 3 Stunden setzt die sogenannte Leichenstarre im Kiefer-Nacken-Bereich und am Herzen
ein. Hier sitzen unsere stärksten Muskeln. Sie breitet sich dann weiter bis zu den Extremitäten
aus. Nach ca. 2 – 3 Tagen löst sie sich wieder.

Das, was Angehörige als Aura spüren kann, auch damit zusammenhängen, dass bis ca.
10 Minuten nach dem Versterben das Ohr noch Signale aufnimmt und an das Gehirn wei-
terleitet. Der Berührungssinn über die Haut kann dieses noch ca. 20 Minuten. Noch Stunden
später sind die Nieren weiterhin aktiv.

Es gibt kein Leichengift! Sie müssten von einer Leiche, die schon mehrere Tage tot ist, Fleisch-
stücke verzehren oder sich Serum der Leiche injizieren, um eine toxische Reaktion auszulösen.
Ansonsten ist eine „frische" Leiche nicht giftig.

Faustregel: Das, was Sie bei dem lebenden Menschen mit Handschuhen versorgt haben,
das tun Sie jetzt auch bei der Leiche, z.B. die Füße (Vorsicht Fußpilz ist noch aktiv). Jedoch
das, was Sie vorher nicht mit Handschuhen versorgt haben, brauchen Sie jetzt auch nicht mit
Schutzhandschuhen versorgen.

Wenn Sie für sich den Abstand von dem Verstorbenen benötigen, können Sie die Handschuhe anziehen. Sollten hingegen Angehörige oder Schüler anwesend sein, müssen Sie sich der abschreckenden Signalwirkung der Handschuhe bewusst sein. Hierüber können Sie Angehörige verschrecken, sodass sie nicht bereit sind, bei der Versorgung teilzunehmen.

für den Unterricht	Level 2

Erfragen Sie bei Ihren Kollegen, ob diese schon einmal eine Leiche versorgt haben. Fragen Sie gezielt nach, wie die Versorgung durchgeführt wurde. Lassen Sie sich schildern, wie sich der Leichnam angefühlt hat. An was können sich Ihre Kollegen besonders gut erinnern?

Versorgen Sie den Leichnam zusammen mit den Angehörigen

Auch wenn Sie schon mehrere Verstorbene versorgt haben, ist es für viele Angehörige das erste Mal, dass sie ihre verstorbene Mutter, ihren Vater oder Ehepartner als Leichnam versorgen. Seien Sie sich daher bewusst, dass dieser Moment für die meisten Angehörigen eine Ausnahmesituation bedeutet. Sehen Sie in dieser Maßnahme ein Verarbeitungsritual für Angehörige und für Mitarbeiter. Der Mitarbeiter, der sich die Versorgung mithilfe von Angehörigen nicht zutraut, sollte hierzu auch nicht „gezwungen" werden.

Handreichung: Die Versorgung der Leiche mit Hilfe der Angehörigen

Schritt 1: Erläutern Sie Angehörigen, warum die Versorgung des Toten wichtig ist

- Erläutern Sie, dass die Versorgung nicht nur hygienischen, sondern vor allem rituellen Aspekten dient.
- Zeigen Sie auf, dass das Ritual bei der Verarbeitung der Trauer hilfreich sein kann.
- Bereiten Sie Angehörige auf bestimmte körperliche Phänomene (z. B. Lautbildung beim Drehen der Leiche, entweichen von Blähungen) vor, damit sie sich nicht erschrecken.

Schritt 2: Lassen Sie zu Beginn den Angehörigen assistieren

- Bereiten Sie alle notwendigen Utensilien zur Versorgung des Verstorbenen vor.
- Vermeiden Sie es, das Zimmer zu verlassen, wenn der Angehörige sehr unsicher sein sollte.
- Bitten Sie den Angehörigen, wenn er sich dazu in der Lage sieht, Ihnen erst einmal zu assistieren.
- Lassen Sie ihn kleinere Handreichungen (z. B. Handtuch angeben) durchführen bis er sich traut, mehr Initiative zu übernehmen.
- Gehen Sie besonders pietätvoll mit dem Verstorbenen um (z. B. sprechen Sie mit ihm).
- Verzichten Sie soweit es Ihnen möglich ist auf den Einsatz von Handschuhen – so sieht der Angehörige, dass Sie die Berührung der Leiche nicht schreckt.

Schritt 3: Bitten Sie den Angehörigen vom Verstorbenen zu erzählen

- Lassen Sie sich vom Angehörigen schildern, welche pflegerischen Vorlieben der Verstorbene hatte und führen Sie diese so durch, als wenn er noch leben würde.
- Ermutigen Sie den Angehörigen, seine Anekdoten zu erzählen, die er mit dem Kleidungsstück oder dem Schmuckstück verbindet.

Schritt 4: Richten Sie den Verstorbenen und geben ihm ein natürliches Aussehen

- Legen Sie den Verstorbenen in eine natürliche Position (er soll wie ein Schlafender aussehen).
- Schließen Sie dem Verstorbenen die Augen und den Mund. Sollten die Augenlieder sich nicht schließen lassen, können Sie die Augenlieder mit feuchten Wattepads ca. 15 Minuten belegen. Den Mund schließen Sie, in dem Sie ein Handtuch zusammenrollen, dieses unter das Kinn legen und jetzt das Kopfteil etwas erhöhen.
- Wenn möglich, setzen Sie ihm vorher das Gebiss ein.
- Entfernen Sie alle Zugänge (z. B. Braunülen, Trachealkanülen und Katheter).
- Formen Sie aus der PEG-Anlage eine Schnecke und kleben Sie diese mit Fixomull ab. Sie können auch die PEG oberhalb der Haut abschneiden, jedoch besteht hier die Gefahr, dass beim Umlagern noch Mageninhalt aus der Einstichstelle austritt.
- Vermeiden Sie Hektik und Eile.
- Richten Sie das Zimmer und gestalten Sie die Situation würdevoll z. B. mit Blumen oder gegebenenfalls mit einem Kreuz und/oder einem Rosenkranz in den übereinander gelegten Händen.
- Überlegen Sie mit dem Angehörigen zusammen, ob eine bestimmte Musik abgespielt werden soll.

Schritt 5: Versammeln Sie sich mit den übrigen Angehörigen bei dem Toten

- Bitten Sie nun alle weiteren Angehörigen hinzu.
- Lesen Sie einen Text oder sprechen Sie ein Gebet, das der Verstorbene oder seine Angehörigen sich gewünscht haben.
- Fragen Sie die Anwesenden, ob jemand dem Verstorbenen noch etwas mit auf den Weg geben möchte.

Schritt 6: Stehen Sie dem Angehörigen als Gesprächspartner zur Verfügung

- Fragen Sie bei den Angehörigen nach, ob sie abschließend über die Versorgung des Verstorbenen sprechen möchten.
- Hinterlegen Sie eine Telefonnummer, unter der ein kompetenter Gesprächspartner (z. B. von der Hospizbewegung) zur Verfügung steht.

Nutzen Sie das alte Ritual der Aufbahrung

In früheren Zeiten war das Ritual der Aufbahrung weit verbreitet. In der Regel wurde hierzu der Verstorbene meist 3 Tage in der „guten Stube" oder im Schlafzimmer aufgebahrt. Auch heute wird dieses Ritual vereinzelt noch durchgeführt. Meist drängen allerdings Bestatter darauf, den Leichnam rasch abholen zu dürfen. Sie bieten hierfür sogar einen „24-Stunden-Notdienst" an (Sie fragen was das soll? Keine Ahnung, denn Not hat der Verstorbene nicht mehr). Viele Angehörige fühlen sich halt unwohl in Gegenwart einer Leiche, sodass sie sogar mitten in der Nacht den Verstorbenen abholen lassen können.

Wenn möglich, sollten Sie einen älteren Menschen (Patient oder Bewohner) befragen, ob er das Ritual der Aufbahrung damals kennengelernt hat. Lassen Sie sich genau den Ablauf und die Verantwortlichkeiten für das Geschehen schildern. Erfragen Sie auch, wie der alte Mensch damals als Kind mit diesem Ereignis umgegangen ist.

Selten wird Angehörigen angeboten, den Verstorbenen aus dem Krankenhaus oder einem Pflegeheim nach Hause überführen zu lassen. Denn das ist auch möglich. Ungekühlt kann der Leichnam zu Hause 36 Stunden aufgebahrt werden und mit Kühlung 48 Stunden (Kühlaggregate vermietet der Bestatter). In manchen Regionen und Ländern ist es üblich, den Verstorbenen für die Aufbahrung „schick" anzuziehen. Zudem wird der Raum mit Fichtenzweigen, Blumen oder Früchten dekoriert.

In früheren Zeiten war es zudem noch üblich, eine Leichenwache zu organisieren. Insbesondere nachts meldeten sich hierfür eher jüngere Leute, um dann ihren eigenen Vergnügungen nachgehen zu können, ohne Aufsicht durch Erwachsene. Nicht selten gab es dann in der Sonntagspredigt die Rüge und Ermahnung vom Pfarrer, da es manchmal doch sehr „bunt" zuging.

Phänomene der Leiche

Sollten Sie noch niemals einen Verstorbenen versorgt haben, lassen Sie sich am besten von einem „altgedienten" Kollegen zeigen, wie das geht. Wichtig ist, dass Sie auf bestimmte Phänomene, die bei der Versorgung auftreten können, vorbereitet sind.

Zum einen kann es passieren, dass durch das Umdrehen Luft aus der Lunge gepresst wird, was zu einer Lautbildung führen kann. Dieser Laut kann wie ein Seufzer klingen. Da alle Schließmuskeln erschlafft sind, können noch Urin, Stuhlgang und Blähungen aus dem Verstorbenen austreten.

Noch nach Stunden können Sie bemerken, dass der Leichnam Wärme in sich hat. Sicherlich wird es Sie ebenfalls erstaunen zu erfahren, wie schwer ein Arm oder Bein ist, wenn kein Muskeltonus mehr vorhanden ist.

Sinn von Ritualen

Rituale sind Symbole, die einen übergeordneten Sinn haben. Sie helfen bei schwierigen oder komplexen Situationen den Personen, richtig zu handeln. Ebenfalls drücken Sie ein kollektives Empfinden aus. Zudem verbinden diese Rituale Menschen miteinander – sie schaffen ein Wir-

Gefühl. Oftmals höre ich von Schülern und Mitarbeitern, dass Sie die Raue (anschließendes Kaffeetrinken – Leichenschmaus – „Fell versaufen") als sehr makaber erlebt haben. Jedoch hat genau dieses Ritual den Sinn, den Hinterbliebenen behilflich zu sein, die entstandene Lücke, die der Verstorbene hinterlassen hat, zu schließen.

Über dieses Ritual wird symbolisch ausgedrückt: Das Leben geht weiter, und wir machen gemeinsam weiter.

Brauchen Mitarbeiter auch Rituale?

Erst letztens habe ich folgende Aussage von einer Pflegekraft auf einer Krankenhausstation (Onkologie) gehört:

„Hier sterben die Leute wie die Fliegen. Da kommt man gar nicht mehr mit dem Verarbeiten hinterher. Ich versuche das dann gar nicht so nah an mich ran kommen zu lassen – ansonsten würde ich ja verrückt werden. Manchmal wünsche ich mir aber schon irgendetwas, wo man einmal kurz im Team an den Verstorbenen denkt. Manchmal sprechen wir noch kurz im Raucherraum, aber das ist dann schon alles".

Aus dieser Äußerung geht klar hervor, dass auch Mitarbeiter trauern. Bei dem einen Patienten mehr als bei dem anderen. Nichtsdestotrotz stellen viele Todesfälle eine enorme Belastung für ein Team dar. Zu fragen bleibt: Wie viel Leid, Sterben und Tod verträgt ein Team?

Gerade in Zeiten der Personalknappheit (Pflegefachkräfte) auf dem Arbeitsmarkt sollten Arbeitgeber Interesse daran haben, dass die Belastung der Mitarbeiter gesenkt wird. Hier könnten Rituale für Pflege- und Betreuungsteams eine wichtige Entlastung bieten.

Mögliche Rituale für Mitarbeiter

Teams sollten sich selber entscheiden dürfen, welches Ritual zu ihnen passt. Daher kann es sinnvoll sein, eine Arbeitsgruppe zu gründen, die sich mit verschiedenen Ritualen beschäftigt. Danach sollte eine Reihe von Ritualen im Team vorgestellt werden, damit die übrigen Mitarbeiter mitentscheiden können. Im Folgenden zeige ich Ihnen einige mögliche Rituale auf, die in verschiedenen Pflegeeinrichtungen (stationär, wie ambulant) gelebt werden.

Die Klagemauer

Hierbei handelt es sich um eine Wand im Dienstzimmer, die dabei behilflich ist, an den Verstorbenen zu denken. Hier wird ein Bild und der Name des verstorbenen Bewohners/Patienten angeheftet. Zusätzlich haben Mitarbeiter die Möglichkeit kleine Zettel auszufüllen mit Wünschen, Grüßen und „Reiseempfehlungen", die dann ebenfalls neben das Bild geheftet werden. Nach Wunsch können die Zettel auch gefaltet werden, sodass kein anderer das Geschriebene lesen kann. So verbleiben die Zettel neben dem Bild mehrere Tage.

Der Vorteil dieses Rituals ist, dass auch Mitarbeiter, die im Frei oder im Urlaub sind, sich noch im Nachhinein vom Verstorbenen verabschieden können.

Der Gedenkbaum

Aus einer Pflegeeinrichtung aus dem westlichen Ruhrgebiet ist folgendes bekannt. In den Wohnbereichen sind sogenannte Lebensbäume auf die Wand gemalt. Hier hängen alle Bewohner, die zurzeit auf diesem Wohnbereich leben. Verstirbt nun ein Bewohner des Wohnbereichs, wird sein Bild abgenommen und an einen zentralen Baum im Eingangsbereich geheftet. Dieser ist von einer Metallwerkstatt geschmiedet worden. Durch seine imposante Größe fällt er sofort im Eingangsbereich auf. Über das Jahr verteilt hängen hier also immer mehr Bilder. Am Ende des Jahres werden alle Bilder abgenommen und in einem Album gesammelt. Auf diese Weise wird kein verstorbener Bewohner vergessen.

Der Gedenktisch

Aus Hospizen ist bekannt, dass dort ganz offensichtlich auf das Versterben eines Gastes hingewiesen wird. Diese Praxis wird in immer mehr Einrichtungen überführt. Ein Verfahren ist hierbei der Gedenktisch direkt im Eingangsbereich. Zu sehen ist hierbei ein Tisch, auf dem das Bild und/oder der Name des Verstorbenen stehen, zudem ein Sinnspruch, eine Blume und eine Kerze. Bis zur Beerdigung bleibt dieser Tisch in dieser Art und Weise dort stehen.

Die Gedenkschnur

Dieses Ritual ist ausschließlich für Mitarbeiter entworfen worden. Ist ein zu Pflegender verstorben, wird nach der Übergabe an die Mitarbeiter eine Karteikarte ausgeteilt. Hierauf sollen die Kollegen Gedanken und Eindrücke zu dem Verstorbenen formulieren. Im Anschluss daran werden die Karten auf eine Leine gezogen, die bis zur Beerdigung unter der Decke des „Schwesternzimmers" hängen bleibt. Auf diese Weise können alle Mitarbeiter lesen, wie der Verstorbene durch die anderen Kollegen wahrgenommen wurde (…und hier stehen nicht nur positive Dinge!).

Der Gedenkstein

In manchen Einrichtungen ist es üblich, dem neuen zu Pflegenden einen größeren Kieselstein als „Begleitstein" zu überreichen. Dieser Stein verbleibt die ganze Zeit in der Nähe des Betroffenen. Ist der zu Pflegende dann gestorben, wird der Begleitstein zu einem Gedenkstein. Manche Einrichtungen sammeln diese Steine dann in der hauseigenen Kapelle, wo sie dann, wenn genügend Steine zusammengekommen sind, zu einer Mauer verarbeitet werden. In anderen Einrichtungen ist es üblich, dass die Angehörigen des Verstorbenen diesen Stein dann an den hauseigenen Fischteich legen. Auf diese Weise entsteht um den Teich ein kleiner „Kieselstrand".

Das Kondolenzbuch

Ein eher altes Ritual ist das Führen eines Kondolenzbuches. Hier können dann Mitarbeiter, Mitbewohner oder Angehörige ihre Gedanken zum Verstorbenen notieren. Das Buch liegt an einer zentralen Stelle in der Einrichtung aus, wo es für jeden Interessierten einsichtig ist.

Das Wunschgesteck

In einem Hospiz im Rheinland habe ich folgende Praxis gesehen. Vor dem Zimmer des Verstorbenen stand auf einem Ständer ein großes Blumengesteck. In dem Gesteck steckten kleine Zettel, die von Mitarbeitern und Angehörigen ausgefüllt wurden. Auch hier waren Wünsche, Grüße und Sinnsprüche aufgeschrieben.

Level 1

Schauen Sie sich die einzelnen Rituale an. Überlegen Sie doch einmal, welches Ritual Ihnen am besten gefallen würde. Bei welchem Ritual könnten Sie am besten an den Verstorbenen denken?

Level 2

Legen Sie im Unterricht ein Kondolenzbuch an. Gestalten Sie dieses gemeinsam. Überlegen Sie sich auch eine „Gebrauchsanweisung" für den Umgang mit diesem Buch. Stellen Sie dann in Ihrem nächsten Praktikum dieses Kondolenzbuch Ihrer Praxiseinrichtung vor. Notieren Sie die Reaktion des Teams auf Ihren Vorschlag und bringen Sie die Aufzeichnungen dann mit in den Unterricht.

Level 3

Wählen Sie ein Ritual für Ihr Team aus. Stellen Sie dieses Ritual dann vor und „testen" Sie es, wenn einer Ihrer zu Pflegenden verstorben ist. Besprechen Sie im Anschluss daran mit Ihren Kollegen, wie hilfreich diese Form der Verarbeitung für Ihre Mitarbeiter ist.

Kapitel 13

Zusammen geht es besser!
Vernetzung als eine multiprofessionelle und interdisziplinäre Herangehensweise

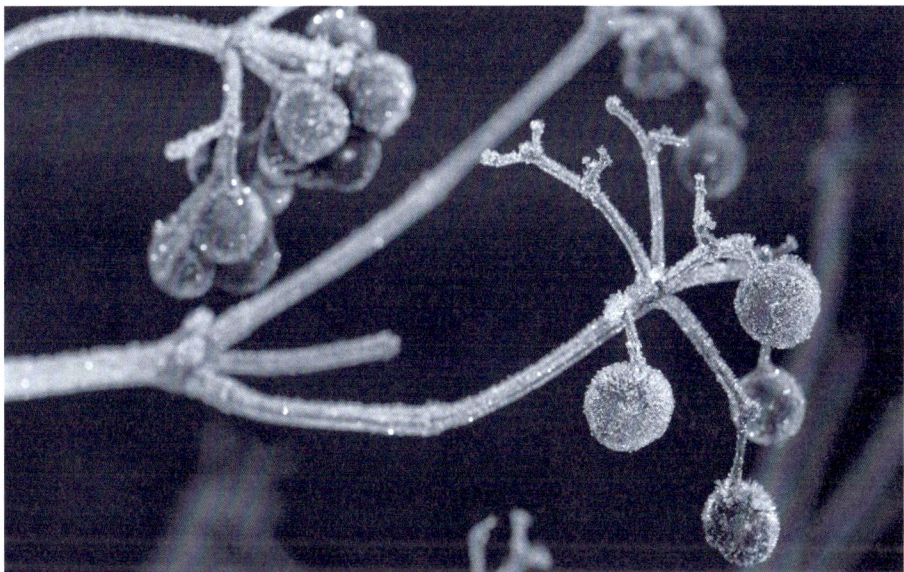

Möchten Einrichtungen im Gesundheitswesen eine eigene Palliativkultur aufbauen, müssen nicht alle „Angebote" aus den eigenen Reihen gestellt werden (das ist das Argument für die Kollegen, die schon einmal vorsichtshalber mit dem Spruch reagiert haben: „Wann sollen wir das denn auch noch schaffen!"). Die Arbeitsbelastung vor Ort ist oftmals schon groß genug. Auf der anderen Seite gibt es in vielen Gemeinden und Städten eine reiche Infrastruktur, die aber oftmals nicht bekannt ist bzw. nicht miteinander vernetzt ist.

Recherchieren Sie das „palliative Angebot" Ihrer Gemeinde bzw. Stadt. Bilden Sie hierzu in Ihrem Team/Ihrer Klasse einzelne Arbeitsgruppen. Schauen Sie nach folgenden Angeboten:

- Trauergruppen/Angebot für Trauernde
- SAPV-Teams
- Hospizinitiativen/Befähigungskurse für Hospizhelfer
- Gemeindebesuchsdienste
- Palliativmediziner/Palliativnetzwerk
- Selbsthilfegruppen für pflegende Angehörige

Tragen Sie die gesammelten Informationen zusammen. Schauen Sie, wo es Kooperationsmöglichkeiten geben kann und wie diese dann aussehen könnten.

Die reine Kontaktaufnahme zu externen Anbietern schafft noch keine Kooperation. Hierzu ist es notwendig, dass beide Seiten deutlich machen, welche Erwartungen sie an den jeweils anderen richten. Zudem ist es notwendig, dass man sich des eigenen palliativen Leistungsspektrums bewusst ist. Abschließend muss dann auch noch etwas für den zu Pflegenden und seine Angehörigen „herausspringen", außer die angestrebte Kooperation verfolgt reine Werbezwecke.

Die Zusammenarbeit mit der Hospizinitiative

Mittlerweile sehen Hospizinitiativen auch Pflegeheime und Wohnstätten von Menschen mit Behinderung als ihr Einsatzfeld an. Das war nicht immer so, da die Ansicht vorherrschte, hier gibt es ja schon eine Rund-um-die-Uhr-Versorgung für den zu Pflegenden und seine Angehörigen. Erst in den letzten Jahren machen aber Pflegeheime und Wohnstätten auf das eigene Unvermögen, eine Palliativversorgung anbieten zu können, aufmerksam. Hier suchen Sie nun die gezielte Zusammenarbeit mit der Hospizinitiative.

Problematisch hierbei ist, dass die Hospizinitiative oftmals nicht bereit ist, eigene ehrenamtliche Mitarbeiter über einen längeren Zeitraum als „Besuchsdienst" zur Verfügung zu stellen. Das wäre aber notwendig, damit in der hoch intimen Situation des Sterbens dann keine „fremde Person" am Sterbebett sitzt. Die Devise: „Hauptsache, da sitzt überhaupt jemand am Sterbebett", geht vor dem Hintergrund der in Kapitel 5 genannten Bedürfnisse sterbender alter Menschen nicht auf. Hier fordert der alte Mensch ganz klar, dass er nicht „von Irgendjemand" im Sterben betreut werden möchte, sondern von durch ihn klar angegebenen Personen.

Um diesem Dilemma zu entkommen, gibt es nun die Variante, dass z. B. eine Wohnstätte für Menschen mit geistiger Behinderung oder ein Pflegeheim, eigene ehrenamtliche Helfer rekrutiert, um diese dann bei der Hospizinitiative zum Hospizhelfer befähigen zu lassen.

Selbstverständlich muss diese Befähigung dann finanziell ausgeglichen werden. Wichtig ist bei dieser Option, dass ein Festmitarbeiter den Einsatz dieser ehrenamtlichen Helfer dann in der eigenen Einrichtung koordinieren muss.

Nutzen Sie Trauergruppen

In immer mehr Städten und Gemeinden werden sogenannte Trauergruppen angeboten. Hier treffen sich dann trauernde Menschen, die mit dem Trauerprozess nicht alleine fertig werden. Oftmals werden diese Gruppen ebenfalls durch eine Hospizinitiative, eine Kirchengemeinde oder von immer mehr Bestattern angeboten. Zu fragen wäre, ob ein „Ableger" dieser Trauergruppe nicht auch in einer Wohnstätte oder einem Pflegeheim angeboten werden könnte. Die Einrichtung stellt die Räumlichkeiten und eventuell Getränke und die Anbieter der Trauergruppe stellen das Personal. Auf diese Weise kann die Einrichtung auf eine „hauseigene Trauergruppe" verweisen. Hierüber werden dann ehemalige Angehörige an die Einrichtung gebunden und gegebenenfalls, nach einer entsprechenden Trauerphase, als zukünftige ehrenamtliche Mitarbeiter gewonnen.

Level 3

Entwerfen Sie Ihre eigene Trauergruppe.
Stellen Sie sich vor, Sie möchten eine eigene Trauergruppe anbieten. Überlegen Sie sich, wie das organisiert werden müsste. Bearbeiten Sie im Team bzw. in der Ihrer Klasse folgende Fragen:

- Welche Qualifikation sollte der Gruppenleiter haben?
- Wie sollte das Angebot genau aussehen?
- Wie häufig sollte sich die Gruppe treffen?
- Wie lange sollte ein Gruppentreffen dauern?
- Welche Räumlichkeiten wären vonnöten?
- Wie sollte ein Gruppenabend aufgebaut sein?
- Wie groß dürfte die Gruppe maximal sein?
- Welche unterstützenden Angebote außerhalb der Gruppentreffen könnte es geben?
- Wie sollte mit Gruppenteilnehmern verfahren werden, die die Gruppendynamik belasten, z. B. Vielredner?
- Wie könnte auf das Gruppenangebot aufmerksam gemacht werden, damit potenzielle Trauernde von dem Angebot erfahren?
- Wie finanziert sich das Angebot?

Beantworten Sie diese Fragen und erstellen Sie aus den Antworten ein Gesamtkonzept.

Die spezialisierte ambulante Palliativversorgung (SAPV) und die allgemeine ambulante Palliativversorgung (AAPV)

Seit dem 01.04.2007 haben alle gesetzlich Versicherte einen Anspruch auf Leistungen der Spezialisierten Ambulanten PalliativVersorgung (kurz: SAPV) und der Allgemeinen Ambulanten PalliativVersorgung (kurz: AAPV). Obwohl die Bezeichnung „ambulant" den Eindruck erzeugt, dass nur zu Hause die Leistung in Anspruch genommen werden kann, steht die SAPV und die AAPV auch den Bewohnern von Pflegeheimen und Wohnstätten für Menschen mit (geistiger) Behinderung zur Verfügung. Geregelt sind die Leistungen im SGB V, § 37b.

Da die SAPV nur für die Patienten angeboten wird, die eine komplizierte Symptomlage vorweisen, steht allen anderen die AAPV zur Verfügung. Diese umfasst mehr die psychosozialen Belange von Patienten und ihren Angehörigen.

Wird die SAPV von speziellen SAPV-Teams (Palliative Care-Fachkräfte und Palliativärzte) erbracht, erbringen die Hospizinitiativen eher die AAPV-Leistungen.

Damit ein Patient entsprechende SAPV-Leistungen erhalten kann, müssen folgende Kriterien erfüllt werden:

- Die Krankheit ist unheilbar.
- Die Krankheit ist fortschreitend.
- Die Krankheit ist bereits weit fortgeschritten.
- Der Patient hat infolgedessen eine begrenzte Lebenserwartung.

Um nun SAPV-Leistungen empfangen zu können, muss zudem eine komplexe palliative Symptomlast bestehen. Hierbei muss mindestens eines der hier aufgeführten Kriterien vorliegen:

- Ausgeprägte Schmerzsymptomatik
- Ausgeprägte neurologische/psychiatrische/psychische Symptomatik
- Ausgeprägte respiratorische/kardiale Symptomatik
- Ausgeprägte gastrointestinale Symptomatik
- Ausgeprägte ulzerierende/exulzerierende Wunden oder Tumore
- Ausgeprägte urogenitale Symptomatik

Level 2 und 3

Nehmen Sie Kontakt auf zu einem SAPV-Team in Ihrer Nähe. Organisieren Sie ein Informationstreffen in Ihrer Einrichtung/Fachschule. Hier soll dann der Koordinator des SAPV-Teams genau erläutern, welche Leistungen erbracht werden, wie man diese beantragt und wer diese Leistungen dann auch wirklich erhält.

Die palliative Überleitung zum Krankenhaus

Liegt keine dezidierte Patientenverfügung vor, die einen Krankenhausaufenthalt ausschließt, kann es nun geschehen, dass einer Ihrer Patienten bzw. Bewohner, den Sie schon palliativ versorgen, in ein Krankenhaus verlegt wird. Jetzt besteht die Befürchtung, dass die „Maschinerie Krankenhaus" mit all ihren Möglichkeiten sich an diesem Menschen „abarbeitet". Damit das nicht geschieht, gibt es sogenannte Palliative Überleitungsbögen. Sie geben den Mitarbeitern im Krankenhaus eine Leitlinie, wie der (nun) Patient behandelt werden möchte. Sehen Sie hier im Folgenden, wie so ein Bogen aussehen kann.

Palliativer Überleitungsbogen

Name des/der Bewohnerin bzw. Patienten/Patientin: _____

Adresse: _____

Pflegedienst: _____

Wohnbereich: _____ Bezugspflegekraft: _____

Telefonische Rücksprache unter: _____

Hausarzt: _____ Tel.: _____

Schmerztherapeut/QPA: _____ Tel.: _____

Patientenverfügung: ☐ Ja (siehe Anlage)
Vorsorgevollmacht: ☐ Ja (siehe Anlage)
Betreuung: ☐ Ja (siehe Anlage)

Vertrauensperson/Freunde/„Familiensprecher" (gegenüber denen die Ärzte/Pflegenden von der Schweigepflicht entbunden sind)

1. _____ Tel.: _____

2. _____ Tel.: _____

Sind Person und Angehörige aufgeklärt: ☐ Ja ☐ Nein

Diagnosen (siehe Anlage mit ICD):

_____   _____

_____   _____

_____   _____

Medikamente (insbesondere Schmerzmedikamente, Symptom behandelnde Medika-mente und Bedarfsmedikation):

_____   _____

_____   _____

_____   _____

Mit welchem Schmerzerfassungsinstrument wurde der Schmerzzustand erhoben?
☐ NRS   ☐ Schmerztagebuch   ☐ BESD   ☐ ECPA/BISAD   ☐ ZOPA

Palliativmedizinische Leitsymptome: _____

_____

_____

Ist eine rasche Rückführung ins Zuhause erwünscht?   ☐ Ja   ☐ Nein

Akut zu behandelnde Symptome: _____

Gängige palliative Interventionen bei:

Luftnot: _____

Übelkeit/Erbrechen: _____

Sonstigem: _____

Interventionen oder Unterlassen bei:

Person verweigert Nahrung: _____

_____

Person verweigert Flüssigkeit: _____

Biografische Angaben zu:

Religion: _____

Seelsorge erwünscht: ☐ Ja ☐ Nein
Krankensalbung erwünscht: ☐ Ja ☐ Nein
Aussegnung erwünscht: ☐ Ja ☐ Nein

Lieblingsgetränke: _____

Lieblingsspeisen: _____

Vorlieben bei: Musik/Bücher/Gedichten/Hörbüchern/TV: _____

_____

Bevorzugtes Pflegemittel: _____

Lagerungswünsche: _____

Abneigungen/Ängste: _____

_____

Sonstiges: _____

_____

Ort, Datum:

Sollte eine ambulante oder stationäre Einrichtung mit einem bestimmten Krankenhaus enger kooperieren, macht es Sinn, wenn die Pflegedienstleitungen sich miteinander abstimmen, wie mit dem Palliativen Überleitungsbogen zu verfahren ist. Auf diese Weise können unnötige Behandlungen und Krankenhausaufenthalte bei Patienten mit Palliativbedarf vermieden werden.

Der palliative Überleitungsbogen kann auch für den Einzug in ein Hospiz bzw. in ein Pflegeheim genutzt werden. Auf diese Weise erhält der Betroffene eine kontinuierliche Palliativversorgung.

Mögliche Projekte und Modelle

Sicherlich gibt es auch in Ihrer Nähe Projekte bzw. Modelle, in denen erfolgreich eine Vernetzung zwischen einzelnen Einrichtungen praktiziert wird. Zum einen können Sie im Internet über den Deutschen Hospiz und Palliativverband (DHPV http://www.dhpv.de) erfragen, wo in Ihrer Nähe eine entsprechende Kooperation durchgeführt wird. Vielleicht kann Ihnen aber auch Ihre örtliche Hospizinitiative entsprechende Informationen geben.

Scheuen Sie sich nicht, zu den Einrichtungen Kontakt aufzunehmen. Lassen Sie sich schildern, wie die Kooperation zustande gekommen ist. Überlegen Sie dann in einem zweiten Schritt, welche Informationen Ihnen für Ihr eigenes Projekt dienlich sein können.

Level 2

Recherchieren Sie im Internet bzw. über die örtliche Hospizinitiative, wo das nächste Projekt oder Modell in Ihrer Nähe ist. Nehmen Sie zu einem dieser Projekte/Modelle in Ihrer Nähe Kontakt auf. Erfragen Sie, wie die Kooperation bzw. Vernetzung geplant, organisiert und gestaltet wird. Lassen Sie sich schildern, welche Probleme dabei auftraten. Erfassen Sie, welche Vorteile für die Einrichtungen aus dieser Kooperation entstanden sind. Entwerfen Sie eine kurze Projektverlaufsskizze für die Planung und Organisation dieser Vernetzung.

Kapitel 14

Fallbesprechung als konstruktiver Lösungsfindungsprozess

LF 1.5.1, LF 1.5.2, LF 4.1, LF 4.2

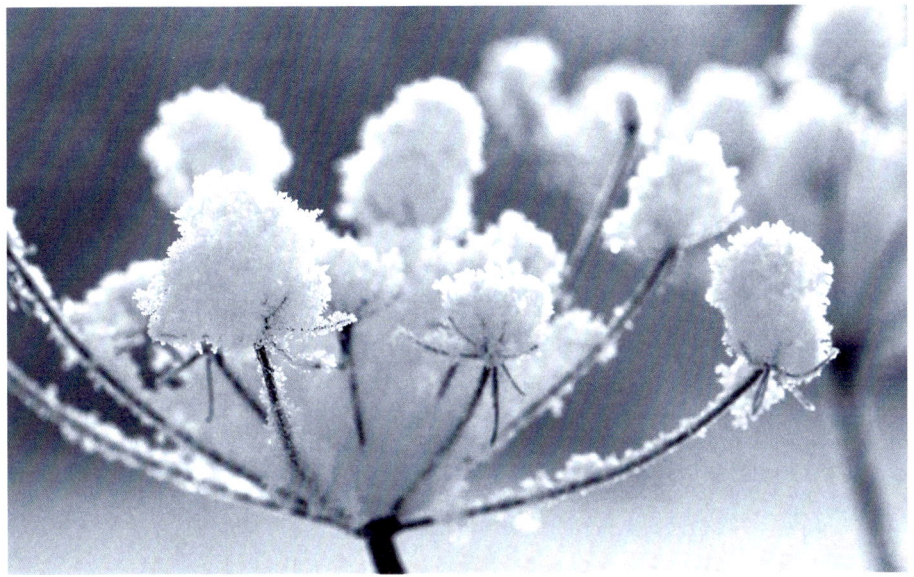

Palliativversorgung kann nicht standardisiert werden. Um jetzt dem jeweiligen Patienten bzw. Bewohner eine entsprechende Palliativversorgung anbieten zu können, muss sein eigentlicher Palliativbedarf erkannt werden. Hiernach ist es erforderlich, dass ein individuelles Palliativange- bot aufgestellt wird. Für diesen variablen Prozess sind Fallbesprechungen unerlässlich.

Besprechen Sie im Team bzw. in Ihrer Klasse das folgende reale Fallbeispiel:

Frau Joswig, die im Haushalt der Tochter lebt, wird seit 3 Tagen durch den Pflegedienst „Sommerwind" versorgt. Schon bei der ersten Begegnung hat die fortgeschritten demente Dame ablehnend auf dieses Angebot reagiert. Aufgrund eines ausgeprägten Sprachzerfalls kann die bettlägerige Frau Joswig sich nicht mehr verbal mitteilen. Da die Tochter von Frau Joswig schon selber 68 Jahre alt ist, kann sie die Pflege ihrer Mutter nicht mehr leisten. Hier hat sie sich nun Unterstützung durch den Pflegedienst versprochen.

Nun ergibt sich folgendes Problem: Immer wenn die Pflegekräfte Frau Joswig morgens versorgen möchten, schlägt und tritt diese nach den Pflegern. In den ersten Tagen haben diese die abwehrende Haltung von Frau Joswig akzeptiert. Nun am 4. Tag fordert die Tochter von Frau Joswig, dass ihre Mutter endlich gewaschen wird, denn dafür hätte sie ja nun einmal den Pflegedienst bestellt – macht aber auch unmissverständlich klar, dass sie auch einen anderen Dienst in Anspruch nehmen kann.

Sie bietet sich auch an, den Pflegemitarbeitern zu helfen, indem sie die Hände der schlagenden Mutter festhalten würde.

Fragen:

- Was sollen die Mitarbeiter tun?
- Wie würden Sie die Situation klären?
- Wie würden Sie eine Fallbesprechung zu diesem Fall durchführen?

Ergänzende Informationen zum Fall

Folgende Diagnosen hat Frau Joswig: Demenz vom Alzheimer Typ (DAT), Diabetes mellitus Typ 2, Osteoporose, Ischialgie und Zustand nach TEP-OP vor 15 Jahren.

An Medikamenten bekommt Frau Joswig: 2 tgl. Insulin und 3 tgl. Pimpamperon. Bei Bedarf kann sie 3 x 30 Tropfen Novalgin erhalten. Da sie aber nie über Schmerzen klagt, wird der Bedarf nur selten verabreicht.

Lösung siehe weiter unten…

Sie können unterschiedliche Formen der Fallarbeit unterscheiden:

- Palliative Fallarbeit
- Ethische Fallarbeit
- Mischformen

Palliative Fallarbeit

- Sie ist klar lösungsorientiert, da der zu Pflegende oder seine Angehörigen ein Problem haben, was gelöst werden muss.
- Hier existiert keine feste Form für die Fallbesprechung. Diese bestimmt sich eher durch den Inhalt und die Ziele.
- Palliative Fallarbeit orientiert sich auch an den Belastungen der Mitarbeiter, des Betroffenen oder seiner Zugehörigen.
- Das Ziel der Fallarbeit ist Wohlbefinden und Lebensqualität für den Betroffenen und seine Angehörigen.

Eine mögliche Methode für die palliative Fallarbeit ist die Kollegiale Beratung

Da die palliative Fallarbeit methodisch nicht fixiert ist, können verschiedene Methoden (Wege zum Ziel) genutzt werden. Eine Methode, die ich selber immer wieder gerne in der Palliativversorgung anbiete, ist die Kollegiale Beratung. Anders als bei der sogenannten Supervision, lernt das Team über die bloße Anwendung selber eine Lösung für das Problem zu finden. Zu Beginn sollten die ersten Sitzungen von einem externen Berater geleitet werden, doch später kann das Team selbstständig „laufen".

Was ist Kollegiale Beratung und wo liegen die Stärken?

- Eine Form der Intervision (zu Beginn begleitet) – es wird also aus der Innenperspektive eines Teams auf einen „Fall" bzw. Problem geschaut.
- Gut geeignet um palliative Problemlagen zu behandeln
- Gute Variante, um möglichst viele Perspektiven (verschiedene Fachrichtungen) einzubeziehen
- Wird einberufen nach Anlass
- Stärkt das Wir-Gefühl eines Teams
- Stärkt die Palliativkultur der Einrichtung
- Weniger geeignet für Teamprobleme (hier ist eher Supervision angeraten)
- Gut geeignet, um externe Berater (z. B. SAPV) und/oder Zugehörige mit einzubeziehen
- Effektive Form, die Kompetenzen eines Teams zu bündeln

Stellen Sie sich die Kollegiale Beratung erst einmal wie ein Theaterstück vor, denn es müssen verschiedene Rollen besetzt werden. Zu den Rollen gibt es im Vorfeld klare Regieanweisungen und Zuständigkeiten.

Der Fallgeber:

- Er regt die Fallbesprechung an,
- liefert alle fallrelevanten Infos,
- lädt alle fallrelevanten Personen ein,
- beginnt mit: „Ich habe ein Problem …"

Der Moderator:

- Achtet auf die Zeitschiene,
- achtet auf die allgemeinen Diskussionsregeln (Kennen Sie diese? Bitte zusammenstellen und im Dienstzimmer bzw. Klassenraum aufhängen, Level2),
- achtet auf die einzelnen inhaltlichen Schritte (wichtig ist, dass kein Schritt übersprungen wird).

Protokollant:

- Notiert alle relevanten Argumente,
- legt eine TN-Liste fest,
- hält alle Lösungsvorschläge und Handlungsschritte fest,
- hält fest, wer, wann, was zu tun hat und wann die Ergebnisse evaluiert werden.

Berater:

- Alle übrigen MA arbeiten dem Fallgeber zu,
- sind bemüht, sein Problem zu lösen,
- bringen sich ein, wenn der Moderator sie dazu einlädt bzw. auffordert.

Schauen Sie in der Schritt-für-Schritt-Anleitung, wie eine Kollegiale Beratung abläuft. Gehen Sie im Team bzw. in Ihrer Klasse jeden einzelnen Schritt durch. Übertragen Sie nun diese Methode auf den Fall Frau Joswig. Legen Sie fest, wer der Fallgeber ist, wer die Moderation übernimmt und wer das Protokoll führt. Sollten Ihnen Informationen fehlen, dürfen Sie ruhig noch einige hinzufügen – es ist ja erst einmal ein Fall zum Lernen.

Lösung für den Fall Frau Joswig:

Sicherlich haben Sie in Ihrer Fallbesprechung auch gemerkt, dass hier viel Druck im „System" ist. Frau Joswig wehrt sich gegen die Pflege, ihre Tochter übt Druck auf den Pflegedienst aus auch gegen den Willen der Mutter, diese zu pflegen, ansonsten wechselt sie den Pflegedienst. Da der Konflikt zu einer Auseinandersetzung zwischen den Mitarbeitern und der Tochter gerät, verlieren alle die Perspektive der Patientin, Frau Joswig, aus den Augen.

Problematisch ist, dass niemand das Verhalten von Frau Joswig versucht zu „ergründen". Die Frage: „Was ist los mit Frau Joswig?" kann hier eventuell weiterhelfen. Denn ihr abwehrendes Verhalten ist nicht unbedingt durch die Alzheimer-Demenz verursacht, sondern mit großer Wahrscheinlichkeit durch nicht befriedigte Bedürfnisse, wie z. B. Schmerzfreiheit. Hierzu sollten die Mitarbeiter zusammen mit der Tochter von Frau Joswig ein entsprechendes Fremdbeobachtungsinstrument (z. B. BESD siehe hierzu Kapitel 9) anlegen.

Nach Gabe der Bedarfsmedikation wird dann abgeglichen, ob das Verhalten von Frau Joswig durch die Gabe des Schmerzmedikaments beeinflussbar ist. Ist das der Fall, muss hierüber mit dem Hausarzt gesprochen werden. Eventuell sollte dann auf eine dauerhafte Schmerztherapie hingearbeitet werden.

Schritt-für-Schritt durch die Kollegiale Beratung (ca. 25 Minuten)

1. Schritt: Vorstellen des Falls (5 Minuten) – nur der Fallgeber redet

- Kurze Begrüßung und Einführung in die Fallbesprechung.
- Der Fallgeber schildert sein Problem.
- Er bringt alle fallrelevanten Informationen mit ein (z. B. Kurzbiografie, soziale Position im Wohnbereich, Diagnosen, Medikamente, Biografie, Problemlage des Fallgebers, bisheriger Umgang mit dem Problem).
- Wichtig ist, dass nur der Fallgeber spricht. Er wird nicht unterbrochen durch Zurufe oder Nachfragen (das kommt später).

2. Schritt: Ergänzungen zum Fall (3 Minuten) – alle Mitarbeiter

- Alle weiteren Mitarbeiter können nun fallrelevante Informationen mit einbringen.
- Das Gesagte soll unkommentiert bleiben und auch nicht weiter analysiert werden.
- Es geht in diesem Schritt darum, alle Fakten auf den Tisch zu legen, vorschnelle Lösungen sollen nicht vorgeschlagen werden.

3. Schritt: Nachvollziehbarkeit (2 Minuten) – alle Mitarbeiter

- Alle Mitarbeiter geben zu erkennen, dass sie das Problem des Fallgebers verstehen.
- Es können auch noch Verständnisfragen an den Fallgeber gerichtet werden.

4. Schritt: Interpretation des Problems (5 Minuten) – alle Mitarbeiter

- Jetzt werden auch die anderen Mitarbeiter gebeten, das Problem zu interpretieren.
- Die Entstehungsgeschichte des Problems kann auf einem Flipchart aufgezeichnet werden.
- Es werden auch hier noch keine Lösungen vorgeschlagen.

5. Schritt: Mögliche Lösungen (5 Minuten) – alle Mitarbeiter

- In diesem Schritt werden alle Lösungsmöglichkeiten aufgelistet (Flipchart).
- Diese werden noch nicht gewertet.

6. Schritt: Konkrete Handlungsschritte (3 Minuten) – alle Mitarbeiter

- Hier werden konkrete Handlungsschritte besprochen.
- Es wird geklärt, wer etwas bis wann tut.
- Es werden klare Zuständigkeiten und Verantwortlichkeiten besprochen.
- Es wird abgesprochen, wann die Evaluation der Maßnahmen erfolgen soll.

7. Schritt: Rückfragen an den Fallgeber (1 Minute) – nur der Fallgeber

- Hier wird der Fallgeber gefragt, ob sein Problem angemessen behandelt worden ist.

8. Schritt: Dokumentation

- Dokumentieren Sie die Ergebnisse und berücksichtigen Sie diese in der Pflegeplanung

9. Schritt: Nächstes Treffen festlegen (1 Minute) – alle Mitarbeiter

Ethische Fallarbeit

Immer wieder werden Sie in unterschiedlichen Einrichtungen der Pflege und Betreuung erleben, dass dort die Einschätzung vorliegt, dass es sich automatisch um eine ethische Fallarbeit handelt, wenn das Thema Sterben angesprochen wird. Dem ist aber nicht so. Nicht das Themenfeld macht eine Fallarbeit zu einer „ethischen", sondern die Absicht, denn ethische Fallarbeit

- arbeitet die einzelnen ethischen Positionen der Akteure heraus,
- hilft dabei, die ethische Position der Einrichtung zu formulieren (z. B. für die Leitbildarbeit),
- ist nicht zwingend lösungsorientiert.

Für die ethische Fallarbeit liegen verschiedene teilweise recht komplizierte Modelle (z. B. Nijmegener Modell; Thompson & Thompson Modell) vor. Ich möchte Ihnen ein ganz einfaches Modell vorstellen. Der Medizinethiker Loewy hat die ethische Fallarbeit mit einer Reiseplanung verglichen. Denn die Fragen einer Reiseplanung sind oftmals gleich mit denen einer ethischen Fallbesprechung:

- Wo stehen wir?
- Wo wollen wir hin?
- Wie kommen wir an unser Ziel?

An genau diesen drei Fragestellungen orientiert sich auch der ethische Prozess nach Loewy. Sehen Sie in der Übersicht, wie die ethische „Reiseplanung" aufgebaut ist.

Damit Sie besser nachvollziehen können, wie diese ethische Fallbesprechung abläuft, habe ich Ihnen hier den realen Fall einer Bewohnerin mit Demenz, Frau Klein, eines Pflegeheims aus Köln aufgeführt. Seit 2 Tagen lehnt diese nämlich Essen und Trinken ab. Die Tochter ist die gesetzliche Betreuerin und bittet die Mitarbeiter der Pflegeeinrichtung, ihr bei der Entscheidungsfindung zu helfen. Die Mitarbeiter orientieren sich in ihrer Beratungsarbeit an dem Modell nach Loewy.

Die ethische Fallbesprechung als Reiseplanung (nach Loewy)

Punkt 1: Wo stehen wir? Standortbestimmung

Es wird hier geklärt:

- Wer ist betroffen?
- Wer hat etwas zu entscheiden?
- Wer hat die Verantwortung?
- Was ist die ethische Fragestellung?

Bewohnerin Frau Klein lehnt Essen und Trinken ab. Die Tochter von Frau Klein ist gleichzeitig die gesetzliche Betreuerin. Der Hausarzt von Frau Klein kann keine körperlichen Ursachen für die Ablehnung finden. Die Mitarbeiter erheben seit 2 Tagen mithilfe des BESD-Bogens, ob Frau Klein Schmerzen haben könnte. Die Punktwerte liegen bei 2/10, auch nach erhöhter Schmerzmittelgabe.

Punkt 2: Wo wollen wir hin? Zielfindung

- Was sind unsere Prinzipien und Werte?
- Wie soll die geklärte Situation aussehen?

Allen Beteiligten ist wichtig, dass die Autonomie der Bewohnerin gewahrt bleibt. Frau Klein hat in einer Patientenverfügung klar niedergeschrieben, dass sie in so einer Situation nicht künstlich ernährt werden möchte. Der Tochter, dem Hausarzt und den Mitarbeitern ist es wichtig, dass Frau Klein nicht unnötig leiden muss. Die Pflegeeinrichtung bekennt sich klar zu ihrem palliativen Auftrag.

Punkt 3: Wie kommen wir an unser Ziel? Methodenwahl und Verantwortung

- Mit welcher Methode wollen wir arbeiten? (z. B. Kollegiale Beratung, Supervision, Helferkonferenz)
- Wer bietet die Methode an und führt sie dann auch durch?
- Wer fällt dann die Entscheidung?

Die beteiligten Personen einigen sich auf eine Fallbesprechung mithilfe der Kollegialen Beratung. Hierzu bitten sie einen geschulten Moderator hinzu. Die Verantwortung für die letztendliche Entscheidung liegt bei der Tochter und dem Hausarzt.

Ergebnisse der Kollegialen Beratung: Im Rahmen der Kollegialen Beratung einigt man sich darauf, mögliche Ursachen für das Verhalten von Frau Klein auszuschließen. Mit einer versuchsweisen Schmerztherapie hat der Hausarzt ausschließen können, dass Frau Klein unter Schmerzen leidet. Versuchsweise hat er auch ein Antihistaminikum verordnet, um einen Juckreiz ursächlich auszuschließen. Auch ein hinzugezogener Zahnarzt kann keine körperlichen Ursachen für das Verhalten von Frau Klein finden.

Die Entscheidungsträger akzeptieren das gezeigte Verhalten von Frau Klein als letzte Willensäußerung, sie in Ruhe sterben zu lassen. Die Mitarbeiter begleiten den Sterbeprozess durch palliative Maßnahmen.

Quelle: Palliativpflege heute, PPM Verlag, Bonn 2012, S. 6.

Bei der ethischen Fallarbeit ist nicht primär wichtig, welche Entscheidung für Frau Klein gefunden wird. Die ethische Aufgabe war hier herauszuarbeiten, nach welchen ethischen Prinzipien die einzelnen Akteure handeln. Sind diese klar herausgearbeitet, können sie miteinander verglichen und abgewogen werden. Auf diese Weise fließen Ergebnisse der ethischen Fallarbeit in die palliative Fallarbeit hinein.

Mischformen können Zeit sparen

Damit nun dieser Prozess abgekürzt werden kann, gibt es Mischformen, die ethische und palliative Fragestellungen gemeinsam behandeln und abarbeiten. Das hier aufgeführte Modell von Thompson ermöglicht es, ethische und palliative Fragen gemeinsam abzuarbeiten.

Modell der bio-ethischen Entschlussfassung nach Thompson (1985)

Schritt 1: Bereiten Sie die ethische Fallarbeit vor.

Schritt 2: Beschreibe Sie die Situation.

Schritt 3: Sammeln Sie ergänzende Informationen, um die Situation zu verdeutlichen.

Schritt 4: Bestimmen Sie die wichtigsten ethischen Aspekte der Situation.

Schritt 5: Beschreiben Sie die vorhandenen Wertekonflikte.

Schritt 6: Stellen Sie fest, wer die Entscheidung treffen muss.

Schritt 7: Bestimmen Sie die Handlungs- und Entscheidungsmöglichkeiten.

Schritt 8: Beschließen Sie eine bestimmte (palliative) Handlung oder Entscheidung und führen Sie diese durch.

Beziehen Sie Angehörige in die Fallarbeit ein

Leider ist es in vielen Einrichtungen nicht üblich, Angehörige in die Fallarbeit einzubeziehen. Aber gerade ihre Sichtweise kann den Blickwinkel erweitern, da sie Laien sind im medizinischen Sinne, aber Experten, was den Patienten bzw. Bewohner angeht. Durch Einbeziehung der Angehörigen machen Sie deutlich, dass etwas getan wird. Der Angehörige kann sehen, dass Sie sich um die Belange des zu Pflegenden und der Angehörigen bemühen. Auf diese Weise hat er das Gefühl ernst und wichtig genommen zu werden.

für den Unterricht   Level 2

Formulieren Sie ein Informationsschreiben an Angehörige, um diese auf die Methode der Fallbesprechung vorzubereiten. Erläutern Sie in diesem Schreiben den Sinn und Zweck der Fallarbeit und welche Rolle der Angehörige hierbei spielt.

Das sind die Vorteile, wenn Sie Angehörige in die Fallarbeit einbeziehen:

- Sie beachten die Perspektive der Angehörigen bzw. des gesetzlichen Betreuers.
- Sie erfragen den Leidensdruck, die Fantasien und die Erwartungen der Zugehörigen.
- Sie sehen Angehörige als „Patienten 2. Ordnung" – Angehörige und zu Pflegender haben eine Geschichte!
- Sie erfragen den Informationsbedarf der Angehörigen.

Zusätzlicher Effekt der Fallarbeit

- Fallarbeit überprüft auch Handreichungen, Standards, Verfahrensanweisungen etc.
- Es gibt konkrete Rückmeldung an den Qualitätszirkel bei Unzulänglichkeit bzw. Vorschläge aus der Praxis zur Nachbesserung.
- Verbessert die Vernetzung mit externen Anbietern (z.B. SAPV, Hospizdienst, Hausarzt)

- Dadurch wird eine ständige Verbesserung des Palliativkonzepts und seiner Bausteine gewährleistet.

Lösen Sie Zielkonflikte am Lebensende mithilfe der Fallarbeit

Versuchen Sie im Team bzw. in der Klasse den nachfolgenden Fall zu lösen. Nutzen Sie hierfür die Kollegiale Beratung oder das „Reisemodell" nach Loewy. Schauen Sie bitte nicht zuvor in die unten aufgeführte Lösung – sonst gibt es kein Aha-Erlebnis.

Frau Handrick leidet an einem Lungenkarzinom, das mittlerweile Hirnmetastasen gestreut hat. Frau Handrick ist orientiert und weiß, dass sie noch ca. 2 Monate zu leben hat. Problematisch ist, dass jedesmal, wenn Frau Handrick sich nur leicht zur Seite drehen möchte, ihr unerträglich übel wird, sodass sie sich übergeben muss. Aus diesem Grund kann Frau Handrick nur noch aufrecht sitzend im Stuhl verbringen. Die auftretende Übelkeit schränkt ihre Lebensqualität sehr stark ein. Leider entsteht, trotz unterschiedlicher Prophylaxen, an ihrem Steißbein ein Dekubitus, der trotz Umsicht und guter Pflege immer größer wird. Die eingesetzten Medikamente gegen die Übelkeit zeigen bei Frau Handrick keine Wirkung.

Aufgabe:

a) Besprechen Sie den Fall in der Gruppe. Wie schätzen Sie die Situation ein?
b) Was kann man für Frau Handrick tun?
c) Wie können die Mitarbeiter sich vor dem Vorwurf des „Pflegefehlers" schützen?
d) Wie lösen Sie das Dilemma auf: Übelkeit oder Dekubitus?

Fallarbeit bei herausforderndem Verhalten mithilfe der STI-Methode

Bei Menschen, die bewusstseinseingeschränkt sind, z. B. aufgrund einer fortgeschrittenen Demenz, ergeben sich oftmals Verhaltensweisen, die wir als „herausfordernd" bezeichnen. Aber was ist ein herausforderndes Verhalten?

- Eine subjektive Einschätzung der Betrachter
- Eine Bewertung von außen
- Meist störende Verhaltensweisen für die Außenwelt
- Wichtig ist, dass Sie akzeptieren, der Betroffene macht das nicht absichtlich, um den Begleiter/Angehörigen zu ärgern.
- Der Betroffene kann dieses Verhalten nicht bewusst steuern oder abstellen.
- Beispiele für herausfordernde Verhaltensweisen sind: ständiges Rufen; ständiges Herumlaufen; aggressives Verhalten; Ausziehen; Unruhe; sexuelle Übergriffe; ungezügeltes Essverhalten etc.

Warum zeigen Menschen mit Demenz herausforderndes Verhalten?

Hier sind verschiedene Antwortmöglichkeiten, die auf Ursachen für herausforderndes Verhalten verweisen:

- Fehlende Impulskontrolle – der Betroffene kann sein Verhalten nicht mehr steuern.

- Psychische Ursachen, wie: Angst, Scham, Unsicherheit, Reiz-Unter- oder überforderung, Erinnerungsimpulse etc.
- Soziale Ursachen, wie: Veränderte Umgebung, neue Bezugspersonen, Lärm, Unruhe etc.
- Körperliche Ursachen, wie: Schmerzen, Juckreiz, Übelkeit, Unruhige Beine, Allergien, Lebensmittelunverträglichkeit etc.

Hier setzt jetzt die STI-Methode ein:

Die Serial Trial Intervention-Methode (kurz: STI-Methode) ermöglicht es Ihnen und Ihrem Team systematisch zu ergründen, was mit Ihrem zu Pflegenden, z. B. mit Demenz, los ist. Wenn wir schon im „großen Nebel des Vergessens" herumstochern müssen, dann tun wir dieses systematisch. Und so funktioniert die 5-schrittige Methode.

Serial Trial Intervention-Methode (STI)

Schritt 1: Erfassung der körperlichen Bedürfnisse

- Messen Sie die Vitalzeichen und bitten Sie den Hausarzt die Laborwerte über die Blutentnahme und eine Urinprobe zu bestimmen. So können Sie die Infektionsparameter im Blut und Urin auswerten lassen.
- Beobachten Sie ob der Bewohner auf Schmerz bei Bewegung reagiert. Bedenken Sie in erster Linie folgende körperliche Ursachen:
  - Schmerzen
  - Juckreiz
  - Übelkeit
  - Unruhige Beine
  - Harnwegsinfekte
  - Verstopfung
  - Allergien
  - Lebensmittelunverträglichkeiten
  - etc.
- Jetzt empfiehlt es sich, im Rahmen einer Fallbesprechung zu schauen, ob bekannte Krankheiten sich verschlechtert oder neue sich entwickelt haben.

Schritt 2: Erfassung der psychosozialen Bedürfnisse

Hierbei geht es darum, die Umgebungseinflüsse auf Ihren zu Pflegenden zu erheben, wie z. B.:

- Liegt mitunter ein Reizüber- oder -unterangebot vor?
- Haben sich wesentliche Betreuungspersonen geändert?
- Erforschen Sie, ob Sie Auslöser benennen können.
- Beobachten Sie, wie Ihr zu Pflegender auf Zuwendung reagiert, um dahingehend einen Mangelzustand auszuschließen.
- Bedenken Sie, dass diese Maßnahmen nicht vollständig sind und je nach Situation des Betroffenen weitere Aspekte geprüft werden müssen.

Schritt 3: Einleitung von nicht-medikamentösen Maßnahmen

Versuchen Sie zunächst die Ursachen mit nicht-medikamentösen Maßnahmen zu lindern. Bei Angst und Unruhe helfen:

- Massagen und Einreibungen (z. B. ASE)
- Aromatherapie (vertraute Düfte)
- Vertraute Gegenstände aus dem externen Gedächtnis anbieten (im Rahmen der Selbsterhaltungs-Therapie)
- Auflagen, Wickeln, Fuß- und Handbäder anbieten
- Vollbad mit 3 – 4 Esslöffel Speisestärke gegen einen vermuteten Juckreiz

Schritt 4: Versuchsweise Gabe von z. B. Schmerzmitteln

Sollten die nicht-medikamentösen Maßnahmen keinen Erfolg zeigen, sollte mit dem Hausarzt eine versuchsweise Schmerztherapie abgesprochen werden. Da viele alte Menschen unter Verschleißerkrankungen leiden, kann hier eine Ursache für das herausfordernde Verhalten zu suchen sein.

Sollte sich kein Erfolg einstellen, müssen Sie mit dem Hausarzt überlegen, ob nicht auf andere Ursachen hin „versuchsweise" Medikamente gegeben werden können, z. B.:

- Levodopa (bei Unruhigen Beinen)
- MCP (bei Übelkeit)
- Antihistaminika (bei Juckreiz)
- etc.

Schritt 5: Beratung mit dem Arzt und versuchsweise Gabe von Psychopharmaka

- Überlegen Sie vorher genau, ob der Betroffene unter seinem Verhalten leidet, oder sind es eher Personen aus seinem Umfeld?
- Erst als letzter Schritt sollte der Einsatz von Psychopharmaka mit dem Arzt bzw. dem Gerontopsychiater erwogen werden.
- Bekommt der Betroffene schon entsprechende Medikamente, sollte über eine Dosiserhöhung nachgedacht werden.

Haben Sie gewusst, dass Sie als Fachkraft eine Vordiagnostik machen?

Leider zeigt die Praxis, dass zu schnell mit Schritt 5 auf eine herausfordernde Verhalten reagiert wird. Das liegt unter anderem daran, dass Mitarbeiter das „herausfordernde Verhalten" ausschließlich der Demenz zuschreiben. Aus diesem Grund wird dann der Neurologe kontaktiert und nicht der Hausarzt. Damit haben hier die Mitarbeiter im Vorfeld die Weichen in Richtung Neurologie gestellt. Nun schaut der Neurologe „neurologisch" auf den Fall, ohne anzuzweifeln, ob es sich hier überhaupt um ein „dementes Verhalten" handelt. Vielleicht ist es ja ein „Schmerzverhalten", das sich nur durch die Demenz ausdrückt.

Daher: Nutzen Sie konsequent die STI-Methode bei Ihren Patienten/Bewohnern mit herausfordernden Verhaltensweisen!

Kapitel 15

Hospizliche Haltung und Ethik

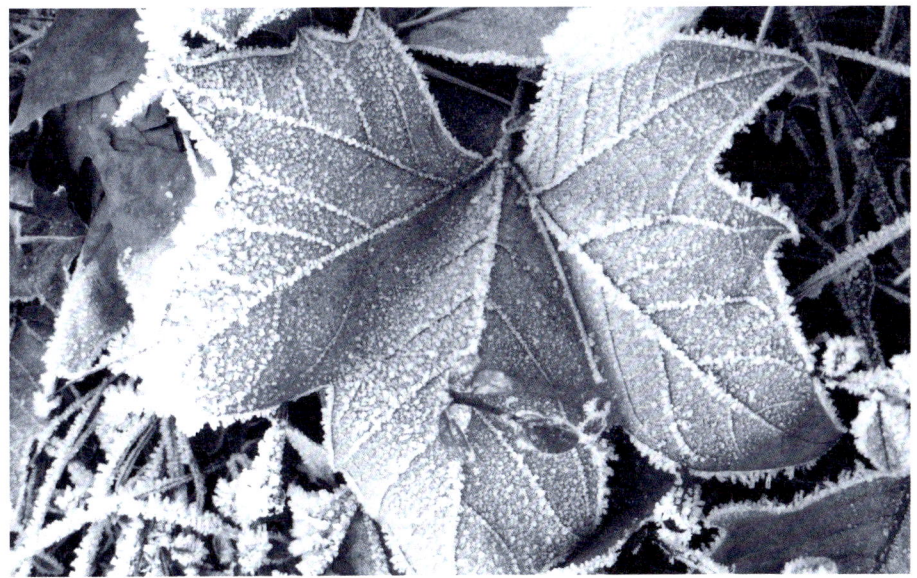

Eigentlich müsste dieses Kapitel ganz an den Anfang dieses Buches gesetzt werden. Denn eine Voraussetzung für eine gute Palliativversorgung ist eine „hospizliche Haltung". Diese ist aber nun einmal von ethischen Fragestellungen abhängig. Aber wenn der Leser zu Beginn eines Buches schon mit Begriffen wie Haltung und Ethik konfrontiert wird, geht die „Klappe" direkt runter. Wer will sich schon mit solch „trockenen" Themen freiwillig beschäftigen? Aber ist das wirklich so substanzlos und „dröge"?

Hand aufs Herz: Wie oft erleben Sie in Ihrer praktischen Arbeit, dass Sie ein „komisches Gefühl" im Bauch haben bei manchen Aufgaben und Handlungen? Wie oft denken Sie, das bestimmte Kollegen, Hausärzte, Angehörige und auch zu Pflegende auf einem ganz anderen „Trip" sind als Sie? Wie häufig fühlen Sie sich mit Ihren Ansichten unverstanden? Denken Sie an eine Situation, aus der Sie persönlich mit einem „Unbehagen" herausgegangen sind. Wo haben Sie das Gefühl gespürt? Notieren Sie auf einen Notizzettel folgende Punkte:

■ Wer war bei dieser Situation anwesend?
■ Wie haben die jeweiligen Personen gehandelt, geredet oder sich verhalten?
■ Versuchen Sie zu beschreiben, was Ihnen nicht gepasst hat?
■ Wie sind Sie dann mit dieser Situation weiter umgegangen?

Konnten Sie für sich eine entsprechende Situation und das Gefühl des Unbehagens beschreiben, dann hatte Sie ein „ethisches Gefühl". Sie müssen aber davon ausgehen, dass die anderen Personen auch so ein ähnliches Gefühl hatten. In der Regel glauben wir, dass nur das eigene Gefühl das richtige, wahre und ehrlichste ist. Hier meldet sich dann unser Gewissen, eine Instanz, die uns sagt, was gut und richtig ist.

Was „gut" ist, muss ausgehandelt werden

Die Frage muss jetzt erlaubt sein: Wie kommen wir als Team, als Kooperationspartner oder als Dienstleister-Kunde zusammen? Wie finden wir einen gemeinsamen Nenner, wenn es ihn denn gibt? Fragen über Fragen…

Aber genau hier setzt Ethik an, sie hilft uns den „richtigen" Weg zu finden bzw. das „gute Handeln" zu bestimmen. Jetzt werden Sie einwerfen: „Wer bestimmt denn, was das richtige bzw. gute Handeln ist, gibt es da eine oberste absolute Instanz?" Nein, die gibt es nicht – denn das richtige Handeln muss immer wieder ausgehandelt werden.

Vielleicht ernüchtert Sie das jetzt, aber es gibt kein absolut „richtiges Handeln", sondern nur die „beste aktuell vorläufige Lösung". Schon z. B. in 3 Monaten kann es sein, dass wir wissen, es hätte noch eine bessere Lösung gegeben – so ist das im Leben – „Shit happens".

Wie schwierig es ist, das „gute Handeln" herauszufinden, soll ein reales Fallbeispiel veranschaulichen.

Der Fall hat sich in einer geschlossenen gerontopsychiatrischen Einrichtung im Rheinland ereignet. Im großen Eingangsfoyer, also im öffentlichen Raum dieser konfessionellen Einrich-

tung ist eine kleine Sitzgruppe. Ca. 4 Meter von der Sitzgruppe entfernt ist die „Rezeption". Hier wird der Türdrücker betätigt und Telefonanrufe entgegengenommen. Auch die an Demenz erkrankten Bewohner können sich hier „frei" bewegen.

In einem bequemen Sessel sitzt eine ältere Dame mit fortgeschrittener Demenz und Herzinsuffizienz. Vor ihr steht ein ebenso älterer Herr, mit heruntergelassener Hose. Die ältere Dame ist gerade dabei ihn oral zu befriedigen. Als die Mitarbeiterin hinter der Rezeption dieses mitbekommt, ist sie so geschockt und erschreckt, dass sie den hausinternen Notruf auslöst. In kurzer Zeit stürmen Mitarbeiter (mit Notfallkoffer und Ambubeutel) in das Foyer und umringen das traute Paar. Sie greifen nicht ein und ziehen sich diskret zurück.

Bis hierin kann man jetzt liberal oder sittenstreng über diese Situation sprechen und urteilen. Aber die Geschichte geht noch weiter.

Die hier beschriebene ältere Dame mit fortgeschrittener Demenz hat einen Ehemann (er ist gleichzeitig der gesetzliche Betreuer), der außerhalb der Einrichtung lebt. Er kommt regelmäßig zu Besuch in die Einrichtung. Bei einem der folgenden Besuche berichtet ihm eine andere Angehörige, die den „Vorfall" ebenfalls mitbekommen hat, von dem Ereignis. Nun reagiert er dahingehend, dass er zur Einrichtungsleitung geht, sich über die „Nachlässigkeit" des Personals beschwert und verlangt, dass die Mitarbeiter solche „Sauereien" unterbinden sollen, anderenfalls wird er seine Frau in eine andere Einrichtung bringen. Zudem macht er noch einmal auf die Herzschwäche seiner Frau aufmerksam.

Zurzeit hat die hier beschriebene gerontopsychiatrische Einrichtung eine Unterbelegung und sucht händeringend neue Bewohner. Ein Auszug dieser Bewohnerin (Pflegestufe 3) wäre finanziell schwer zu verkraften. In einem anschließenden Gespräch mit den Mitarbeitern des zuständigen Wohnbereichs reagieren die Mitarbeiter mit folgenden Antworten: „Wir können nicht mit zwei Mitarbeitern im Spätdienst auf 28 Bewohner achtgeben" und „Die Bewohner haben doch ein Recht auf Sexualität, das darf man doch nicht unterbinden".

Level 2

Diskutieren Sie den Fall in der Gruppe bzw. Klasse. Versuchen Sie nicht sofort nach Lösungen zu suchen, sondern versuchen Sie erst einmal die Beweggründe, Motive und Werte der einzelnen Positionen aufzulisten. Gehen Sie in die Rolle des:

- Ehemannes
- Der älteren dementen Dame
- Der Mitarbeiter des zuständigen Wohnbereichs
- Der Einrichtungsleitung

Schnell merken Sie, dass eigentlich jede Position hier „richtig" sein kann. Bestimmt diskutieren Sie in Ihrem Team oder in der Klasse in diesem Fall auch über das „Moralverständnis". Argumente wie

- *„Nu lass sie doch, sie haben doch sonst nichts mehr vom Leben."*
- *„Das ist doch süß – und dann noch in dem Alter."*
- *„Ach, die wissen doch nicht mehr, was sie tun."*
- *„Das ist doch eine gute Pneumonie Prophylaxe und Herzstärkung."*

machen dann schnell die Runde.

Aber so amüsant der Fall auch sein mag, versetzen Sie sich auch in den älteren Ehemann, der vor dem Hintergrund seiner Moralvorstellungen ebenfalls eine berechtigte Position vertritt. Und zusätzlich auch noch in die Einrichtungsleitung, die genau weiß, dass wenn die Bewohnerin ausziehen würde, Stellen gekürzt werden müssen. Aber auch die Position der Mitarbeiter ist nachvollziehbar, wenn diese die Autonomie der Bewohnerin mit Demenz nicht unnötig einschränken möchten. Und nicht zuletzt: Hat die Bewohnerin denn kein Recht auf eine gelebte Sexualität?

Level 2 und 3

Bearbeiten Sie den Fall in der Gruppe, im Team bzw. in der Klasse. Gehen Sie hierzu noch einmal zurück in Kapitel 14. Nehmen Sie sich die einzelnen Modelle der Fallbesprechung vor. Spielen Sie den Fall mithilfe der Kollegialen Beratung und mit der Reiseplanung nach Loewy durch. Verteilen Sie hierzu die einzelnen Rollen auf Ihre Kollegen. Suchen Sie auf diesem Weg eine Lösung für diesen schwierigen Fall.

Bedenken Sie bitte, dass es keinen „richtigen Weg" gibt (deswegen wird Ihnen der Autor auch keine fertige Lösung hier präsentieren). Auch sollten Sie sich daran erinnern, dass eine ethische Fallbesprechung erst einmal die Funktion hat, die einzelnen ethischen Positionen der jeweiligen Akteure „herauszuarbeiten". Übertragen auf unseren Fall könnte das sein:

Ehemann:
- *„Ich möchte meiner Frau diese Peinlichkeit ersparen."*
- *„Meine Frau hätte das nicht getan, wenn sie nicht dement wäre."*
- *„Ich möchte ihre Gesundheit schützen."*
- *„Ich finde das Verhalten und die Duldung unmoralisch."*
- *„Ich bestimme über meine Ehefrau."*

Ältere demente Dame:

- „Ich möchte meine Autonomie behalten."
- „Ich möchte nicht fremdbestimmt sein."
- „Ich habe ein Recht Sex zu haben, mit wem ich möchte."

Einrichtungsleitung:

- „Auch der Ehemann ist unser Kunde."
- „Alle Kunden müssen zufriedengestellt werden."
- „Ich muss die Stellen meiner Mitarbeiter erhalten und schützen."
- „Ich muss auf den guten Ruf der Einrichtung achten."

Mitarbeiter:

- „Wir können nicht überall sein."
- „Wir dürfen die Autonomie der Bewohnerin nicht verletzen."
- „Alle Bewohner haben ein Recht auf freie Sexualität."
- „Die Einschränkung und Bevormundung der Bewohnerin untergraben ihre Selbstbestimmung und würden ihr schaden."
- „Auch wenn der Ehemann die Betreuung hat für seine Frau, umfasst diese Betreuung nicht das Recht auf freie Sexualität der Ehefrau."

Die Mittleren Prinzipien nach Beauchamp u. Childress

Die meisten ethischen Diskussionen im Gesundheitswesen beschäftigen sich mit den folgenden vier Prinzipien. Beauchamp und Childress (2004), zwei amerikanische Medizinethiker, haben diese formuliert:

1. Respekt vor der Autonomie
2. Gutes tun (Benefizienz)
3. Schaden vermeiden (Non Malefizienz)
4. Gerechtigkeit

Sie bilden oftmals den kleinsten gemeinsamen Nenner in ethischen Diskussionen. Alle Beteiligten, die diese Argumente in die Diskussion einbringen, haben den Eindruck „richtig", „redlich" und „ethisch korrekt" zu handeln. Finden Sie im oben beschriebenen Fall (Level 2) die hier aufgeführten vier Prinzipien. Stellen Sie die Prinzipien gegenüber. Welches hat mehr „Gewicht"?

Sterbehilfe – Was geht und was geht gar nicht?

Einem anderen Menschen beim Sterben zu helfen, kann verschiedene Absichten haben. Es kann gemeint sein:

- Die Hilfe im Sterben
- Die Sterbebegleitung/das Sterbegeleit/der Sterbebeistand
- Die Hilfe zum Sterben

Der Palliativmediziner Gerhard (2010: 220) unterscheidet vier Formen der Hilfe zum Sterben, die hier etwas näher betrachtet werden sollen:

1. **Sterbenlassen/Passive Sterbehilfe:** Nicht-Einleitung oder Nicht-Fortführung lebenserhaltender Maßnahmen (Zulassen des Sterbens unter Intensivierung der palliativen Behandlung)
2. **Indirekte Sterbehilfe/Indirekte aktive Sterbehilfe:** schmerzlindernde Behandlung unter Inkaufnahme einer (nicht gewollten) Lebensverkürzung; zulässige Leidenslinderung bei Gefahr der Lebensverkürzung
3. **Beihilfe zur Selbsttötung/Freitodbegleitung:** Hilfeleistung zur Selbsttötung z. B. durch Beschaffung und Bereitstellung des tödlichen Medikaments
4. **Aktive Sterbehilfe/Direkte aktive Sterbehilfe/Tötung auf Verlangen:** absichtliche und aktive Beschleunigung der Herbeiführung des Todeseintritts: im Gegensatz zur indirekten Sterbehilfe ist der Tod nicht nur in Kauf genommen, sondern beabsichtigt, im Gegensatz zur Beihilfe zur Selbsttötung liegt die letztentscheidende Tatherrschaft nicht beim Betroffenen selbst, sondern bei Dritten

Die unterschiedlichen Begriffe helfen einzugrenzen und zu konkretisieren, was erlaubt ist und was nicht. Neben dem Recht im juristischen Sinn ist für viele Menschen aber auch wichtig, wie die jeweilige Handlung christlich bewertet wird. Deshalb sehen Sie sich die nachfolgende Übersicht an.

	Juristisch	**christlich**
Aktive Sterbehilfe	–	–
Tötung auf Verlangen	–	–
Tötung aus Mitleid	–	–
Passive Sterbehilfe	+	+
Indirekte Sterbehilfe	+	+
Assistierter Freitod	+	–

„Euthanasie = Der gute Tod"

In Deutschland wird eine Diskussion immer wieder geführt, insbesondere über den Begriff der „Euthanasie", der nichts anderes bedeutet als: Guter Tod.

Problematisch ist, dass im Nationalsozialismus dieser Begriff pervertiert worden ist, denn unter dem Deckmantel dieses Begriffes wurden sehr viele alte, behinderte und psychisch erkrankte Menschen ermordet. Nicht weil sie darum gebeten haben, sondern weil der Staat ihnen ein Existenzrecht („menschenunwertes Leben") abgesprochen hat. Aus diesem Grund ist es schwierig, unvorbelastet über dieses Thema in Deutschland zu sprechen.

Im europäischen Ausland, wie den Niederlanden, Luxemburg, Belgien oder der Schweiz, ist man etwas „unbefangener" in dieser Diskussion. Hier gibt es die Möglichkeit der „aktiven Sterbehilfe". Menschen, die nicht mehr leben möchten, haben hier die Möglichkeit, sich den „Tod zu geben". Entweder über ambulante Teams oder in speziellen Kliniken, wie z. B. in den Niederlanden.

Level 1 und 2

Wie stehen Sie zur aktiven Sterbehilfe? In welchen Fällen würden Sie sich auch für Deutschland wünschen, dass es dieses „Angebot" gibt? In welchen Fällen würden Sie es allerdings ausschließen wollen? Wer sollte darüber entscheiden, wer dieses Angebot bekommt? Und wie würden Sie einen Missbrauch ausschließen?
Diskutieren Sie diese Fragen im Team bzw. in Ihrer Klasse.

Umgang mit dem Freitod, Suizid oder „Selbstmord"

Wenn ein Mensch freiwillig aus dem Leben tritt, gibt es hierfür verschiedene Bezeichnungen:
- Freitod
- Suizid
- Selbsttötung
- Selbstmord (?)

Der letzte Begriff beinhaltet eine starke Wertung, denn der Begriff „Mord" umfasst ja eigentlich eine Tötung aus einem niederen Beweggrund, z. B. aus Habsucht, Eifersucht oder Rache. Diese Beweggründe kann aber ein Mensch nicht gegen sich selber haben, denn wie soll jemand sich z. B. aus Habsucht umbringen?

Die Wertung liegt hier aus einem anderen Grund vor, denn aus christlicher, jüdischer oder muslemischer Tradition heraus darf der Mensch sich nicht selber das Leben nehmen, denn: Der Herr hat es gegeben und der Herr wird es nehmen. Wir Menschen dürfen ihm (oder ihr) nicht ins Handwerk „pfuschen".

Eine philosophische Richtung, nämlich der Existenzialismus, sieht das hingegen ganz anders. Denn hier wird der Freitod als die letzte Freiheit (Autonomie) des Menschen gesehen. Somit sagen die Existenzialisten auch nicht: „Jemand hat sich das Leben genommen", sondern: „Jemand hat sich den Tod gegeben".

Diskutieren Sie in Ihrem Team bzw. Ihrer Klasse das folgende Fallbeispiel:

Zum wiederholten Male teilt Herr Müller seiner „Lieblingspflegekraft" mit, dass er nicht mehr leben möchte. Herr Müller ist 52 Jahre alt und hat einen bösartigen Hautkrebs mitten im Gesicht. Der Hautkrebs hat mittlerweile das halbe Gesicht befallen. Mund, Kinn, Wangen und

Nase sind schwarz nekrotisch. In den Spiegel hat er schon lange nicht mehr geschaut, da er sich zunehmend vor seinem Anblick erschreckt. Der behandelnde Hausarzt hat ihm mitgeteilt, dass Herr Müller noch ca. 3 Monate zu leben hat. Immer wieder bittet Herr Müller in den letzten Tagen die Pflegekraft, ihm doch bitte zu sagen, von welchen Medikamenten Herr Müller eine Überdosis nehmen muss, um sich das Leben nehmen zu können. Gegen die Schmerzen erhält Herr Müller hochdosiert Morphin. Der Hausarzt hat ihm einen 3-Wochen-Vorrat da gelassen.

die Sie im Team bzw. in der Klasse besprechen Level 2

- Wie würden Sie mit der Situation umgehen?
- Würden Sie Herrn Müller einen Tipp bezogen auf bestimmte Medikamente geben?
- Würden Sie die Situation im Team ansprechen?
- Hat nach Ihrer Ansicht Herr Müller das „Recht" sich umzubringen?
- Können Sie sicher sein, dass Herr Müller nicht schwer depressiv ist und somit sein Wunsch zu sterben nicht doch pathologisch?
- Dürfen Sie ihm den Tipp mit dem Morphin rein rechtlich geben?
- Welche Gewissensfragen stellen sich Ihnen, wenn Sie ihm den Tipp geben – welche stellen sich Ihnen, wenn Sie ihm den Tipp nicht geben?

Ist der Freitod strafbar?

Bei dieser Frage denken Sie gewiss: Der Autor dieses Buches ist nun ganz übergeschnappt. Aber dem ist nicht so, denn z. B. in der damaligen Deutschen Demokratischen Republik (kurz: DDR) war der Suizid strafbar. Nein – sie wären dann nicht mit dem Tod bestraft worden – eher mit Gefängnis. Die dahinterstehende Logik war die folgende: Sie schädigen mit dem Suizid den Volkskörper – Sie entziehen der Gesellschaft Ihre Arbeitskraft.

Heutzutage ist in Deutschland der Freitod nicht strafbar – hier wird er eher als „pathologisch" angesehen. Ein Mensch, der den Wunsch hat zu sterben, ist nicht ganz gesund, also krank. Bei wiederholtem Suizidversuch wird man Sie also in eine Psychiatrie zwangseinweisen (über ein Psych-KG).

Da der Freitod an sich nicht strafbar ist, kann es auch die Beihilfe nicht sein. Somit bleiben Sie straffrei, wenn Sie eine Beihilfe zum Suizid leisten. Bleiben Sie aber bei dem Betroffenen, weil Sie ihm z. B. auch Beistand im Sterben leisten möchten, machen Sie sich der Unterlassenen Hilfeleistung schuldig. Vor dem Hintergrund dieser Logik müssten Sie den Betroffenen verlassen, wenn Sie ihm den Tipp bezüglich eines bestimmten todbringenden Medikaments gegeben haben. Möchten Sie ihm aber menschlichen Beistand geben, wird es für Sie problematisch.

Unabhängig davon gibt es ja auch noch das Arbeitsrecht. Denn hier kann es Ihnen nun passieren, dass Ihr „Dienstherr" Ihre Beihilfe zum Suizid bei einem Patienten nicht gut findet. Hieraus kann für Sie eine Entlassung resultieren.

Was aber, wenn aus dem Recht zu Sterben die Verpflichtung zum Sterben wird?

Genau hier liegt das eigentliche Problem. Gewiss bekommen Sie doch auch täglich die Diskussionen um „leere Kassen" und „knappe Ressourcen" mit. In diesem Zusammenhang wird dann immer wieder darüber nachgedacht, wer in den „Genuss" der knappen Gesundheitsleistungen kommen soll. Alte Menschen werden dahingehend schnell immer als Leistungsempfänger gesehen, denen dann nicht alle Leistungen unbeschränkt zur Verfügung gestellt werden sollen. In den 1990er-Jahren wurde vor diesem Hintergrund der abartige Begriff: „Sozialverträgliches Frühableben" kreiert.

Auf den alten Menschen wirkt diese Diskussion sehr bedrückend, denn „unterschwellig" muss er sich Gedanken machen, ob er sich mit seinem Alter noch der Gesellschaft „zumuten darf". Oder anders ausgedrückt: Die Gefahr besteht, wenn die aktive Sterbehilfe legal werden würde, dass alte Menschen dieses „Angebot" aus dem Grund annehmen werden, weil die Gesellschaft ihn nicht mehr haben möchte und ihn zur aktiven Sterbehilfe drängt. Dann würde aus dem Recht auf aktive Sterbehilfe eine Verpflichtung werden. Ein toller Science-fiction-Film aus dem Jahr 1973 greift genau diese Thematik auf.

Filmtipp:

„Jahr 2022… die überleben wollen" (Originaltitel: Soylent Green) aus dem Jahr 1973. Er spielt im total überfüllten New York der Zukunft. Es gibt nicht genügend Nahrungsmittel für alle. Aus diesem Grund wird auf alte Menschen Druck ausgeübt, sich in einer „Tötungsanstalt" umbringen zu lassen. Dieses allerdings sehr „schön". Mit einem schönen Film und bei Wunschmusik. Anschließend wird der Leichnam in eine Fabrik befördert, die grüne Kekse (Soylent Green) produziert, die angeblich aus Plankton hergestellt werden, so die offizielle Werbung…

Level 1 und 2

Film besorgen und im Team/in der Klasse angucken und anschließend besprechen!

Eine Alternative: Freiwilliger Verzicht auf Trinken und Essen – der „legale" Suizid?

In den letzten Jahren wird immer häufiger eine andere Variante des Suizids thematisiert. Bei diesem Weg scheinen auch die beiden großen Kirchen weniger „Bauchschmerzen" zu haben. Es handelt sich hierbei um den „Freiwilligen Verzicht auf Flüssigkeit und Nahrung". Der Tod tritt dann nach ca. 10 Tagen ein – ganz nach Ausgangslage des Allgemeinzustandes. Selbstverständlich muss dieser Weg dann palliativ begleitet werden z. B. mit einer speziellen Mundpflege, die alle ½ Stunde angeboten wird. Mögliche Unruhezustände werden mit einem körpernahen Dialogaufbau (z. B. über Basale Stimulation) oder medikamentös mit Tavor beantwortet.

Befürchtungen, dass dieser Weg mit noch mehr Leiden einhergeht, bewahrheiten sich oftmals nicht, eher das Gegenteil ist der Fall. Insbesondere Angehörige müssen hier gut informiert werden (siehe hierzu Kapitel 10).

Lesetipp:
Chabot/Walter: Ausweg am Lebensende. Selbstbestimmtes Sterben durch freiwilligen Verzicht auf Essen und Trinken, 2. Aufl., Reinhardt Verlag, München Basel, 2011.

Eine zusätzliche Option: Die palliative Sedierung
Früher wurde der Begriff „terminale Sedierung" verwendet, da man davon ausging, die Sedierung am Lebensende sei lebensverkürzend. Dem ist aber nicht so, daher verwendet man heute eher den Begriff: Palliative Sedierung.

Gemeint ist die Gabe von beruhigenden Medikamenten, die das Bewusstsein der Betroffenen dämpfen. Dieser Zustand kann von leicht gedämpft bis völlig ausgeschaltet reichen.

Die palliative Sedierung wird dann angeboten, wenn keine andere Maßnahme die Symptomlast lindern kann, z. B. bei Angst oder auch bei Luftnot. Selbstverständlich muss der zu Pflegende dieser Maßnahme zustimmen. Daher ist wichtig zu schauen: Wer leidet denn hier? Die Angehörigen, die Mitarbeiter oder der Betroffene selber.

Was ist eine hospizliche Haltung?
Diese Frage ist schwer zu beantworten, da sie eigentlich die Zusammenfassung des gesamten vorliegenden Buches darstellen würde. Ich versuche es mal, indem ich die Perspektive des Mitarbeiters einnehme, der eine Palliativversorgung im „Angebot" hat.

Eine hospizliche Haltung ist:
- **Achtsam:** Mitarbeiter in der Palliativversorgung bemühen sich mit allen „Antennen", die uns zur Verfügung stehen, die Bedarfe und Wünsche des zu Pflegenden und seiner Angehörigen zu erfassen. Dabei lässt er sich nicht leiten von Parametern, Standards, Handlungsanweisungen und Checklisten. Allein der zu Pflegende ist Regisseur seines Lebens- und Sterbeprozesses. Sein Wohlbefinden und seine Lebensqualität definiert er selbst – wir versuchen ihm hierbei zur Seite zu stehen.
- **Suchend:** Palliativversorgung kann auf vielen Ebenen angeboten werden. Insbesondere wenn wir von dem Konzept der „Total Symptoms" ausgehen, wird geschaut, auf welchen Ebenen die Symptomlinderung erfolgen kann. Oftmals auf mehreren Ebenen gleichzeitig.
- **Ergebnisoffen:** Da der Betroffene selber die Regie behält, kann nicht gesagt werden, in welche Richtung sich ein Begleitungsprozess entwickeln wird. Hierbei kann es sein, dass Ziele und Wege mitten im Prozess abgebrochen werden, weil der Betroffene es so wünscht.

- **Individuell:** Lebensbegleitung und Sterbebegleitung nach Standard geht nicht! Denn so individuell das Leben ist, ist auch das Sterben. Als Begleiter stehen wir quasi mit einem großen „Bauchladen" von Angeboten, Möglichkeiten und Maßnahmen neben dem Betroffenen. Er entscheidet, welche Variante er zurzeit benötigt und welche nicht.

- **Abwartend und aushaltend:** Insbesondere Mitarbeiter der Pflege sind gewohnt zu „machen". Wichtig ist aber zu erkennen, dass ein Aushalten und Abwarten ebenfalls ein „Machen" sein können. Hier gilt es die schwere der Situation auszuhalten. Beachten Sie, dass oftmals keine Intervention gewünscht und notwendig ist. Vielleicht ist der bessere Sterbebegleiter der, der mit den Händen in der Tasche daneben sitzen kann (frei nach Erwin Böhm).

- **Kreativ:** In der Palliativversorgung müssen wir kreative Wege gehen. Nicht immer gibt es für jedes Problem eine passende Lösung. Die muss oftmals passend gemacht werden. Die Lösung bietet der Betroffene uns meisten dann an (Oder haben Sie schon einmal Mundpflege mit Heringsstipp gemacht?). Hier geht die suchende und achtsame Haltung mit der Kreativität Hand in Hand.

- **Ganzheitlich:** Jeder Mensch hat eine Geschichte, die ihn zu dem gemacht hat, was er heute ist. Neben der Geschichte prägen aber auch aktuelle Umwelten diesen Menschen. Für eine wichtige Palliativversorgung müssen wir diese Einflussgrößen kennen, denn nur auf diesem Weg verstehen wir diesen Menschen.

- **Sich selbst einbeziehend:** Begegnen wir einem anderen Menschen, so bringt er in uns etwas zum Klingen. Vielleicht erinnert er uns an jemanden, oder es gefällt uns, wie er spricht. Das Bild, das wir von einem anderen Menschen haben, haben wir uns ein Stück weit selbst gemacht. Soll bedeuten: In unserem Kopf verändern wir unser Gegenüber. Sehr viel hat das mit unserer eigenen Gemütslage und Geschichte zu tun. Für eine gute Palliativversorgung ist es daher unumgänglich, auf die eigene Befindlichkeit zu schauen. Sind wir selber belastet, können wir nur unzureichend den anderen stützen. Hier ist erst einmal die Selbstpflege angesagt, bevor wir in die Begleitung eines anderen Menschen gehen, denn…

…so, wie du dich selber annimmst und liebst, kannst du auch auf einen anderen Menschen zugehen.

Kapitel 16

Hilft Glaube das Sterben zu erleichtern? LF 2.1.1, LF 4.3, LF 4.4

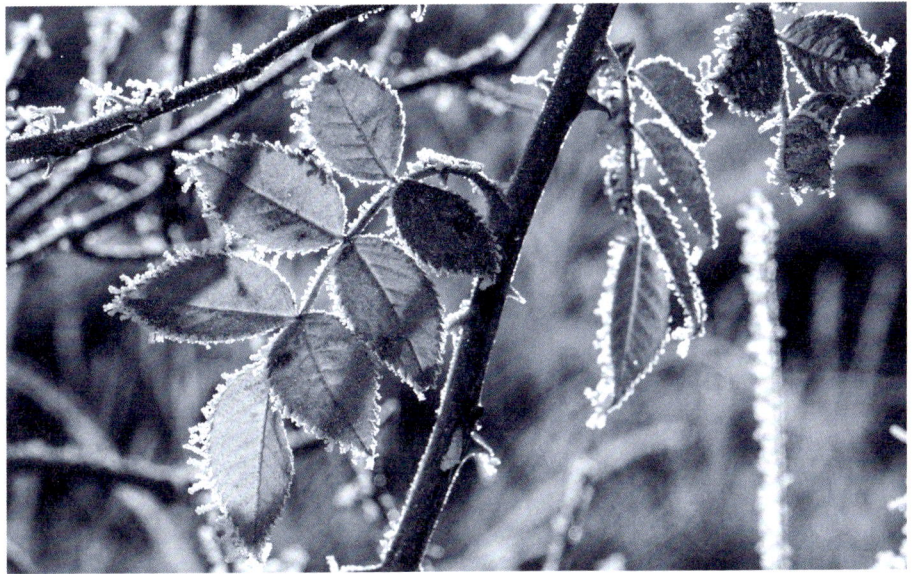

Die Antwort auf die Frage in der Kapitelüberschrift lautet: „Kategorisch Jein!"

Es kann nicht davon ausgegangen werden, dass gläubige Menschen „automatisch" leichter sterben, als die Menschen, die an nix glauben. Hier ist wichtig zu erheben, womit der Glauben „gefüllt" ist.

Lernbuch – Lebensende • Stephan Kostrzewa
© Vincentz Network GmbH & Co. KG Hannover 2013 • ISBN 978-3-86630-229-7

Kontaktieren Sie einen Menschen, der über 80 Jahre alt ist, aus Ihrem Bekanntenkreis. Erfragen Sie, wie er damals den Kathechismusunterricht bzw. Religionsunterricht erlebt hat. Lassen Sie sich schildern, wie der Pfarrer damals in der Schule und in der Kirche mit Kindern und Jugendlichen verfahren ist. Fragen Sie auch, an was Ihr Interviewpartner sich noch inhaltlich erinnern kann.

Leider werden Sie häufig die Antwort erhalten, dass vielen Kindern damals die „Frohe Botschaft" eingeprügelt wurde. Auch wurde mit drastischen Bildern gearbeitet, um die Angst der Kinder vor Strafe durch den „Herrn" zu verstärken.

Womit der Glaube gefüllt ist, ist ausschlaggebend

Erhebungen zeigen, dass die Inhalte des jeweiligen Glaubens und, wie dieser ausgelebt wird, einen entscheidenden Einfluss auf die „Angstreduktion" vor dem Sterben hat. Folgende Punkte sind hierfür ausschlaggebend:

Punkt 1: Welches Gottesbild hat der Betroffene?

Hier ist wichtig zu wissen, was der zu Pflegende glaubt, wie er „drüben" erwartet wird. Soll heißen, was für ein Bild von Gott er hat. Ist es der „alttestamentarische Gott", der alles sieht, nichts vergibt, nach dem „Auge um Auge-Prinzip" vorgeht, dann ist die Angst vor dem Sterben vergleichbar hoch. Der Sterbende fürchtet sich vor dem Sterben.

Glaubt der Sterbende hingegen, dass er es mit einem gütigen Gott zu tun hat, der vergibt, der noch etwas in die „gute Waagschale" legt, damit die Gesamtbilanz positiv ausfällt, dann stirbt es sich leichter.

Punkt 2: Wie lebt er seinen Glauben aus?

Menschen, die ihren Glauben eher im kleinen stillen Kämmerchen ausleben, haben größere Angst vor dem Sterben als die Personen, die ihren Glauben in einer lebendigen Gemeinschaft ausleben. Hier kann der Gläubige eine haltende Gemeinde kennenlernen, die ihm im „Hier und Jetzt" deutlich macht, dass eine gläubige Gemeinschaft hält.

Wichtig ist allein schon aus dieser Erkenntnis, dass Sie Ihren zu Pflegenden nicht einfach nur fragen, ob er eine Konfession hat bzw. einer Glaubensgemeinschaft angehört. Fragen Sie gezielt nach den Inhalten seines Glaubens. Auf diese Weise erhalten Sie einen Eindruck, ob der Betroffene „nur auf dem Papier" ein Kirchenmitglied ist, oder ob er inhaltliche Elemente in seinem Glauben hat, die für ihn eine tragende Rolle auch im Sterben haben.

Der Glaube ist in Deutschland heute zur Privatangelegenheit geworden. Das politische System wird nur indirekt durch die Kirchen beeinflusst. Solche Gesellschaften, die den Glauben und seine „irdischen Vertreter" eher in die 2. Reihe stellen nennt man: Säkularisierte Gesellschaften. Der Vorteil liegt dahingehend auf der Hand, dass jedes Gesellschaftsmitglied sich selber entscheiden kann, ob und an was er glauben möchte. Der Nachteil ist der, dass es keine verbindlichen Glaubenssysteme gibt, die auch dem Sterben und dem Tod einen festen Platz einräumen. Hier muss sich nun jeder selber auf die Suche nach der großen Frage machen: Wat soll dat hier alles?

Wir sind somit „gezwungen", uns frei entscheiden zu müssen, womit wir unserem Leben einen Sinn geben. Viele Menschen machen sich hierzu erst gar nicht auf den Weg. Andere bleiben ständig im Zweifel. Andere finden den Sinn in der Sinnlosigkeit von Leben, Sterben und Tod.

Damit Sie nun Ihren zu Pflegenden auch hierzu eine Brücke bauen können, gibt es die Möglichkeit, mit ihnen über diese Fragen zu sprechen. Wichtig: Es geht hierbei nicht um das Missionieren, sondern um die Neugierde herauszufinden, was das „haltende Glaubenssystem" unserer Mitmenschen ist.

Im Folgenden finden Sie eine Vorausverfügung für spirituelle Wünsche und Bedürfnisse. Füllen Sie diesen Bogen doch einfach mal für sich selber aus. Schauen Sie mal, zu welchen Punkten Sie schon Antworten haben und welche Aspekte für Sie noch ungeklärt sind. Suchen Sie sich anschließend eine Person Ihres Vertrauens, um sich über die jeweiligen Antworten auszutauschen. Gewiss werden Sie merken, dass das Gespräch zu Beginn etwas „holperig" verläuft, da wir im Alltag nicht gewohnt sind, über dieses Thema zu sprechen. Manchen Menschen fällt es sogar leichter über Sexualität zu sprechen, als über den eigenen Glauben.

Gerne dürfen Sie die hier aufgeführte Vorausverfügung aber auch für Ihre Bewohner bzw. Patienten nutzen. Dem einen oder anderen wird es gut tun, mit Ihnen über dieses Thema sprechen zu können.

Die spirituelle Vorausverfügung
Geht es um unseren Körper, sind wir bereit, seine Belange in einer vorweggenommenen Sterbesituation in Form der Patientenverfügung zu regeln. Was ist aber mit unseren spirituellen Wünschen und Bedürfnissen. Auch diese lassen sich vorverfügen. Probieren Sie es doch einfach mal.

Vorausverfügung für spirituelle Wünsche und Bedürfnisse

Mein Leben wurde und wird getragen durch folgende Werte und Einstellungen:

_____

_____

Das gab und gibt meinem Leben Sinn und Halt:

_____

_____

Folgende Aspekte in meinem Leben gaben und geben mir Lebensqualität:

_____

_____

Ich möchte gerne über spirituelle Fragen und Themen mit folgenden Personen sprechen:

_____

_____

Bitte vervollständigen Sie die nachfolgenden Sätze:
Schmerzen und Leid kann ich besser ertragen, wenn ich…

_____

Wenn ich an mein Lebensende denke, gehen mir folgende Gedanken durch den Kopf …

_____

Wenn ich die Möglichkeit hätte, würde ich folgendes ungeschehen machen …

_____

Für meine restlich verbleibende Zeit wünsche ich mir…

_____

Wenn ich auf meine Lebensbilanz schaue, würde ich meinem Leben folgendes Vorzeichen geben:
positiv   negativ   weder noch

Insbesondere in schweren Stunden wünsche ich mir folgenden Halt und Unterstützung:

_____

_____

| Hilft Glaube das Sterben zu erleichtern?

Diese unerledigten Dinge aus meinem Leben möchte ich noch erledigen:

_____

_____

Wenn es möglich wäre, würde ich mich bei folgenden Personen entschuldigen wollen:

_____

_____

Von diesen Personen möchte ich mich verabschieden wollen:

_____

_____

_____

Im Sterben möchte ich von folgenden Personen begleitet werden:

_____

_____

Für meine Beerdigung möchte ich folgende Punkte regeln:

_____

_____

_____

_____

Weitere Wünsche:

_____

_____

Ich gestatte, dass diese Verfügung in meiner Patientendokumentation hinterlegt wird

☐ Ja   ☐ Nein   Alternativer Ort: _____

_____   _____   _____
    Ort   Datum   Unterschrift

Quelle: Palliativpflege heute, Heft 10, PPM Verlag 2012, S. 6 – 7.

Muss es denn immer der Pfarrer sein?

Ganz klar: Nein – nicht immer. Sie werden erleben, dass Menschen in der Palliativversorgung nicht den Beistand durch einen Geistlichen wünschen. Das bedeutet aber nicht, dass sie überhaupt nicht über das Thema sprechen möchten. Nur halt nicht unbedingt mit dem Geistlichen.

Viele Sterbende wünschen sich sogar, mit ihrem Hausarzt hierüber zu sprechen. Der aber fühlt sich für dieses Thema nicht „ausgebildet". Aber genau hier liegt ja der springende Punkt. Der Hausarzt ist in den „Sterbeangelegenheiten" genauso ein zweifelnder Mensch wie der Sterbende selber. Das bedeutet, der Sterbende wünscht sich nicht immer eine vorinterpretierte Antwort auf seine großen Warum-Fragen. Er braucht Solidarität im Zweifel. Der Zweifel vieler Sterbender drückt sich unter anderem in folgenden Fragen aus:

- Warum muss ich so leiden?
- Warum überhaupt ich?
- Womit habe ich das verdient?
- Wie soll das alles weitergehen?
- Welchen Sinn hatte mein Leben?
- Welchen Sinn hat mein Leiden?

Bedenken Sie, dass es oftmals keine rationalen Antworten gibt, die den Zweifel zufriedenstellen können.

Beauchamp, T. L., Childress, J. F.: Principles of Biomedical Ethics. 5th Edition, Oxfort University Press, 2004.

Belot, M.: Schmerzerkennung, In: Maier-Michalitsch (Hrsg.): Leben pur – Schmerz bei Menschen mit schweren und mehrfachen Behinderungen, Verlag Selbstbestimmtes Leben, Düsseldorf 2009, S. 88 – 106.

Bleeksma, M.: Mit geistiger Behinderung alt werden, Juventa, Weinheim und München 2004.

Borasion, D.: Über das Sterben, Verlag C.H. Beck, München 2011.

Dingerkus, G./Schlottbohm, B.: Den letzten Weg gemeinsam gehen, Sterben, Tod und Trauer in Wohneinrichtungen für Menschen mit geistiger Behinderung, ALPHA im Landesteil Westfalen-Lippe, Münster 2006.

Ding-Greiner, Ch./Kruse, A.: Betreuung und Pflege geistig behinderter und chronisch psychisch kranker Menschen im Alter, Kohlhammer, Stuttgart 2010.

Elias, N.: Über die Einsamkeit des Sterbens, Suhrkamp-Verlag, Berlin 1983.

Förderverein für Menschen mit geistiger Behinderung e.V.: Zukunftsplanung zum Lebensende: Was ich will!, Bonn-Beuel 2009.

Franke, E.: Palliative Care bei Menschen mit geistiger Behinderung, In: Kränzle/Schmid/Seeger: Palliative Care, 3. Auflage, Springer, Heidelberg 2010, 331 – 338.

Franke, F.: Anders leben – anders sterben. Gespräche mit Menschen mit geistiger Behinderung über Sterben, Tod und Trauer, Springer, Wien 2012.

Gerhard, Ch.: Ethik in der hospizlichen Altenpflege, In: Kostrzewa/Gerhard: Hospizliche Altenpflege, Hans Huber, Bern 2010, S. 183 – 227.

Gerhard, Ch.: Neuro-Palliative Care, Hans Huber, Bern 2011.

Gusset-Bährer, S.: Demenz bei geistiger Behinderung, Reinhardt, München 2012.

Handel, E.: (Hrsg.): Praxishandbuch ZOPA©, Hans Huber, Bern 2010.

Heijkoop, J.: Herausfoderndes Verhalten von Menschen mit geistiger Behinderung, Juventa, Weinheim und München 2007

Höwler, E.: Biographie und Demenz, Kohlhammer, Stuttgart 2011.

Huber, G./Casagrande, Ch.: Komplementäre Sterbebegleitung, Haug Verlag, Stuttgart 2011.

Kitwood, T.: Demenz. Der personenzentrierte Ansatz im Umgang mit verwirrten Menschen, Hans Huber, Bern 2010.

Knippig, C.: Lehrbuch Palliative Care, Hans Huber, Bern 2010.

Kostrzewa, S./Gerhard, Ch.: Hospizliche Altenpflege, Hans Huber, Bern 2010.

Kostrzewa, S.: Was wir noch tun können! Basale Stimulation in der Sterbebegleitung, Hans Huber, Bern 2010.

Kostrzewa, S.: „Das kenne ich!" Symbole und Rituale in der Begleitung sterbender Menschen mit Demenz, In: Küpper-Popp, K./Lamp, I.: Rituale und Symbole in der Hospizarbeit, Gütersloher Verlagshaus, Gütersloh 2010.

Kostrzewa, S.: Palliativpflege heute, Heft 06/2011, S.

Kostrzewa, S.: Leitfaden für Pflegeheime, VNR-Verlag, Bonn 2011.

Kostrzewa, S.: Trauerrituale zum Abschied Verstorbener, PPM Verlag, Bonn 2011.

Kostrzewa, S.: Sterbebegleitung und palliative Versorgung von Menschen mit Demenz, PPM Verlag, Bonn 2011.

Kruse, A.: Das letzte Lebensjahr. Zur körperlichen, psychischen und sozialen Situation des alten Menschen am Ende seines Lebens, Kohlhammer, Stuttgart 2007.

Lamp, I. (Hrsg.): Umsorgt sterben, Kohlhammer, Stuttgart 2010.

Luchterhand, C./Murphy, N.: Wenn Menschen mit geistiger Behinderung trauern, Juventa, Weinheim und München 2007.

Maier-Michalitsch, N. J.: Leben pur – Schmerz bei Menschen mit schweren und mehrfachen Behinderungen, Verlag Selbstbestimmtes Leben, Düsseldorf 2009.

Paul, C.: Schuld, Macht, Sinn. Gütersloher Verlagshaus, Gütersloh 2010.

Piechotta, G. (Hrsg.): Das Vergessen erleben. Lebensgeschichten von Menschen mit einer demenziellen Erkrankung, Mabuse Verlag, Frankfurt am Main 2008.

Pleschberger, S.: Nur nicht zur Last fallen. Sterben in Würde aus Sicht alter Menschen in Pflegeheimen, Lambertus, Freiburg im Breisgau 2005.

Sachweh, S.: Spurensuche im Sprachdschungel, Hans Huber, Bern 2010.

Wojnar, J.: Die Welt der Demenzkranken. Leben im Augenblick, Vincentz Verlag, Hannover 2007.

Wittkowski, J.: Psychologie des Todes, Wissenschaftliche Buchgesellschaft, Darmstadt 1990.

Znoj, H.: Märchen und Mythen zur Trauer, In: Schärer-Santschi, E.: Trauern, Hans Huber, Bern 2012, S. 38 – 43.

Kleine Auswahl an Kinderbüchern zum Thema Sterben, Tod und Trauer

(Diese Bücher lassen sich gut in die Arbeit mit Menschen mit geistiger Behinderung einsetzen. Zudem unterstützen Sie Eltern dabei, ihren Kindern zu erklären, was mit z. B. der sterbenden Großmutter zurzeit geschieht. Diese Bücher dürfen aber auch Erwachsene lesen.)

Abedi, I./Cordes, M.: Abschied von Opa Elefant: Eine Bilderbuchgeschichte über den Tod, Verlag Ellermann, Hamburg 2006

Behr, D.: Mein Opa hat Krebs . Ein Buch für Kinder über Krankheit, Tod, Trauer, Abschied aber auch den Zusammenhalt der Familie, Verlag von Books on Demand, Berlin 2007

Berner, R. S./Schubiger, J.: Als der Tod zu uns kam, Verlag Hammer, Wuppertal 2011

Gleich, J./Fried, A.: Hat Opa einen Anzug an? Verlag Carl Hanser, München 1997

Höschl, E./Kutschera, N.: Tschüss Oma: Ein Kinderbuch zu Trauer und Abschied, Der Hospiz Verlag, Ludwigsburg 2008

Schwikart, G.: Von Sterben, Tod und Trauer den Kindern erzählt, Verlag Butzon & Bercker, Kevelaer 2010.

Varley, S.: Leb wohl lieber Dachs, Verlag Carl Ueberreuter, Berlin 2009

Fachzeitschriften

Die Hospizzeitschrift, Der Hospizverlag, erscheint vierteljährlich, Ludwigsburg
Palliativpflege Heute, PPM Verlag, erscheint monatlich, Bonn
Praxis Palliative Care, Vincentz Netzwork GmbH & Co. KG, erscheint vierteljährlich, Hannover
Pflegen: palliative, Friedrich Verlag, erscheint vierteljährlich, Seelze
Zeitschrift für Palliativmedizin, Georg Thieme Verlag, erscheint alle 2 Monate, Stuttgart

Nützliche Links zu vielen interessanten Informationen

http://www.dhpv.de/
Deutscher Hospiz- und Palliativverband e.V.
Informationen zur Hospizarbeit allgemein und in Ihrer Region

http://www.dgpalliativmedizin.de/
Deutsche Gesellschaft für Palliativmedizin
Nicht nur für Mediziner, sondern auch für Pflege und Betreuung. Sehr nützliche Downloads für die eigene Palliativarbeit. Lohnenswert ist immer wieder der Besuch auf den Buttons „Arbeitsgruppen" und „Sektionen".

http://www.alzheimerforum.de/
Alzheimerforum
Wissenswertes um das Thema Demenz. Tolles Informationsmaterial als Download.

Referenzadressen
Die hier aufgeführten Einrichtungen können auf eine gelebte Palliativkultur verweisen.

Alsbachtal gGmbH Wohnstätte für Menschen mit Behinderung, Oberhausen (Rheinland):
E-Mail: info@alsbachtal.org

Haus Abendfrieden, Oberhausen (Rheinland):
E-Mail: Rimbach@haus-abendfrieden.de

Haus am Buchenhain, Mönchengladbach
info@haus-am-buchenhain.de

Der Autor

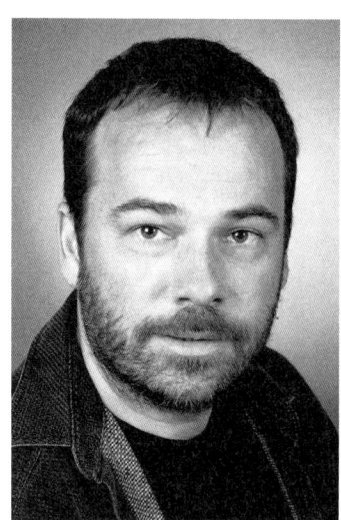

Stephan Kostrzewa (geb. 1966 in Duisburg) ist examinierter Altenpfleger und Diplom Sozialwissenschaftler (Soziologie/Psychologie/Thanatologie) und wohnt in Mülheim an der Ruhr.

Er hat mehrjährige Berufserfahrungen in der ambulanten und stationären Altenpflege und in der ambulanten und stationären Hospizarbeit. Zudem hat er 12 Jahre am Fachseminar für Altenpflege unterrichtet.

Zurzeit ist er freiberuflich tätig in der Fort- und Weiterbildung von Pflegefachkräften, Therapeuten und Ärzten bei verschiedenen Bildungsträgern. Er begleitet Projekte der „Hospizlichen Altenpflege", in denen das Hospizkonzept in die stationäre Altenarbeit übertragen wird. Seine Themenschwerpunkte sind Hospizarbeit, Palliativversorgung in der stationären Altenpflege und die Palliativversorgung von Menschen mit Demenz.

Er ist Chefredakteur des Fachinformationsdienstes „palliativpflege heute" und Studienleiter des Fernlehrgangs zum Palliativbeauftragten in der stationären Altenhilfe.

Als Fachbuchautor widmet er sich insbesondere der Palliativversorgung in der Altenpflege und in der Arbeit mit Menschen mit geistiger Behinderung.

Stichwortverzeichnis